LE CATÉCHISME

DE LA

MÉDECINE PHYSIOLOGIQUE.

IMPRIMERIE DE LACHEVARDIERE FILS,

SUCCESSEUR DE CELLOT,

rue du Colombier, n. 30.

LE CATÉCHISME
DE LA MÉDECINE
PHYSIOLOGIQUE,

OU

DIALOGUES

ENTRE UN SAVANT ET UN JEUNE MÉDECIN,

ÉLÈVE DU PROFESSEUR BROUSSAIS;

contenant

L'EXPOSÉ SUCCINCT DE LA NOUVELLE DOCTRINE MÉDICALE,

ET LA RÉFUTATION DES OBJECTIONS QU'ON LUI OPPOSE;

OUVRAGE DESTINÉ A FACILITER L'ÉTUDE DE CETTE DOCTRINE AUX ÉLÈVES EN MÉDECINE,

AUX OFFICIERS DE SANTÉ, AUX PRATICIENS QUI AURAIENT NÉGLIGÉ DE S'EN OCCUPER,

ET PROPRE A EN DONNER UNE JUSTE IDÉE AUX GENS DU MONDE

Indocti discant, et ament meminisse periti

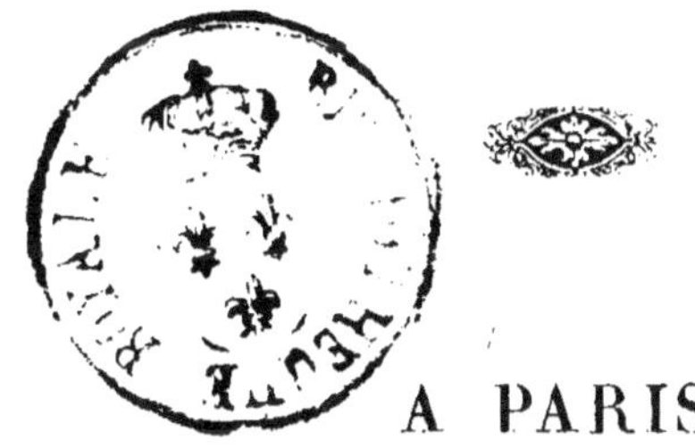

A PARIS,

AU BUREAU DES ANNALES DE LA MÉDECINE PHYSIOLOGIQUE,

CHEZ Mlle DELAUNAY, LIBRAIRE,

RUE SAINT-JACQUES, N° 71.

1824.

PRÉFACE.

Il règne une prévention générale contre les ouvrages qui ont pour objet de mettre la médecine à la portée des gens du monde : Cullen les a proscrits en disant qu'ils sont au-dessous de la critique, et son opinion est devenue celle de presque tous les médecins. Malgré cette condamnation, ces ouvrages n'ont cessé de se multiplier; et il est vrai de dire que la plupart d'entre eux ne justifient que trop la sentence du professeur écossais. L'*Avis au peuple* de Tissot, bien qu'accueilli par les personnes étrangères à la médecine, n'a point été placé au rang des ouvrages qui assurent à son auteur des titres à la gloire : celui de Buchan, qui eut naguère une vogue démesurée, fut l'objet des sarcasmes et des railleries des médecins : et certes il faut avouer que leur mépris est justifié par les malheurs que ce pernicieux ouvrage a causés. Nous ne parlerons pas de plusieurs autres écrits du même genre : il s'en trouve dans le nombre qui ont mérité l'indulgence des gens de l'art.

Malgré la défaveur qui plane sur ces sortes d'ouvrages, nous pensons qu'ils sont devenus nécessaires dans l'état actuel de la société, et que, par cela même que la plupart sont mauvais, il est indispensable d'en faire de bons. En effet, comment empêcher que ceux des gens du monde qui ont de l'instruction ne se livrent à la lecture des livres de médecine? Ils en ont contracté l'habitude, depuis que les médecins écrivent en langue vulgaire. Chaque amateur de notre science a sa théorie sur les causes des maladies, sur les effets des remèdes: et ces préventions sont au nombre des principaux obstacles que le médecin rencontre au lit des malades. L'un, séduit par le fatras du sieur Leroy, ne respire que purgatifs; l'autre, qui a flairé le système de Brown, n'est satisfait qu'autant qu'on lui prescrit des stimulants et des toniques. Il en est qui ne voient, dans toutes les maladies, que la suppression de la transpiration, et qui n'ont jamais recours aux médecins qu'après s'être fait suer à outrance, en se couvrant à l'excès et s'abreuvant de boissons échauffantes. Aujourd'hui, que l'empirisme et l'ontologie ont passé des écrits de nos classiques dans le langage de la société, il est une foule de personnes qui ne vous entretien-

nent que des principes ou des matières mor-
bifiques, dont elles se croient travaillées. Elles
se représentent leur propre corps comme le
rendez-vous de cinq ou six génies du mal, qui
viennent les visiter ensemble ou séparément:
la goutte, le rhumatisme, les maux de nerfs, les
glaires, la bile, une *humeur*, etc.; elles trans-
forment l'admirable économie de l'homme en
un cloaque dégoûtant: elles demandent à
leur médecin des spécifiques pour chacun
de ces êtres, pour chacun de ces amas d'im-
puretés. Si celui-ci les refuse, leur confiance
devient chancelante, et bientôt elles se livrent
à des charlatans qui achèvent de ruiner leur
santé.

Plusieurs hommes de mérite, rebutés par
la divergence des opinions des auteurs, ont
embrassé le scepticisme, dont les médecins les
plus célèbres leur donnaient encore naguère
le pitoyable exemple, et refusent avec opiniâtreté les secours de notre art. Ces derniers ne
sont pas assurément dignes de blâme, car quel
homme raisonnable, accoutumé à se rendre
compte de tout ce qu'on propose à sa croyance,
pouvait admettre la médecine telle qu'on la
présentait avant la doctrine physiologique?

Les savants qui composent nos académies

ont prodigué long-temps sur parole, et par une sorte d'écho, des éloges pompeux à la classification nosographique; mais voulaient-ils en voir l'application au lit des malades, ils la trouvaient si peu satisfaisante qu'ils couraient aussitôt chercher quelque recette dans un bouquin.

Quoi de plus honteux, de plus déshonorant pour la science, et cependant quoi de plus commun, que de voir des hommes lettrés, des mathématiciens, des administrateurs éclairés, accorder leur confiance à de prétendus guérisseurs dénués de toute espèce de logique, ignorant même quelquefois les premiers éléments de la grammaire, sous le prétexte ridicule qu'ils peuvent posséder d'excellentes recettes, et qu'ils les ont vus faire des cures admirables? Plus un homme est grossier et ignorant, plus il inspire de confiance à certaines gens. Qu'un médecin qui a fait de longues études possède de l'instruction, il n'y a rien en cela que de très naturel; mais qu'un individu qui parle à peine sa langue ait la réputation de connaître des secrets tout-puissants contre la plupart des maladies, bien des personnes trouvent là quelque chose de merveilleux, de surnaturel, et leur confiance s'alimente de ce qui devrait la détruire.

D'autres ne jugent les médecins que sur leurs titres, leurs places, leur âge, leur fortune, ou le degré de considération que leur accordent les grands. Il en est qui s'informent quel est le médecin qui a écrit sur la maladie dont ils se croient attaqués, qui la traite dans son hôpital, ou qui passe pour s'y livrer d'une manière particulière dans sa pratique. Cette dernière manière de juger les médecins peut quelquefois donner d'excellents résultats; mais elle peut aussi tromper, car bien souvent un docteur, sans expérience, ramasse péniblement dans de mauvais auteurs des matériaux sur une maladie qu'il n'a presque pas observée, et se donne une réputation qu'il est loin de mériter. Les gens du monde ignorent d'ailleurs que le champ de la science était tellement aride avant la doctrine physiologique, que ceux qui le cultivaient avec le plus d'ardeur ne pouvaient guère y récolter que des ronces et des épines.

Telles sont, en grande partie, les considérations qui ont engagé l'auteur à publier cet ouvrage. Son but n'est point de mettre les gens du monde en état de se traiter eux-mêmes dans les maladies graves; il l'a prouvé d'une manière très positive, en évitant de leur donner des formules : mais il a désiré les mettre dans le cas de connaître et d'éloigner tout ce qui pourrait leur nuire ; il a voulu leur offrir un plan d'hygiène pour le maintien de leur santé, et leur démontrer que les maladies ne fondent pas sur nous, comme des oiseaux de proie, sans que l'on puisse ni prévoir ni écarter leur atteinte.

D'autre part, puisqu'il faut absolument que les personnes qui ne font point profession de la médecine aient une théorie médicale, il a cru faire une chose utile à la société en leur enseignant celle qui prédomine aujourd'hui, et qui sans doute prévaudra constamment sur toutes les autres. Il pense que l'art de guérir, c'est-à-dire les détails d'application n'appartiennent qu'aux médecins : mais il croit que la science de la médecine doit, pour le bien général, être connue et jugée par toutes les personnes instruites. Tant que la médecine ne fut point une science, il était inutile, il était même dangereux d'initier les profanes à ses mystères. S'ils l'étudiaient comme science, ils ne pouvaient y trouver que des motifs de la mépriser ; s'ils y cherchaient des secours pour leurs infirmités, ils ne devaient y puiser que des moyens dont l'application n'était presque jamais exempte de danger. Un médecin instruit et laborieux trouvait encore autrefois, dans son expérience et dans ses fautes mêmes, les moyens de rendre sa pratique moins malheureuse, peut-être même de l'exercer avec assez de bonheur, quoiqu'il lui fût impossible de transmettre son talent à ses successeurs; mais un homme du monde ne pratique jamais assez pour obtenir ce résultat: il peut bien observer ce qui convient au maintien de sa santé, mais il lui est impossible de traiter une maladie, et c'est toujours par hasard qu'il réussit dans l'application des remèdes.

Aujourd'hui que la médecine est devenue une science qui repose sur des principes invariables, la pratique n'en est pas encore accessible aux gens du monde; mais ils peuvent en étudier la théorie, parcequ'ils la comprendront; et ils le doivent, parcequ'ils en retireront de grands avantages. Je dis qu'ils la comprendront, parcequ'elle est claire, facile à saisir, et qu'elle porte avec elle le cachet de la vérité. Je soutiens qu'il leur sera très utile de la connaître, parcequ'ils l'estimeront, et qu'ils auront en ceux qui la professent une confiance qu'ils ne pouvaient leur accorder au-

trefois. Ils trouveront encore dans cette étude
l'avantage de pouvoir juger l'homme de l'art
qui se présentera pour leur donner des secours; ils sauront distinguer, au premier abord,
le médecin physiologiste d'avec celui qui n'est
qu'ontologiste et routinier. Des choix mieux
dirigés de la part des hommes dont le mérite
fait loi dans les sociétés particulières, et par
suite dans l'ordre social, feront comprendre
aux médecins orgueilleux et entêtés la nécessité où ils sont de se tenir au niveau des
connaissances; et les obstacles qui retardent
les progrès de la véritable doctrine médicale
disparaîtront devant cette impulsion générale.

Mais ce n'est pas uniquement pour les gens
du monde, pour les philosophes avides de
juger les connaissances humaines, que cet ouvrage a été composé : il est également destiné
aux médecins. Si la doctrine physiologique se
trouve à la portée de tous les hommes instruits,
de tous les esprits justes, c'est parcequ'elle
est riche de simplicité et d'évidence ; mais il
est impossible qu'elle ne soit pas encore mieux
appréciée par les personnes exclusivement
vouées à l'art de guérir. Ici l'on n'a rien inséré
de bas et de trivial, dans l'intention de se
mettre à la portée du vulgaire, comme on l'a

fait dans les ouvrages qui viennent d'être si-
gnalés. L'auteur ose donc espérer que son travail ne sera point confondu avec les livres de
cette espèce. En renfermant dans ce caté-
chisme la substance de l'*Examen des doctrines
médicales*, que le public a déjà jugé, il s'est
proposé d'écrire pour tous les médecins, avec
l'intention spéciale de faciliter l'étude de la
nouvelle doctrine aux élèves et aux praticiens
qui jusqu'ici ont négligé de s'en occuper. Son
épigraphe exprime asez ses intentions :

Indocti discant, et ament meminisse periti.

TABLE.

LE CATÉCHISME

DE LA

MÉDECINE PHYSIOLOGIQUE.

PREMIER DIALOGUE.

FIÈVRES ESSENTIELLES; BILIEUSES; GASTRIQUES; MUQUEUSES; PUTRIDES; MALIGNES; ATAXIQUES; ADYNAMIQUES.

LE SAVANT.

Ah! vous voilà, monsieur? je vous croyais depuis long-temps de retour dans vos foyers. Ne vîntes-vous pas l'an dernier, à la même époque, qui est bien celle des vacances, me présenter votre thèse, et m'annoncer votre prochain départ?

LE JEUNE MÉDECIN.

Il est vrai, monsieur, que je vous fis mes

adieux ; il ne l'est pas moins encore que je me rendis dans ma province avec l'intention de me livrer à la pratique de la médecine dans la ville qui m'a vu naître : mais je ne tardai pas à changer d'avis ; et, ayant obtenu de mon père les fonds nécessaires pour passer une nouvelle année à Paris, je revins m'asseoir sur les bancs, que je quitte aujourd'hui pour retourner dans ma famille.

LE SAVANT.

Eh ! qui a pu vous engager à différer ainsi votre établissement ? Ne m'aviez-vous pas dit qu'on vous ménageait une riche héritière dont la fortune devait vous mettre en état d'attendre patiemment la clientèle ?

LE JEUNE MÉDECIN.

Rien n'est plus vrai ; et ce mariage était sur le point d'être conclu, lorsqu'une violente maladie, qui faillit me ravir l'auteur de mes jours, me fit tout-à-coup changer de résolution.

LE SAVANT.

Je sais que M. votre père, mon ancien ami, a été malade ; mais il se porte à merveille depuis long-temps. Cet obstacle a donc disparu :

en auriez-vous trouvé d'autres de la part de votre future? Est-ce le désespoir qui vous ramène à Paris?

LE JEUNE MÉDECIN.

Non, monsieur; Melle *** a même encore la patience de m'attendre.

LE SAVANT.

Expliquez-vous, de grâce; car je n'ai pas le talent de deviner.

LE JEUNE MÉDECIN.

Eh bien, monsieur, apprenez que, dans le court espace de temps que je passai chez mon père, je faillis devenir son meurtrier; et, dans la juste crainte où j'étais de compromettre une seconde fois des jours si précieux, ou d'attenter à ceux de ma future épouse, je pris la résolution de les fuir l'un et l'autre, et de revenir à Paris apprendre l'art de guérir.

LE SAVANT.

Comment, monsieur, vous aviez passé six années à Paris sans vous occuper de vos études! vous aviez surpris à vos professeurs un titre non mérité, et vous vous prépariez sans scrupule à abuser de la confiance de vos concitoyens! Je vous avoue que j'avais pris de vous une tout autre idée, surtout en parcourant votre thèse, où j'ai reconnu avec plaisir les préceptes des meilleurs maîtres, appuyés d'une érudition bien choisie. J'étais même étonné que vous eussiez trouvé assez de loisir pour compulser tant d'ouvrages, et j'admirais la justesse avec laquelle vous appréciiez les autorités les plus respectables; car vous n'ignorez pas que la médecine est devenue, depuis quelques années, mon étude de prédilection. Vous avez donc eu recours à quelque main étrangère pour la rédaction de votre acte inaugural?

LE JEUNE MÉDECIN.

Hélas! non, mon cher monsieur. J'avais lu et relu, j'avais feuilleté, le jour et la nuit, les classiques les plus renommés; j'avais suivi, au lit des malades, les médecins cliniques les plus en vogue; en un mot, je suis l'auteur de ma thèse, et c'est ce qui fait aujourd'hui le sujet de tous mes regrets, car elle me réduit à faire amende honorable aux yeux de toutes les personnes à qui j'en ai fait le triste cadeau; et c'est là ce qui m'amène présentement auprès de vous.

LE SAVANT.

Qu'entends-je ! Seriez-vous du nombre de ces enthousiastes irréfléchis qui vont sans cesse célébrant la nouvelle doctrine, et qui affichent en tous lieux le plus profond mépris pour l'ancienne médecine ?

LE JEUNE MÉDECIN.

Oui, monsieur, je suis enthousiaste de la nouvelle doctrine ; mais j'ai l'avantage de n'être point irréfléchi. Je vous assure, au contraire, que jamais je n'ai su raisonner en médecine que depuis que j'ai le bonheur d'appliquer la physiologie aux maladies de mes semblables. Ce n'est que depuis lors que la médecine est devenue belle à mes yeux, satisfaisante pour mon esprit, et fructueuse dans son application à la pratique ; en un mot, qu'elle m'a paru digne de figurer au rang des sciences.

LE SAVANT.

Voilà les déclamations à la mode parmi nos jeunes docteurs. Vous reviendrez de cet aveuglement lorsque l'âge et la pratique auront mûri votre raison. Mais qui vous a suggéré le projet de revenir à Paris pour vous reconstituer élève, et surtout élève de la nouvelle doctrine, après avoir eu le bonheur d'échapper à la contagion pendant le cours de vos premières études ?

LE JEUNE MÉDECIN.

Je vous l'ai dit, monsieur ; c'est la maladie de mon père. Ayez la bonté de m'écouter, et vous me condamnerez ensuite, si vous le pouvez.

Depuis plusieurs semaines, mon père se plaignait d'un léger dérangement dans sa santé : l'émotion que lui causa mon retour fit éclater des accidents qui troublèrent notre allégresse. Sa tête devint douloureuse ; il se plaignit d'un sentiment de fatigue extraordinaire dans les membres, et surtout à la région du dos et des lombes. La fièvre se déclara, quoique assez modérée ; la langue parut chargée d'une sorte de crasse épaisse et jaunâtre dans son milieu, pendant qu'elle était rouge à son pourtour et à son extrémité : il ressentit de vives douleurs au creux de l'estomac ; il avait la bouche amère, des envies continuelles de vomir, et ne pouvait se défendre d'un pressentiment funeste, assurant que mon retour lui donnait le coup de la mort ; mais il se consolait, ce tendre père, en pensant qu'il me laissait avec une existence honorable, et digne des sacrifices qu'il avait faits pour moi. Ces discours me déchiraient le cœur ; mais la confiance que j'avais dans mon vaste savoir ne tarda pas à me rassurer. Ce n'est qu'un embarras gastrique avec fièvre, m'écriai-je : demain vous prendrez l'émétique, et vous serez guéri. La nuit fut orageuse, et l'émétique, que j'administrai moi-même à haute dose, procura d'abondantes évacuations. Un mieux-être assez marqué se fit apercevoir après son effet; la langue se nettoya ; elle devint rouge dans toute son étendue. Je chantais déjà victoire : mais, vers le soir, les symptômes redoublèrent d'intensité; la fièvre acquit un tel degré de violence, que ma main ne pouvait supporter l'ardeur de la peau, surtout à la région de l'estomac; les battements du pouls étaient précipités ; la langue, de rouge écarlate qu'elle était, devint brunâtre, rétrécie, pointue et sèche ; une soif ardente remplaça le goût pâteux et bilieux. La sensibilité du creux de l'estomac parut plus vive, et celle des membres était si prodigieuse, qu'elle arrachait des cris à mon père, qui n'osait plus exécuter aucun mouvement.

Cette exaspération n'eut garde de m'alarmer : c'est une fièvre gastrique qui se démasque, dis-je à mon père; et vous êtes fort heureux d'avoir été débarrassé de vos saburres, car elle aurait pu prendre la tournure adynamique. Ce qui vous inquiète présentement n'est autre chose que le redoublement inévitable dans ces maladies; mais demain vous serez mieux, et la fièvre se terminera favorablement le septième jour : en attendant, buvez de l'eau de veau, pour vous rafraîchir, du petit-lait avec des tamarins, afin de vous tenir le ventre libre, et armez-vous de courage et d'espoir.

Le troisième jour, la fièvre, au lieu de diminuer, comme je l'avais annoncé, s'était accrue; la douleur de la tête était atroce, la soif la plus dévorante était plutôt exaspérée qu'apaisée par mes boissons, qui répugnaient d'ailleurs fortement au malade. La face était colorée, et l'on pouvait remarquer quelques instants de délire.

Ces symptômes m'alarmèrent : la tête est menacée d'une congestion, me disais-je à moi-même. La fièvre n'est pas seulement gastrique; elle prend le caractère de la fièvre ardente ou *causus* d'Hippocrate. Pratiquons vite

une saignée du pied ; mais qu'elle soit modérée, car j'observe quelque tendance à l'a-
taxie, et une perte de sang trop copieuse pourrait faire dégénérer cette fièvre en adynamique.

La saignée fut en effet pratiquée ; le malade
fut soulagé : mais il avait failli se trouver mal,
et ce léger accident ayant justifié mes craintes,
je crus devoir relever un peu plus les forces
en administrant quelques tasses d'une limonade légèrement vineuse. A peine quelques
doses de ce nouveau spécifique avaient été
données, que la fièvre se ranima, non plus
avec un pouls large et plein comme auparavant, mais avec des pulsations rétrécies et
comme convulsives. La langue prit une couleur brunâtre : mon père ne se plaignait plus
d'aucune douleur, mais il délirait de la manière la plus complète. Ses forces étaient tom-
bées, et ses membres étaient agités de ces
petites secousses que nous appelons *soubre-
sauts des tendons.* Je vis dans cet état les symptômes combinés d'une fièvre ataxo-adynami-
que, ou, pour parler l'ancien jargon, putride-
maligne ; et je me préparais à porter le dernier
coup à mon malheureux père en lui administrant le vin pur de quinquina, le camphre, le

musc, la serpentaire de Virginie, lorsqu'un
événement aussi heureux qu'imprévu me pré-
serva du parricide que j'allais commettre. —
Continuez-moi de grâce encore pour quelques
instants votre attention.

LE SAVANT.

Vous me faites trembler. Il est donc des maladies d'un caractère si perfide, que les secours
les mieux dirigés ne peuvent en arrêter les funestes progrès ! Qui nous dévoilera ces mystères impénétrables ?

LE JEUNE MÉDECIN.

Ils vont l'être, monsieur : gardez-vous d'en
douter. Vous venez de contempler les fruits
amers de l'ancienne médecine, admirez les
prodiges de la nouvelle.

J'étais lié d'amitié, durant mes premières
études, avec un de mes condisciples qui avait
été reçu docteur cinq ou six mois avant moi,
et qui pratiquait la médecine dans sa ville na-
tale, à quelques lieues de celle où résidait ma
famille. Le jeune docteur, dont la réputation
commençait à jeter un vif éclat, ayant été appelé par un de nos voisins, y arriva le quatrième

jour de la maladie de mon père, précisément à
l'époque où je venais de prendre la résolution
d'administrer les toniques. Informé de mon retour, il vint me voir, et je lui fis part de mes
alarmes. Mon ami était un disciple de la nouvelle doctrine, il m'avait sollicité long-temps
à l'imiter; mais, fanatisé par les adversaires du
professeur qui en est l'inventeur et le propa-
gateur, j'avais toujours rejeté sa proposition.
On m'avait inspiré une telle crainte de ce professeur, en m'assurant que je serais séduit, et
perdu pour jamais, si j'avais le malheur d'as-
sister à ses leçons, que je n'avais pu me résoudre à l'écouter un seul instant. Mon ami
avait succombé pour l'avoir suivi une fois à
la visite de son hôpital; dès ce moment, il ne
l'avait plus quitté, et était devenu un de ses
disciples les plus zélés. Cet exemple m'épou-
vantait, et j'avais fui l'école physiologique avec
autant de soin qu'un homme sage évite les
mauvais lieux. Cette aversion, qui paraissait
ridicule à mon ami, avait même excité plus
d'une fois entre nous les discussions les plus
vives, pendant lesquelles je refusais de prêter
l'oreille à tous les documents qu'il voulait me
donner sur la nouvelle médecine. On sent qu'a-
vec de pareilles préventions, je n'étais guère

disposé à écouter ses avis sur la maladie de
mon père. Cependant, lorsqu'il m'eut formellement déclaré que j'avais fait de toutes pièces
sa maladie, qu'il m'eût été facile d'en arrêter le
cours en appliquant des sangsues sur l'estomac
le premier jour, et que le plan de traitement que
je me proposais de suivre le conduirait infailliblement au tombeau ; lorsqu'il eut appuyé ces
assertions du récit de plusieurs cures dont j'a-
vais déjà entendu parler, je commençai à prêter l'oreille. Il continua : je fus ébranlé. Enfin,
vaincu par la clarté de ses discours, et par les
sollicitations de ma famille, je lui abandonnai
la direction de mon cher malade, et je promis
de ne point le contrarier dans le traitement qu'il
proposait.

Cinquante sangsues furent appliquées, dès
le soir même, à l'épigastre : leurs piqûres sai-
gnèrent avec abondance durant toute la nuit.
A mesure que le sang coulait, mon père re-
couvrait ses forces et sa raison. Il répétait : Je
suis sauvé. J'étais dans l'ivresse de la joie.
Le matin du cinquième jour, il n'y avait plus
de fièvre ; mais la faiblesse m'effrayait. Je voulais faire prendre au malade un bouillon ; mon
ami s'y opposa, m'assurant que ce léger restaurant suffirait pour renouveler tous les acci-

dents : je me rendis. Nous laissâmes le malade jouir d'un profond sommeil pendant la majeure partie du jour ; mais que l'on juge de ma surprise, lorsqu'à son réveil il nous demanda des aliments, alléguant qu'il se portait à merveille, qu'il était dans le cas de se lever, et qu'il n'avait plus d'autre maladie que la faiblesse et la faim. Cependant il ne lui fut accordé qu'un peu de limonade, à la suite de laquelle il se rendormit. Le lendemain on lui donna du bouillon ; le surlendemain, de la soupe, et il se leva. A compter de ce moment il ne se plaignit plus que d'un appétit extrême, qui fut satisfait avec précaution ; et sa convalescence fut si rapide, que, quatre jours après, on ne s'apercevait plus qu'il eût été malade.

LE SAVANT.

Eh bien ! quelles conclusions tirâtes-vous d'un fait isolé et si contraire à l'observation des pères de la médecine ?

LE JEUNE MÉDECIN.

Celles que mon ami me força d'en tirer : que l'embarras gastrique était le premier degré d'une inflammation de l'estomac, qui faisait remonter la bile dans ce viscère ; que j'avais

exaspéré cette phlegmasie par mon émétique ;
que mon eau de veau et mon petit-lait, qui
sont des boissons nutritives, n'étaient point
assez rafraîchissants pour un estomac embrasé ; que ma saignée du pied avait été insuffi-
sante, et que j'en avais détruit les bons effets
par mon eau vineuse ; qu'une saignée locale,
pratiquée le plus près possible du point enflammé, est cent fois plus efficace qu'une saignée des gros vaisseaux, que l'on appelle *saignée générale;* qu'il faut laisser l'inflammation
se calmer entièrement après les saignées, avant
de revenir aux aliments ; enfin, que, sans
l'heureux événement qui fit intervenir mon
ami, je me serais préparé des regrets éternels.
Mais à ces conclusions j'en ajoutai de moi-
même une autre dont je ne cesserai jamais de
me glorifier; c'est que, malgré toutes mes
études et cette érudition dont vous voulez bien
me féliciter, je n'entendais rien à la médecine, et qu'il fallait au plus vite revenir à Paris, afin de me livrer sans réserve à l'étude de
la doctrine physiologique

LE SAVANT.

Vos conclusions ne sont pas rigoureuses,
mon jeune ami; les émétiques arrêtent sou-

vent les fièvres semblables à celles dont M. votre père était attaqué : ce qui n'arriverait pas si elles dépendaient toujours de l'inflammation de l'estomac, ou de la gastrite, comme vous l'appelez; car on sait que l'émétique est nuisible dans cette maladie. Pourriez-vous expliquer la guérison d'une gastrite par un médicament qui stimule si fortement l'estomac?

LE JEUNE MÉDECIN.

Oui, monsieur; c'est parceque les évacuations de bile, de mucus ou glaires, de sueurs, enlèvent l'irritation de cet organe.

LE SAVANT.

Mais, encore une fois, l'émétique, qui les provoque, irrite vivement l'estomac.

LE JEUNE MÉDECIN.

Aussi la guérison n'a-t-elle pas toujours lieu; et celui qui le donne s'expose à doubler l'inflammation gastrique, s'il ne la fait pas disparaître. C'est même ce qui arrive le plus souvent; et alors l'inflammation s'exaspère, parcourt tout le canal alimentaire, et prend le nom de *gastro-entérite.* La maladie de mon père en était là lorsqu'elle fut arrêtée.

LE SAVANT.

Je vous accorde cela, puisque le succès a prouvé que M. votre père avait une inflammation d'estomac; mais si les accidents eussent été un simple effet de la bile, votre émétique aurait guéri.

LE JEUNE MÉDECIN.

La bile n'est pas un être vivant, un animal se mouvant par son caprice, et s'amusant à se jeter sur les différents organes, pour les tourmenter et se jouer des médecins : c'est un liquide formé par le foie, pour concourir à la digestion ; une matière purement passive, qui se rend où l'irritation l'appelle. Ayez l'estomac enflammé, la bile s'y accumulera ; que l'inflammation soit dans les derniers intestins, la bile sortira sous forme de diarrhée ; certaines nuances d'irritation la retiennent-elles dans le foie, elle sera entraînée dans le sang et produira la jaunisse.

LE SAVANT.

Mais en vous accordant que la bile soit amassée dans l'estomac par l'inflammation de cet organe, encore faut-il qu'elle en soit expulsée.

Les vomissements sont la voie la plus courte,
donc ils doivent être employés.

LE JEUNE MÉDECIN.

L'expérience prouve tous les jours aux médecins physiologistes que cela n'est pas nécessaire, et qu'aussitôt que la gastrite est enlevée
par les sangsues, la bile abandonne l'estomac,
et reprend son cours ordinaire par la voie des
selles. Je reviens donc à ma proposition, et je
dis : La bile etant appelée dans l'estomac par
l'irritation de ce viscère, si l'émétique enlève
cette irritation en même temps que la bile, la
guérison s'opère ; mais si, en évacuant la bile,
il ne fait pas disparaître l'irritation, elle se
change en phlegmasie ou inflammation, et
celle-ci, parcourant tout le canal digestif, produit la gastro-entérite, dont les variétés correspondent à toutes les fièvres admises par les
auteurs depuis la plus haute antiquité. Or,
toutes les fois que l'irritation de l'estomac est
un peu vive, l'émétique produit cet effet ; donc
il n'est pas prudent d'exposer les malades aux
chances d'un émétique, toutes les fois que l'irritation de l'estomac se rapproche du degré de
l'inflammation. Il y a plus : lors même qu'elle
existe au-dessous de ce degré, les sangsues

2

peuvent l'enlever sans produire l'inflammation, tandis que, dans le même degré, l'émétique la produit souvent; donc il vaut toujours mieux recourir aux sangsues qu'à l'émétique. C'est ainsi que l'on prévient les fièvres dites essentielles.

LE SAVANT.

Et que devient donc la théorie de ces fièvres?

LE JEUNE MÉDECIN.

Une chimère,... qui n'aurait jamais été inventée par les auteurs, s'ils avaient su traiter les gastrites comme nous le faisons aujourd'hui.

LE SAVANT.

A vous entendre, tous les hommes qui ont succombé à ces maladies auraient péri par la faute de leurs médecins!

LE JEUNE MÉDECIN.

Non pas précisément par leur faute, puisqu'ils n'en savaient pas davantage; mais par leur ignorance. Il faut ajouter aussi par l'imprudence des malades, ou le retard forcé du traitement; car la gastrite, devenue intense, ne cède plus aux sangsues.

LE SAVANT.

Prétendez-vous aussi que l'on peut arrêter,
dans leur début, toutes les autres maladies?

LE JEUNE MÉDECIN.

Mais, à peu de chose près. Il en était fort
peu dont on sût diriger le traitement dans les
anciennes doctrines.

LE SAVANT.

Prenez-y bien garde : vous accusez tous les
médecins qui ont précédé votre époque, d'i-
gnorance, pour ne pas dire d'assassinat.

LE JEUNE MÉDECIN.

Oui, d'ignorance, et j'ose le soutenir.

LE SAVANT.

Si votre doctrine est vraie, toutes les autres
sont fausses. Ce dilemme est accablant; je vous
défie de vous en tirer.

LE JEUNE MÉDECIN.

Je m'en tirerai par l'affirmative.

LE SAVANT.

Quelle présomption !

LE JEUNE MÉDECIN.

Mais, si elle est fondée, quel nom lui donnerez-vous?

LE SAVANT.

Elle ne peut pas l'être. Est-il possible que tant de grands hommes aient été dans l'erreur pendant plusieurs milliers d'années?

LE JEUNE MÉDECIN.

Pourquoi pas, si les faits principaux, sur lesquels repose la science, leur manquaient?

LE SAVANT.

Mais comment croire qu'ils n'aient pu apercevoir ces faits? N'avaient-ils pas sous les yeux les malades comme vous les avez vous-mêmes? n'avaient-ils pas aussi des sens bien organisés; une raison, qui valait au moins la vôtre; de savants modèles pour les guider; une érudition plus étendue que celle de votre maître? Combien de médecins qui ont passé leur vie entière à lire, à méditer, à traiter des malades; qui se tenaient toujours en garde contre l'erreur et contre les prestiges de leur imagination! Peut-on croire que vous ayez trouvé tout d'un coup cette pierre philosophale, qu'ils ont cherchée si long-temps avec leurs propres lumières,

secondées de celles de tous leurs prédécesseurs?
Pensez-y bien; assurer que vous en savez plus
que tous ceux qui vous ont précédés est une proposition insoutenable. Vous aurez beau la re-
péter, vous ne persuaderez jamais les personnes
raisonnables. Cette prétention suffirait, sans aucun autre examen, pour arguer votre doctrine
de fausseté, ou du moins d'exagération. Au surplus, vous n'êtes pas les seuls présomptueux,
les seuls arrogants de la médecine : les fastes
de cette science attestent l'existence d'une foule
de fanfarons qui se sont écriés, dans leur ridicule enthousiasme : « J'ai trouvé la science ; brû-
» lez tous les livres, et écoutez-moi ! » Thessalus,
Paracelse, Vanhelmont, Brown, et tant d'autres, ont tenu ce langage; que sont-ils devenus?
Ce que vous deviendrez, sans doute, et peut-être
assez tôt pour qu'il vous reste bien des années
à passer dans les regrets et dans l'humiliation.

LE JEUNE MÉDECIN.

A tout autre, pour qui j'aurais moins de respect, je répondrais : Vous avez déclamé ; mais
qu'avez-vous prouvé? Est-ce qu'il est impossible de découvrir ce qui ne l'a jamais été? Ose-
rais-je vous prier de répondre à cette simple
question?

LE SAVANT.

Non, sans doute : mais comment croire que nous soyons arrivés au moment de cette découverte ?

LE JEUNE MÉDECIN.

Mais, à mon tour, pourquoi ne pas croire que nous y sommes arrivés ? Est-ce que notre époque n'en vaut pas bien une autre ? Si je vous donne des preuves que nous avons trouvé d'importantes vérités, les rejetterez-vous, par la seule raison qu'elles sont de nos jours ?

LE SAVANT.

Cette question me fait injure.

LE JEUNE MÉDECIN.

Eh bien ! je procède au développement de mes preuves.

Vous venez de voir une fièvre d'abord gastrique ou bilieuse, ensuite putride-maligne, arrêtée dans son premier période par la connaissance d'un fait qui était ignoré des anciens. Ce fait est que cette fièvre dépend de l'inflammation des organes digestifs. Je dis qu'il était ignoré, et je vous le prouve en vous faisant observer qu'autrefois on n'arrêtait point ces fièvres, mais qu'on les laissait marcher, en comptant les jours et attendant les crises; ou bien qu'on les exaspérait en donnant des médicaments nuisibles. Or, si l'on avait su qu'il ne s'agissait que d'enlever l'inflammation de ces viscères, pour les arrêter, on l'aurait fait; donc on ne le savait pas. Qu'avez-vous à répliquer?

LE SAVANT.

Je réplique que votre guérison subite par la saignée de l'épigastre est un cas rare, extraordinaire, accidentel, et qui ne saurait servir de règle.

LE JEUNE MÉDECIN.

Je vois que vous n'êtes pas convaincu par l'explication que je vous ai donnée sur le mode de développement des fièvres. Vous voulez des masses de faits : je vais vous en fournir à l'appui de ma théorie.

Supposez, dans un canton, dans une ville, dans un hôpital, etc., cent maladies débutant comme celle de mon père. Si elles sont toutes accueillies les premiers jours par les saignées faites au creux de l'estomac, elles s'arrêteront; si elles sont traitées comme j'avais commencé à traiter celle de mon père , elles persisteront : une moitié au moins d'entre elles deviendront mortelles ; d'autres se prolongeront et laisseront, pour long-temps, à leurs victimes une santé chancelante. Quelques unes guériront, malgré l'inconvenance du traitement, avec un effort violent qu'on appellera *crise*, c'est-à-dire par des hémorrhagies spontanées, des dépôts. des sueurs, etc. Dans le premier mode de traitement, il n'y aura point d'épidémie ; dans le second, il y aura une épidémie effrayante. Les malades, s'ils sont rassemblés, deviendront un foyer d'infection qui compromettra la santé des personnes qui seront obligées d'y pénétrer. Or cette différence, qui est immense, est uniquement subordonnée à la connaissance ou à l'ignorance d'un seul fait, celui de la gastro-entérite comme cause organique de la maladie. Soutenez maintenant que la découverte d'une vérité capable d'influer puissamment sur la science et sur le bonheur de l'humanité ne peut pas être faite de nos jours.

LE SAVANT.

Je répondrai que vous m'alléguez une supposition. Qui me prouve que les choses doivent se passer ainsi que vous l'annoncez ? Êtes-vous autorisé à généraliser ainsi l'observation faite sur votre père ?

LE JEUNE MÉDECIN.

Oui, monsieur, je le suis; et quand je vous ai dit, *Supposez,* je n'ai fait qu'exprimer, sous la forme d'hypothèse, un fait qui se vérifie chaque jour.

LE SAVANT.

Mais je ne l'ai point constaté ce fait. Comment pourrez-vous me prouver qu'il est réel?

LE JEUNE MÉDECIN.

Si vous ne l'avez pas constaté, c'est que, malgré vos connaissances en médecine, vous ne vous occupez pas de l'exercice de cette science : mais d'autres l'ont constaté; il l'est encore chaque jour. Chaque jour, les médecins physiologistes voient disparaître de leur pratique toutes ces prétendues fièvres essentielles, tandis que ceux qui suivent l'ancienne routine, quoique placés sous le même ciel et dans les mêmes lieux, sont surchargés, tourmentés par le grand nombre de ces maladies.

LE SAVANT.

Je ne saurais vous en croire sur parole.

LE JEUNE MÉDECIN.

Ainsi vous voilà réduit à nier les faits : c'est en effet la seule ressource des incrédules. Pour constater les faits, dans la question qui nous occupe, il faut d'abord commencer par étudier la doctrine, afin de faire les contre-épreuves nécessaires, ou bien suivre assidument la pratique de ceux qui les font. Les médecins qui ont pris cette peine ont été convaincus, et voilà précisément pourquoi les adversaires de la nouvelle doctrine me défendaient jadis, avec tant d'empressement, de suivre le professeur qui en dirige l'enseignement ; ils craignaient que je ne fusse séduit. Vous voyez que cette séduction n'était autre chose qu'une véritable conviction : elle n'atteindra jamais que ceux qui la rechercheront ; et voilà la raison pour laquelle nos adversaires demeurent inébranlables dans leurs opinions. Ils ne sont pas convaincus, parcequ'ils n'ont pas vu ; et ils n'ont pas vu, parcequ'ils n'ont pas voulu voir.

LE SAVANT.

Il faut du temps, mon cher docteur, pour constater ces prétendues vérités. Le doute philosophique est ici le parti le plus prudent. Les sociétés savantes ne se sont point encore prononcées sur la non-existence des fièvres essentielles ; les hommes sages doivent attendre leur décision.

LE JEUNE MÉDECIN.

Il ne faut point attendre, monsieur, quand il s'agit d'une question aussi importante que celle de savoir si l'on peut arrêter des maladies meurtrières comme le sont les fièvres malignes et putrides. Notre conscience nous crie de ne pas compromettre la vie d'un seul malade ; et les praticiens qui sont assez timides pour ne pas oser tenter eux-mêmes les essais, ne doivent pas perdre un seul instant pour suivre la pratique de ceux qui les tentent. L'amour-propre doit ici se taire ; et dès l'instant qu'une pareille question est publiquement agitée, il n'y a plus ni dignités ni cheveux blancs qui dispensent un honnête homme de s'assurer par lui-même s'il n'y a pas, pour sauver des malades dont il perd au moins plus de la moitié, des moyens plus efficaces que ceux qu'il emploie.

LE SAVANT.

Je conviendrai de cela, si vous pouvez me prouver, par l'examen des symptômes des fièvres essentielles, qu'elles ne sont autre chose que des gastro-entérites.

LE JEUNE MÉDECIN.

Je suis ravi que vous me fassiez cette question. La *fièvre bilieuse* ou *gastrique* n'est qu'une gastro-entérite chez une personne où le canal digestif, fort irrité, rend les muscles locomoteurs douloureux, et la sécrétion de la bile fort abondante. Vous en avez vu les symptômes et le traitement chez mon père. La *fièvre muqueuse* est la même maladie chez un sujet lymphatique et chez celui dont le canal digestif fournit beaucoup de ces mucosités qu'on appelle *glaires;* elle se caractérise, suivant les auteurs, par une bouche pâteuse et glaireuse. par des aphthes, par la salivation, par des vomissements muqueux ou par des selles de même nature. par des pustules et des croûtes également muqueuses, et par la lenteur de sa marche. qui n'est telle que parcequ'on a mal traité la phlegmasie dans son début : mais on sait aujourd'hui que les sécrétions muqueuses par la bouche ou par les voies inférieures, accompagnées de fièvre, d'inappétence, de soif. de douleur ou de gêne dans le canal digestif. de céphalalgie (douleur de tête), et d'un sentiment de fatigue et de faiblesse dans les membres. indiquent l'inflammation de la membrane, dite muqueuse, qui tapisse l'intérieur du canal digestif depuis la bouche jusqu'au podex. L'expression *fièvre ardente* signale un très haut degré de fièvre et de chaleur dans ces mêmes affections. La *fièvre adynamique*, par laquelle on nous dit que se terminent les précédentes, n'est en effet que la gastro-entérite arrivée à un tel degré d'intensité, que les forces diminuent, que les facultés intellectuelles s'émoussent (ce qui donne une sorte d'hébétude appelée stupeur), que la langue brunit, et que la bouche se tapisse d'un enduit noirâtre; mais cette couleur foncée de la bouche a été précédée d'une rougeur éclatante dans le principe; le mucus noir a été blanc, jaune, ou gris. les premiers jours; et tout cela n'a changé que parceque l'inflammation n'a pas été arrêtée dans son commencement. Ce fait est si certain qu'une application de sangsues, faite à propos, dissipe la stupeur en quelques heures, fait rétrograder la couleur brune vers le rouge brillant, débarrasse la bouche de ce mucus noirâtre qui la rendait, comme on s'exprime, *fuligineuse*, et rétablit la force dans l'appareil musculaire. Le mot *fièvre putride* n'indique que la fétidité de l'haleine, de la transpiration et des selles, qui se joint aux phénomènes précédents.

La *fièvre maligne* ou *fièvre cérébrale* n'est que l'irritation du cerveau ajoutée par sympathie à l'inflammation gastrique qui produit les prétendues fièvres bilieuses, muqueuses et putrides ; car, lorsque le cerveau est primitivement enflammé, on désigne cet état par les mots de *phrénésie*, d'*arachnitis* ou d'*encéphalite ;* mais il peut bien se faire que l'irritation du cerveau, quoique secondaire, s'élève jusqu'au degré d'une véritable inflammation, ou que celle du canal digestif se développe consécutivement à l'encéphalite. La *fièvre inflammatoire* n'est qu'une gastro-entérite où le canal digestif n'est pas très douloureux, où la bile et la mucosité n'abondent pas ; très intense elle se rapproche de la fièvre ardente : mais elle est souvent le premier degré de toutes les autres. Aussi les auteurs nous disent-ils que, si elle ne se termine pas en peu de jours, elle vient se fondre dans les fièvres gastriques, putrides ou malignes ; ce qui veut dire que l'inflammation du canal digestif, d'abord légère, s'élève à un degré qui produit la faiblesse, la fétidité, ou bien qui se complique de l'irritation du cerveau.

Voilà quelles sont les fièvres essentielles des auteurs : d'autres inflammations peuvent s'y associer ; mais ce n'est point cela qu'ils ont prétendu désigner par l'expression *fièvre essentielle;* car ils avaient des mots pour indiquer les phlegmasies du poumon, du cœur, du foie et des autres tissus : le mot fièvre essentielle ne désignait, chez eux, que la gastro-entérite, qui, pour n'être pas connue, leur faisait croire à l'existence d'une affection générale. Ils ignoraient que la fièvre était entretenue par cette phlegmasie ; ils ne pouvaient la rapporter à celles qu'ils connaissaient ; ils la regardaient donc comme indépendante d'aucun organe en particulier, comme existant par elle-même, en un mot comme essentielle.

Les auteurs avaient assigné aux différentes formes de la gastro-entérite, qu'ils ne connaissaient pas, des marches, des durées, des périodes qu'ils regardaient comme nécessaires. Ainsi la fièvre bilieuse devait durer quatorze ou vingt et un jours ; la muqueuse devait se prolonger plus long-temps ; l'inflammatoire d'un jour était nommée *éphémère*, mais, si elle passait ce terme, il fallait qu'elle n'allât pas au-delà du septième, sans quoi on lui imposait le nom d'une de ses compagnes ; la fièvre putride avait pour terme deux ou trois septénaires, mais on n'était pas surpris de la voir s'étendre plus loin ; la fièvre maligne n'avait aucune durée fixe, elle trompait quelquefois les médecins par une mort subite ou par une guérison inespérée, ce qui l'avait aussi fait nommer *ataxique*, c'est-à-dire irrégulière. Vous voyez qu'on s'était mis fort à l'aise, pour n'être pas déconcerté en cas que le pronostic porté sur la durée ne vînt pas à se vérifier. Tout cela n'empêchait pas les fièvres de présenter une marche et des phénomènes que l'on n'avait pas prévus; ce qui jetait les médecins dans le plus grand embarras. Ils ne savaient pas que l'inflammation s'accroît, se termine ou se propage d'un viscère à l'autre, suivant que les organes digestifs sont calmés ou irrités par les substances que l'on introduit dans leur intérieur. Au lieu d'éteindre, dès l'abord, l'ardeur qui dévorait le canal digestif, ils attendaient des crises. Or les crises ne sont ici que la cessation de l'irritation de ce canal, qui est remplacée par une irritation qui amène des sueurs, des hémorrhagies, des inflammations des parties externes; mais ces crises n'arrivaient pas si la phlegmasie intérieure était trop forte, et souvent on faisait tout ce qu'il fallait pour l'entretenir. En effet, on donnait, pour pousser à la crise, des stimulants, qui fixaient de plus en plus l'inflammation dans les tissus affectés; ils se désorganisaient ou la mort survenait par l'excès de l'irritation, et l'on se désespérait de n'avoir pu trouver un meilleur spécifique. Ces crises elles - mêmes étaient quelquefois si violentes, qu'elles coûtaient la vie aux malades : par exemple, une des inflammations des glandes de la face, qu'on appelle *parotide*, reproduisait l'irritation gastro-encéphalique, et causait la mort ; d'autres fois la phlegmasie critique. développée dans la peau, dans une articulation, dans un œil, foudroyait ces parties, et mutilait le malheureux convalescent.

Ceux qui ne comptaient pas sur les crises saignaient et puis stimulaient. ce qui rendait la gastro-entérite plus redoutable ; d'autres donnaient du vin, des cordiaux, du quinquina. dans la forme de la gastro-entérite qu'ils appelaient fièvre adynamique ou sans force : ils ignoraient, les malheureux, qu'ils accroissaient la cause de cette faiblesse, et qu'ils rendaient la maladie incurable. D'autres administraient des stimulants, sous le nom d'antispasmodiques, pour calmer les convulsions et le délire des fièvres ataxiques, et portaient au cerveau, déjà trop irrité, une atteinte ordinairement irréparable. D'autres, enfin, suivaient la pratique la plus vacillante ; ils émétisaient un jour, pur-

geaient le lendemain , revenaient aux saignées,
aux antispasmodiques,à de prétendus calmants
qui n'étaient autre chose que des stimulants
fort actifs, tel est le camphre. Le résultat de
tous ces traitements si bizarres , si décousus ,
tantôt utiles , tantôt nuisibles, était toujours
qu'après la terminaison , les médecins ne savaient ni s'ils avaient guéri , ni s'ils avaient
nui, ni pourquoi ni comment ; et que ni leurs
observations , ni leurs succès , ni leurs revers ,
ne parvenaient presque jamais , je ne dis pas
à les rendre capables de traiter avec plus de
bonheur une autre fois , mais seulement à les
mettre en état de reconnaître le caractère de la
maladie qu'on leur présentait.

LE SAVANT.

Voilà un acte d'accusation fort bien dressé ;
mais qu'avez-vous à mettre en place de cette
pratique, selon vous , si meurtrière?

LE JEUNE MÉDECIN.

A ce chaos informe notre professeur a sub-
stitué une doctrine claire et précise qui donne
les résultats les plus satisfaisants. Vous avez
vu un exemple du traitement qui convient à
toute gastro-entérite débutante dans la cure

inespérée de mon père. Point d'émétiques ni
de purgatifs au début; une saignée générale
en cas d'extrême pléthore; mais le plus ordinairement on peut s'en passer. Les sangsues
ne doivent pas toujours être mises en aussi
grande quantité; mais vous savez que mon
père, votre intime ami, est dans la force de
l'âge, robuste et très sanguin. On propor-
tionne le nombre de ces animaux à l'âge et à
la vigueur du sujet: car le même traitement
convient à tous les âges, à tous les sexes et à
tous les tempéraments. On doit laisser couler le sang des piqûres, mais surtout il faut
s'abstenir de toute boisson nutritive après leur
effet.

Si l'inflammation ne cède pas à une première application, on peut y revenir tant que
les malades ne sont pas épuisés; mais s'ils
avaient, avant la fièvre, une inflammation
chronique, et s'ils étaient déjà exténués, on
doit s'en tenir à l'emploi des adoucissants.
C'est avec la limonade, l'eau de groseille, la tisane gommeuse, l'eau d'orge ou même avec l'eau
pure, en proscrivant soigneusement le bouillon, que l'on poursuit une gastro-entérite qui
a résisté. Cette résistance dépend presque toujours ou de ce que la phlegmasie était latente

et chronique avant d'être aiguë; ou de ce que le malade a été stimulé, émétisé, purgé les premiers jours; ou de ce qu'il a laissé faire des progrès à la fièvre avant d'appeler du secours; ou de ce qu'il a commis des imprudences, se croyant déjà guéri; ou, enfin, cela vient de ce qu'il est saisi d'une vive affection morale, car souvent la frayeur rend ces maladies dangereuses et produit l'irritation cérébrale chez les personnes pusillanimes. Quoi qu'il en soit, lorsque la fièvre persiste chez un malade que l'on ne peut plus saigner, on s'en tient aux boissons que je viens d'indiquer, ou à d'autres analogues; aux topiques émollients, aux lavements adoucissants, aux bains de pieds, à l'application de l'eau froide ou de la glace à l'épigastre ou à la tête dans la saison des chaleurs, lorsque l'on ne craint pas l'inflammation des poumons, et l'on attend avec calme que la nature amène la guérison de la phlegmasie.

Je dois vous confesser qu'elle est très difficile à obtenir chez les malades qui ont été d'abord soumis au traitement stimulant: la phlegmasie se prolonge quelquefois pendant plus d'un mois; mais, quoi qu'il doive arriver, on n'aura rien à se reprocher si l'on s'est conformé à la méthode que je viens de vous tracer.

LE SAVANT.

Observe-t-on quelquefois de pareilles pro-
longations dans la pratique des anciens médecins ?

LE JEUNE MÉDECIN.

Hippocrate rapporte des exemples de durée
qui ont dépassé cent jours ; c'est qu'il ne tourmentait pas ses malades par des stimulants : mais
nos browniens modernes observent rarement
de pareilles marches ; l'irritation qu'ils font
souffrir aux organes digestifs, aussitôt que les
malades commencent à perdre leurs forces,
amène promptement la mort, au milieu des
convulsions et du délire. Quelquefois cependant il en est qui résistent ; mais , quand ils ne
sont pas tirés d'affaire par de violentes crises ,
ils restent dans la langueur bien au-delà d'une
centaine de jours, car leur santé est chancelante pendant long-temps.

LE SAVANT.

Lorsque la fièvre se prolonge malgré votre
traitement, les malades souffrent - ils beaucoup ?

LE JEUNE MÉDECIN.

Ils ne souffrent point du tout, et l'on dirait

qu'ils n'ont plus de phlegmasie. Aussi quelques médecins très ignorants en physiologie, quoique d'ailleurs fort instruits et gens d'esprit, ont cru que la fièvre devenait indépendante de toute affection locale lorsqu'ils l'ont vue continuer après qu'ils avaient fait cesser les douleurs de l'estomac et des intestins par les saignées locales : ils ne savaient pas que l'inflammation de la membrane muqueuse du canal digestif est rarement douloureuse, qu'elle n'a nul besoin de la sensibilité locale pour être reconnue ; que la sensation contusive des membres, l'inaptitude à l'exercice, la fréquence du pouls, la chaleur âcre de la peau, la douleur de la tête, suffisent pour la caractériser lorsqu'il s'y joint la rougeur de la langue, l'inappétence, la soif, la chaleur plus vive au ventre que partout ailleurs ; et, à plus forte raison, la fuliginosité, la couleur brune de la langue, et la stupeur. Ils ne connaissent point le mode de sensibilité du canal digestif, et ne savent pas que l'on reconnaît plutôt son irritation par l'influence qu'il exerce sur les autres organes et par les sensations pénibles qu'il y développe, que par ses propres douleurs. Mais un bon élève de la doctrine physiologique n'ignore point ces particularités : il reconnaît la gastro-entérite sans avoir besoin de presser durement le ventre des malades pour y faire naître de la douleur ; et , sur les plus légers indices, il attaque directement cette maladie, l'enlève, et prévient l'explosion de toutes les prétendues fièvres qui ont fait le tourment des médecins de tous les siècles passés.

LE SAVANT.

Tout cela me paraît bien étrange. Je vous accorderai bien que les fièvres , dans leur début , peuvent être arrêtées par des saignées ; mais lorsqu'elles sont parvenues à l'adynamie, ce qui signifie faiblesse, défaut de forces , il me semble que le traitement antiphlogistique ne convient plus.

LE JEUNE MÉDECIN.

C'est une erreur, monsieur. Si la faiblesse est dans les organes du mouvement (les muscles), c'est parceque la force est concentrée dans les viscères, comme le prouvent l'ardeur qui les consume et qui se répète à la peau , l'extrême accélération des battements du cœur, et la promptitude avec laquelle les forces musculaires se rétablissent aussitôt que le sang a coulé. C'est à cette ignorance de la direction

vicieuse des forces que l'on doit la prolongation de la plupart des prétendues fièvres essentielles, car il est peu de médecins qui n'en
commencent le traitement par les antiphlogistiques; mais aussitôt qu'ils voient les forces
diminuer, la terreur de l'adynamie les porte
à recourir aux stimulants, au vin, au kina, à
la serpentaire de Virginie. au camphre, etc. :
la phlegmasie se ranime, la membrane muqueuse des intestins s'ulcère, et il faut beaucoup de temps pour obtenir la guérison, même
en suivant la méthode la plus rationnelle.

LE SAVANT.

Quoi! monsieur, vous croyez que les voies
digestives sont ulcérées dans les fièvres putrides
ou adynamiques? Si cela etait, on ne pourrait
jamais les guerir.

LE JEUNE MÉDECIN.

Je vous demande pardon : la nature les guérit dans l'espace de quelques semaines, si on
ne la trouble point par des stimulants, pourvu
que le malade ne soit pas trop épuisé; et lorsqu'il succombe au marasme, pendant ce travail,
on trouve dans les intestins un grand nombre
d'ulcères déjà cicatrisés; ce qui prouve que si

le malade avait pu résister plus long-temps, la
guérison eût été complétée.

LE SAVANT.

Donc il faut soutenir ses forces pour l'empêcher de succomber.

LE JEUNE MÉDECIN.

D'accord ; mais c'est avec des boissons gom-
mées, sucrées et mucilagineuses, auxquelles
on ajoute parfois un sixième de lait, qu'on
doit le faire. Le bouillon de poulet le plus léger
suffit même quelquefois pour exaspérer l'inflammation et, avec elle, la fièvre ; à plus forte
raison doit-on éviter les consommés, le vin,
le quinquina et les drogues incendiaires.

LE SAVANT.

Alors vous devez avoir de très longues convalescences ; et c'est là, ce me semble, le reproche que l'on vous fait assez généralement.

LE JEUNE MÉDECIN.

Un tel reproche n'est point fondé. Ce qui
prolonge les convalescences, c'est l'irritation
qui reste dans les organes après la terminaison
des *fièvres*. Aussi les convalescences sont-elles
fort longues à la suite des adynamiques traitées

par les stimulants ; mais les nôtres sont toujours de courte durée, et il n'y a que la plus
insigne mauvaise foi ou l'ignorance complète
de notre pratique qui puisse faire dire le contraire à nos ennemis.

LE SAVANT.

On a pourtant imprimé dans un journal militaire que je lis quelquefois chez un de mes
amis, employé dans les bureaux de la guerre,
qu'autrefois le grand Frédéric avait défendu
l'emploi des saignées dans les hôpitaux de ses
armées, parcequ'il avait remarqué qu'elles pro-
longeaient les convalescences, produisaient des
hydropisies et augmentaient beaucoup la dépense. Il ordonna, en place, de bons bouillons,
et dès lors on remarqua que les soldats séjour-
naient moins long-temps dans les hôpitaux et
en sortaient plus propres à supporter les fatigues de la guerre.

LE JEUNE MÉDECIN.

Il est vraiment curieux de voir les princes
devenus des autorités en médecine. Il faut que
les adversaires de la doctrine physiologique se
sentent bien faibles pour employer de pareils
moyens ! Quoi ! des chefs du service de santé,

militaire, d'anciens médecins qui ont blanchi dans les hôpitaux et qui doivent être hérissés d'érudition *médicale*, avoir recours au roi de Prusse pour réfuter un de leurs collègues qui ne doit ses succès qu'au développement d'une doctrine lumineuse, justifiée par la pratique, en présence d'une foule de témoins ! N'est-ce pas là le comble du ridicule ? Cependant je veux bien répondre à cette objection, car nous n'en redoutons aucune.

Lorsque les anciens médecins faisaient usage des saignées dans les fièvres, ils commettaient deux fautes graves : la première, de ne pas les pratiquer auprès du foyer de l'inflammation, car ils se contentaient des saignées générales ; la seconde, d'en détruire les bons effets en donnant des évacuants ou des toniques. Par cette double erreur, ils affaiblissaient les malades sans diminuer leur maladie, et devaient par conséquent rendre la cure plus longue et plus difficile. Telle était la pratique des médecins de Frédéric. Au surplus, si vous avez lu l'article où ce reproche indirect nous est adressé, vous devez avoir pris une juste idée de son auteur.

LE SAVANT.

Sans doute : j'y ai vu d'excellentes leçons

de gastronomie, et je crois que l'auteur pourrait rivaliser avec la cuisinière bourgeoise ; mais laissons la plaisanterie, le sujet est trop grave.

LE JEUNE MÉDECIN.

Permettez que je me résume. Puisque les prétendues fièvres essentielles ne sont que des fièvres produites par une inflammation locale, elles ressemblent aux fièvres causées par les fluxions de poitrine, les angines, les inflammations de la peau, etc. : elles ne sont donc plus essentielles. Puisqu'elles ne sont plus essentielles, mais consécutives, elles doivent être traitées comme les autres fièvres consécutives, c'est-à-dire en combattant l'inflammation qui les provoque. Or le meilleur moyen de détruire cette inflammation, ce sont les saignées locales, c'est-à-dire pratiquées le plus près possible du foyer de la phlegmasie ; donc les applications des sangsues au creux de l'estomac (épigastre) et sur le bas-ventre sont le meilleur moyen de triompher de ces maladies.

On n'applique sur les inflammations que l'on connaît que des émollients ; or l'inflammation du canal digestif est maintenant connue : donc on ne doit plus la traiter que par les émollients ; donc il faut rejeter la pratique stimulante suivie jusqu'à ce jour, quelles que soient l'érudition et la célébrité de ceux qui l'ont recommandée.

LE SAVANT.

Vos arguments sont pressants. L'expérience, comme vous me l'avez objecté, me manque pour y répondre. Je vous accorderai bien, ne pouvant faire autrement, que les fièvres bilieuses, muqueuses, putrides, malignes, ordinaires, soient l'effet d'une inflammation de l'éstomac et des intestins, qui n'a point été arrêtée dans son début ; mais on assure que vous rangez sur la même ligne la peste, la fièvre jaune, et ce terrible choléra-morbus qui a fait de tels ravages dans l'Inde, en 1817, qu'il a, dit-on, enlevé plus de six cent mille âmes à ces malheureuses contrées.

LE JEUNE MÉDECIN.

Nous y voyons la gastro-entérite pour phénomène fondamental ; le reste n'est qu'accessoire.

LE SAVANT.

Oh ! pour le coup, c'en est trop ; et vous seriez bien embarrassé si j'exigeais que vous m'en donnassiez des preuves.

LE JEUNE MÉDECIN.

Embarrassé, monsieur, embarrassé! pas plus, je vous en assure, que je ne l'ai été pour vous faire connaître la véritable nature des fièvres ordinaires. Mais, comme je vois que vous avez pris un peu d'humeur, je vous demande la permission de me retirer.

LE SAVANT.

Je n'ai point pris d'humeur: c'est assez mon habitude de m'animer dans la discussion. Cependant je ne voudrais pas vous retenir contre votre gré; mais promettez-moi de revenir me voir demain. Je suis curieux de savoir comment vous soutiendrez cette nouvelle thèse.

LE JEUNE MÉDECIN.

Très volontiers.

DEUXIÈME DIALOGUE.

INFLUENCE DE LA CHALEUR SUR L'ESTOMAC; PESTE; FIÈVRE JAUNE; CHOLÉRA-MORBUS; TYPHUS; CONTAGION; INFECTION.

LE JEUNE MÉDECIN.

Je me rends, monsieur, à votre invitation.

LE SAVANT.

Je vous en remercie, monsieur. Vous vous êtes engagé à me prouver que la peste, la fièvre jaune et le choléra-morbus sont des gastro-entérites analogues aux fièvres essentielles de nos climats : je vous écoute.

LE JEUNE MÉDECIN.

Une chaleur beaucoup plus vive que celle de nos contrées, et rendant par conséquent les hommes plus irritables, des émanations putrides plus vénéneuses , voilà les seules diffé-rences.

LE SAVANT.

Et comment tout cela peut-il produire des gastro-entérites?

LE JEUNE MÉDECIN.

La chaleur les prépare ou même les détermine en échauffant l'estomac, le desséchant, le rendant plus irritable, comme le prouve la soif qui nous dévore dans les étés brûlants.

LE SAVANT.

Mais, mon pauvre docteur, la chaleur est un débilitant; comment voulez-vous qu'elle produise l'inflammation? Voyez comme l'on est paresseux durant l'été.

LE JEUNE MÉDECIN.

La chaleur affaiblit les organes du mouvement, mais elle irrite l'estomac et les intestins : aussi faut-il de l'eau pour apaiser cette irritation. Essayez de vous en priver lorsque vous aurez fait un exercice fatigant et que vous aurez beaucoup perdu par la sueur, dans une journée d'été : vous verrez si votre estomac ne deviendra pas aussi ardent qu'un brasier. Persistez, et je ne vous donne pas trois jours pour être attaqué d'une gastrite.

LE SAVANT.

Voilà du faux, mon cher, voilà de la théorie. C'est avec de bon vin que je me désaltère dans ces cas : si je me gorgeais d'eau, j'aurais des maux d'estomac, la colique et la fièvre.

LE JEUNE MÉDECIN.

Quoi ! vous vous remplissez l'estomac de vin pur, toutes les fois que la chaleur vous a causé de la soif ! Et votre tête que devient-elle ? vous trouvez-vous bien propre à l'étude des mathématiques après avoir pris un pareil breuvage ?

LE SAVANT.

Je ne vous dis pas que j'avale du vin pur ; j'y mets, au moins, les deux tiers d'eau.

LE JEUNE MÉDECIN.

Vous y mettez les deux tiers d'eau... Eh bien ! monsieur, s'il faisait trois fois plus chaud, ou que vous fussiez plus jeune, et trois fois plus sanguin et plus irritable, vous seriez obligé d'y mettre trois fois moins de vin et six fois plus d'eau. Le rafraîchissement que vous cherchez dans cette boisson est donc en raison de l'eau et non en raison du vin. Il en est ainsi des ali-

ments : croyez-vous que vous pourriez manger
autant de melon, autant de fruits crus, en hiver, que vous en prenez durant l'été?

LE SAVANT.

Non sans doute ; cela me refroidirait l'estomac, et j'aurais une indigestion.

LE JEUNE MÉDECIN.

Votre estomac est donc plus chaud en été
qu'en hiver?

LE SAVANT.

Il est plus chaud en hiver. puisque je puis
digérer plus de viande et plus de pain qu'en
été.

LE JEUNE MÉDECIN.

C'est encore une erreur : la viande est un aliment irritant, échauffant ; et si vous la suppor-
tez mieux en hiver, c'est que votre estomac est
moins chaud et moins irritable qu'en été. La
viande n'inspire que de l'horreur quand on a
l'estomac enflammé, tandis que les boissons
froides sont désirées avec ardeur. Or, la chaleur de l'été produit dans cet organe une irritation qui se rapproche de l'inflammation : aussi
avons-nous alors à peu près les mêmes appétits

que dans la gastrite, et, si nous les contrarions, cette maladie est inévitable.

LE SAVANT.

Et vous concluez de là que la fièvre jaune et la peste sont des gastrites et des gastro-entérites?

LE JEUNE MÉDECIN.

Non, monsieur; mais j'en infère que la chaleur atmosphérique échauffe l'estomac des personnes nées dans les pays froids ou tempérés, et qui se trouvent transportées dans les pays chauds; que l'habitude où elles sont de se nourrir comme elles le faisaient dans leur patrie, et le préjugé qui les porte à chercher des fortifiants dans les boissons fermentées, élèvent l'irritation gastrique au degré de l'inflammation, et que cette progression est d'autant plus rapide, que les sujets sont plus jeunes et plus sanguins. Telle est, n'en doutez pas, la raison pour laquelle la fleur de la jeunesse européenne est moissonnée, depuis si long-temps, dans les colonies.

LE SAVANT.

Mais, encore une fois, une telle gastrite ne peut avoir rien de commun avec la fièvre jaune et la peste.....

LE JEUNE MÉDECIN.

Mais, monsieur, donnez-moi le temps de vous parler des miasmes putrides.

LE SAVANT.

Oh! oh! la putridité trouve donc aussi sa place dans votre système? Si je ne me trompe, c'est bien là de l'humorisme. Il vous faudra désormais des dépuratifs, des anti-putrides, etc. Je m'étais bien douté qu'avec un jugement aussi sain, vous n'auriez pas adopté une théorie exclusive qui n'admet que l'inflammation, les saignées et l'eau de gomme. Cet article commence à me réconcilier un peu avec votre doctrine physiologique.

LE JEUNE MÉDECIN.

Halte-là! mon cher protecteur, n'allez pas aussi loin, je vous supplie. Les miasmes putrides sont des gaz ou des vapeurs qui se dégagent des corps végétaux et surtout animaux privés de vie et exposés à la putréfaction, sous l'influence de l'air, de l'humidité et de la chaleur de l'atmosphère. Plus ces conditions sont prononcées, plus la décomposition est rapide, plus les vapeurs qui s'en exhalent sont

meurtrières, c'est-à-dire irritantes. Elles pénètrent dans notre corps, elles y déterminent
l'inflammation, et les gastro-entérites se manifestent par les mêmes symptômes qui caractérisent celles que nous avons sous les yeux :
par exemple, celle de mon père.....

LE SAVANT.

Je vous arrête à mon tour, docteur : comment faites-vous parvenir vos miasmes dans les
organes digestifs? N'est-ce pas plutôt la peau
qui les reçoit immédiatement, et le poumon
qui les absorbe dans l'acte de la respiration?
Pourquoi donc ne produisent-ils pas des maladies cutanées, des rhumes, des pleurésies,
des fluxions de poitrine et des phthisies pulmonaires? Quelle affinité les dirige dans l'intérieur de l'estomac et des intestins?

LE JEUNE MÉDECIN.

Les vapeurs putrides sont avalées, monsieur, avec la salive, à laquelle elles se mêlent
continuellement ; les surfaces digestives en sont
imprégnées, et l'effet qu'elles y produisent est
si prompt et si marqué, que les personnes qui
n'y sont pas habituées en perçoivent la saveur
de la manière la plus importune, aussitôt

qu'elles se trouvent dans une atmosphère qui en contient; elles éprouvent bientôt de la nausée, du dégoût, des coliques, des maux de tête, de la fatigue dans tout le corps; en un mot, tous les symptômes de la gastro-entérite la plus ordinaire. La peau peut en souffrir: aussi remarque-t-on souvent, sur cette enveloppe, des érysipèles, des charbons, des pustules malignes. Ces inflammations accompagnent presque toujours celles des voies digestives, sous l'influence des miasmes producteurs de la peste; les inflammations glanduleuses ou les bubons s'y joignent aussi. Quant aux poumons, ils ne sont enflammés que consécutivement aux voies gastriques, et non dans tous les cas où celles-ci sont affectées. L'inflammation des vois gastriques se répète aussi dans le cerveau.

LE SAVANT.

Qui atteste l'existence primitive de la gastro-entérite dans la peste?

LE JEUNE MÉDECIN.

La similitude des symptômes entre cette maladie et nos fièvres les plus ordinaires, et l'ouverture des cadavres. Tous les médecins

nous disent qu'elle ressemble à nos fièvres malignes; et les méprises qui ont eu lieu dans la
peste de Marseille et dans bien d'autres con-
firment cette analogie. Le traitement nous en
fournit la dernière preuve.

LE SAVANT.

Est-ce que vous traitez la peste comme la
fièvre putride maligne?

LE JEUNE MÉDECIN.

Oui, monsieur; et nos succès sont les mêmes,
quoiqu'ils soient moins nombreux, à raison
de l'intensité du mal.

LE SAVANT.

Et la fièvre jaune?

LE JEUNE MÉDECIN.

Elle est encore plus rapprochée de nos fièvres
ordinaires, puisqu'elle n'a ni charbons ni bubons. La chaleur et les émanations putrides des
rivages de la mer et des grands fleuves, des
ports infects et des autres foyers de putréfaction, en sont les causes uniques; et on doit la
traiter comme la gastro-entérite de mon père.

LE SAVANT.

Pourquoi donc vos confrères ont-ils laissé périr tant de victimes à Barcelone ?

LE JEUNE MÉDECIN.

C'est parcequ'ils ignoraient la doctrine physiologique; mais nous avons un grand nombre de condisciples, élèves de cette doctrine, qui arrêtent la fièvre jaune par les sangsues placées sur l'estomac, et sur toute l'étendue du bas-ventre, quand ils ont de ces animaux ; et, à leur défaut, ils y appliquent des ventouses scarifiées, ils font des saignées générales, donnent des adoucissants, s'abstiennent des émétiques et des prétendus toniques; et s'ils ne réussissent pas à faire avorter la maladie, ils en mitigent les symptômes, et obtiennent un bien plus grand nombre de guérisons que les médecins stimulateurs. Les mulâtresses avaient déjà senti le danger des irritants : car, depuis longues années, elles se contentent des boissons et des lavements acidules. Les préjugés dont les médecins des anciennes écoles étaient imbus les empêchèrent de profiter d'une si sage pratique : recevoir des leçons de pareils profanes les aurait trop humiliés. Mais les physiologistes ne sont pas si orgueilleux : encouragés par notre professeur, ils ont adopté ce traitement, et l'ont perfectionné ; plusieurs d'entre eux ont déjà fait leur profession de foi dans des ouvrages imprimés, entre autres le docteur Lefort, médecin du roi à la Martinique, qui vient de faire paraître une excellente brochure sur cette maladie ; d'autres ont adressé des observations au rédacteur des *Annales de la médecine physiologique*. Elles paraîtront ; et la vérité brillera bientôt d'un si vif éclat, que personne ne pourra la méconnaître.

LE SAVANT.

J'attendrai cette brillante clarté pour me déclarer convaincu : cependant, permettez-moi de douter, car j'ai bien de la peine à croire que les seuls moyens antiphlogistiques puissent quelque chose contre une maladie contagieuse qui se communique à tous ceux qui en approchent, et qui enlève les gens, souvent dans l'espace de quelques heures. J'aurais voulu vous y voir avec vos sangsues, votre limonade et votre eau de gomme.

LE JEUNE MÉDECIN.

J'y aurais fait peut-être autant que ceux de

mes condisciples qui ont eu l'avantage de s'y trouver. Nous ne nous flattons point de guérir les personnes qui n'ont pas même le temps d'appeler du secours ; mais, quand la méthode est connue, chacun se met en garde, et ne perd pas un seul instant à délibérer. Il est probable que ceux qui périssent si promptement avaient déjà, dans les viscères, une irritation. occasionée peut-être par un régime inconvenant ; et je présume que, si tout le monde savait que les toniques et la bonne chère sont plus propres à favoriser la fièvre jaune qu'à la prévenir, ces morts presque subites ne seraient pas à beaucoup près aussi communes qu'elles l'ont été jusqu'à ce jour. Mais vous avez lâché le mot de contagion, je me crois obligé de vous en développer la signification.

LE SAVANT.

Dispensez-vous de cette peine. Les fièvres contagieuses sont celles qui se propagent de proche en proche dans une ville, un canton. un empire, ou qui peuvent être apportées dans un port de mer par les navires qui viennent des pays où elles exercent leurs ravages. Tel est le mode de propagation de la fièvre jaune, et aucune maladie n'est plus contagieuse que celle-là.

LE JEUNE MÉDECIN.

Permettez-moi de vous faire remarquer que vous considérez la question d'une manière beaucoup trop générale. Le mode de propagation que vous venez d'assigner à la fièvre jaune se rapporte beaucoup plus à l'infection qu'à la contagion ; mais l'une doit nécessairement être distinguée de l'autre, afin de servir de guide au médecin dans les mesures sanitaires qu'il pourra suggérer à l'autorité.

LE SAVANT.

Ah ! vous prenez parti dans la question de la contagion et de l'infection, que j'ai vue agitée dans une foule d'ouvrages depuis quelques années. Quant à moi, je vous proteste que je n'ai pu rien y comprendre : mais il me semble que l'on ne saurait prendre trop de précaution pour arrêter les progrès d'une maladie susceptible de voyager d'une contrée vers une autre ; et je crois que c'est ainsi que la faculté de médecine a résolu la difficulté. Au surplus, je suis curieux de savoir comment vous distinguez la contagion de l'infection.

LE JEUNE MÉDECIN.

Les foyers générateurs des miasmes sont susceptibles, d'après le fondateur de la doctrine physiologique, de la distinction suivante : 1° foyers provenants de la décomposition des corps organisés privés de vie, marais, plages maritimes, cimetières, voiries et tous les lieux où des corps morts se décomposent en plein air, ou recouverts d'une couche légère de l'humus ; 2° foyers produits par le rassemblement des animaux vivants, sains ou malades, prisons, hôpitaux, villes assiegées, navires en pleine mer ; 3° foyers consistants dans des malades isolés qui communiquent aux personnes saines l'affection dont ils sont atteints. Or, la peste, la fièvre jaune, les fièvres dites *des prisons, des hôpitaux,* etc.. que l'on observe dans nos contrées, dépendent des deux premières espèces, puisqu'elles ne se propagent point au-delà des foyers qui les ont produites. La petite-vérole, la rougeole, proviennent de la dernière espèce, puisqu'on les voit se communiquer d'un homme à un autre, dans toutes les conditions atmosphériques imaginables.

LE SAVANT.

Un instant : vous venez de dire que la fièvre

jaune ne dépasse pas son foyer générateur. Pourquoi donc voyage-t-elle par mer à des distances si considérables?

LE JEUNE MÉDECIN.

Parceque les navires deviennent des foyers de la seconde espèce. Il en serait de même d'un hôpital placé à proximité du foyer primitif de cette maladie, dans un lieu sain, par exemple sur une hauteur exposée au vent du nord, si l'on y entassait un grand nombre de malades. Encore la fièvre jaune ne s'y maintiendrait-elle qu'autant que la chaleur atmosphérique conserverait une haute intensité. Il n'en est pas ainsi de la petite-vérole : aucun milieu ne peut arrêter sa propagation.

LE SAVANT.

Voilà des distinctions que je n'avais pas encore faites. Il en résulterait que les cordons de troupes établis pour circonscrire la fièvre jaune dans son foyer primitif ne serviraient qu'à condamner les malheureux qui s'y trouvent renfermés à éprouver presque tous la maladie.

LE JEUNE MÉDECIN.

C'est vous qui l'avez dit, monsieur; l'humanité ne condamne pas moins ces mesures que l'intérêt du commerce et de la diplomatie. Ce qu'on doit faire dans un cas de fièvre jaune, c'est de favoriser l'émigration vers les lieux sains; d'y faire soigner les malades isolément ou sous des tentes bien aérées, pour prévenir la formation d'un foyer artificiel analogue à celui des navires; enfin de désinfecter le foyer primitif, en facilitant l'écoulement des eaux, en maintenant la propreté dans les rues, les places publiques, les quais, et en veillant avec soin à l'inhumation des cadavres. Avec ces précautions, on n'a plus à redouter l'extension du mal, ni de la part des malades sortis des foyers, ni de la part des vêtements ou des ustensiles qui leur ont servi.

LE SAVANT.

Avez-vous quelques preuves de ce que vous avancez?

LE JEUNE MÉDECIN.

J'ai pour autorité le docteur *Devèze*, qui a pratiqué la médecine dans toutes les latitudes de l'Amérique, et qui, le premier, a proposé d'employer le mot *infection* pour désigner la propagation des maladies provenantes d'un foyer de putréfaction, d'avec celle qui résulte de la

communication d'un individu sain avec un
malade , indépendamment de toute autre espèce de foyer. Je m'appuie d'un ouvrage du
plus haut intérêt, composé par le docteur *Las-
sis*, qui démontre que toutes les pestes, depuis
les temps les plus reculés jusqu'à nos jours ,
ont eu des causes locales et très faciles à apprécier. L'opinion de ces savants respectables fut
d'abord confirmée par celle d'un autre médecin voyageur français, non moins recomman-
dable, le docteur *Louis Valentin;* mais aujour-
d'hui elle est devenue celle de la plupart des
médecins américains, et l'épidémie de Barcelone l'a définitivement convertie en certitude,
puisque aucun des habitants, sains ou malades, qui se sont répandus dans les environs
de cette ville n'y a communiqué la fièvre
jaune.

LE SAVANT.

Et le choléra-morbus des Indes, qu'en pensez-vous ?

LE JEUNE MÉDECIN.

Le docteur Gravier, médecin du roi à Pon-
dichéry, a fait voir, dans une savante dissertation présentée cette année à la faculté de
médecine de Strasbourg, que cette maladie

n'était point contagieuse, mais dépendait de la chaleur excessive du jour, contrastant avec le froid des nuits, et d'un régime trop irritant, qui exerçaient leur action sur de grands rassemblements de troupes dans la ville de Calcutta et lieux environnants. Les malades qu'on a traités par les irritants ont presque tous péri. La saignée et les boissons émollientes ont sauvé en quelques heures tous ceux qui ont été assez heureux pour recevoir ces secours au moment du début. M. Gravier, témoin de cette épidémie, a parlé d'après son expérience et d'après celle de plusieurs confrères, qui, comme lui, ont pratiqué conformément aux principes de la nouvelle doctrine.

LE SAVANT.

Quelle est votre opinion sur la propagation de la gale et de la syphilis?

LE JEUNE MÉDECIN.

Que ce sont des contagions non fébriles qui ne peuvent avoir lieu que par le contact et l'application immédiate du produit de l'irritation locale, soit sur la peau entière, soit sur la peau dépouillée de son épiderme. Mais toutes les syphilis ne sont pas l'effet d'une contagion.

LE SAVANT.

J'aime à vous voir traiter les grandes questions d'hygiène, de statistique médicale, et y porter une discussion vraiment philosophique; mais je trouve que vous retombez dans l'exclusisme, et que vos vues se rapetissent prodigieusement, lorsque je vous entends dire que vous n'avez que des sangsues et de l'eau claire à opposer à la fièvre jaune et à la peste. Ne possédez-vous donc point quelque spécifique qui puisse se combiner avec les miasmes corrupteurs, neutraliser leur action, ou donner à l'économie l'énergie nécessaire pour les éliminer? Mon imagination sourit à l'idée d'un anti-putride qui, répandu dans les humeurs, arrête tout-à-coup les funestes progrès de leur dépravation; comme à celle d'un puissant tonique qui soutient la force vitale dans sa lutte contre la matière morbifique, et l'empêche de s'épuiser en efforts superflus. Mais des saignées et de l'eau, toujours de l'eau !... Quelle triste perspective pour un malheureux épuisé par les angoisses de la douleur !... Votre médecine est bien pauvre ! convenez-en : elle est presque toujours négative.

LE JEUNE MÉDECIN.

Elle ne l'est pas, monsieur, autant que vous le croyez, puisque son principal effet est d'écarter de l'homme les causes de sa destruction. Celui qui pare, dans l'escrime, n'est-il donc pas aussi actif que celui qui attaque? Mais votre erreur tire sa source de l'idée tout-à-fait fausse que vous vous faites de l'état de l'économie vivante dans les maladies qui nous occupent. Vous vous représentez les miasmes comme constituant une matière morbifique, un levain corrupteur qui se multiplie dans les fluides, en les assimilant à sa propre nature; et vous vous figurez les solides comme agissant dans tous les tissus avec une égale énergie, pour envelopper ce ferment dans des humeurs particulières, et le pousser avec violence vers l'extérieur. Il n'en est rien, monsieur; soyez bien assuré qu'il n'en est rien, et je me flatte de vous le prouver de la manière la plus complète.

Ce n'est point l'élimination des miasmes qui est l'objet des efforts de l'économie. Ces miasmes peuvent y pénétrer, circuler avec les humeurs, les imprégner à chaque instant, et sortir du corps avec celles qui sont continuel-

lement expulsées, comme les sueurs, la salive,
les urines, les excréments, sans qu'il soit nécessaire d'aucun effort extraordinaire. Ce fait
est hors de doute, puisque aucune des personnes qui sont plongées dans une atmosphère
infectée ne peut s'empêcher d'absorber les
miasmes; puisque leurs excréments, les gaz
qui s'échappent de leurs intestins, sont impré-
gnés de ces miasmes, comme le savent les ana-
tomistes, les boyaudiers, les vidangeurs, et
tous ceux, en un mot, qui passent leur vie au
milieu des émanations putrides. Ce qui dérange l'ordre des fonctions, c'est l'inflammation que produisent ces miasmes chez ceux
qui ne sont point habitués à les supporter. Ce
qui compromet la vie de ces malades, c'est
donc aussi l'inflammation. Les efforts que vous
croyez conservateurs, comme la fièvre, ne
sont nullement en proportion de la quantité
des miasmes absorbés, mais en raison de l'intensité de l'inflammation; et je vais vous le
prouver par deux faits sans réplique. L'individu chez qui le miasme ne produit point d'inflammation en supporte long-temps l'action
sans éprouver tous ces efforts; tandis que celui
qui est disposé à l'inflammation n'a besoin
que d'être exposé un moment à l'impression du

miasme pour contracter une fièvre des plus violentes ; et, quoiqu'il prenne soin de se soustraire aussitôt à l'influence qui l'a produite, en s'éloignant du foyer d'infection, ce qui équivaut à dire, quoiqu'il ne reçoive plus de miasme, il ne laissera de parcourir toutes les périodes du mal, si rien n'en arrête le cours, tandis que le premier continuera impunément à s'exposer à l'influence du miasme.

Tel est le premier fait en faveur de mon opinion. Voici maintenant le second : Si les efforts de l'état fébrile dépendaient des miasmes à éliminer, ils ne se termineraient jamais chez le malade qui reste dans le foyer, puisque ces miasmes seraient incessamment renouvelés; cependant ces efforts se terminent, et le convalescent continue à s'infecter sans éprouver de récidive, à moins qu'il ne contracte une nouvelle inflammation. S'il en était autrement, aucun malade n'aurait guéri dans l'enceinte de Barcelone, aucun ne guérirait dans le vaisseau, dans l'hôpital où il aurait contracté sa maladie.

Ajoutons à ces arguments un autre non moins péremptoire, et qui va nous conduire à la théorie du traitement.

Si les efforts fébriles étaient absolument nécessaires pour l'élimination des miasmes, tous les malades chez lesquels ces efforts échoueraient dans le début seraient infailliblement détruits par les progrès de la corruption. Or, c'est précisément le contraire que l'on observe. Le miasme est absorbé, il produit l'inflammation ; une abondante hémorragie accidentelle, telle qu'un flux menstruel, un saignement de nez ou l'immersion dans l'eau froide[1], font avorter celle-ci, et le malade se rétablit avec promptitude , même au milieu d'un foyer d'infection qui continue à lui fournir des miasmes.

Tous ces faits étaient connus avant la doctrine physiologique ; mais comme ils n'étaient point expliqués, on n'en tirait aucun fruit pour la pratique. Quant à nous, nos conclusions sont faciles : puisque la présence des miasmes dans l'économie ne fournit aucune indication particulière , le traitement des fièvres produites par les foyers d'infection est celui de l'inflammation en général ; et puisque la phlegmasie a son siége dans les organes digestifs , ce traitement est analogue à celui des gastrites et

[1] On a vu des pestiférés, des personnes attaquées de la fièvre jaune, guérir en se précipitant dans une rivière ou dans la mer.

des gastro-entérites provoquées par toute autre
cause que par les miasmes putrides.

LE SAVANT.

Vous pourriez avoir raison : mais vos guérisons par immersion dans l'eau froide me paraissent dues à l'action fortifiante du froid ;
car j'ai lu dans les meilleurs auteurs que le
froid est souverainement tonique.

LE JEUNE MÉDECIN.

Ces auteurs vous ont trompé, monsieur,
comme ils se trompaient eux-mêmes. Le froid,
à l'extérieur aussi bien qu'à l'intérieur, diminue l'irritation ; il fortifie celui qui en a trop,
il débilite celui qui n'en a pas assez. Il est tonique dans la maladie dont il s'agit, comme
la saignée ; mais ses effets sont moins sûrs,
parcequ'ils sont moins permanents.

LE SAVANT.

Vous admettez donc des faiblesses par excès
d'irritation ?

LE JEUNE MÉDECIN.

Sans doute ; et toutes celles qui sont produites par l'inflammation sont de ce nombre.

Rappelez-vous les *fièvres adynamiques.* Vous sentez les conséquences de ce grand principe.

LE SAVANT.

Je les saisis; mais n'avez-vous donc pas, pour combattre les inflammations des fièvres essentielles, qui, selon vous, ne le sont pas, d'autres remèdes que les saignées, les boissons rafraîchissantes et le bain froid? Puisque vous me refusez des spécifiques pour les phlegmasies miasmatiques, que vous appelez aussi, je crois, des *typhus,* substituez-y du moins quelques moyens énergiques, et que je n'entende pas toujours parler des débilitants.

LE JEUNE MÉDECIN.

Vous serez satisfait, monsieur; nous exerçons quelquefois, dans ces phlegmasies, des irritations que nous nommons *révulsives.*

LE SAVANT.

Effectivement, j'entends parler depuis peu de révulsion; mais j'y ai prêté peu d'attention, parceque les anciens maîtres de l'art ne me paraissaient pas en faire beaucoup de cas.

LE JEUNE MÉDECIN.

Ils en usaient cependant, mais c'était sans en connaître le mode d'action.

LE SAVANT.

Revellere, arracher de force, par conséquent changer de place; n'est-ce pas là le sens que vous y attachez?

LE JEUNE MÉDECIN.

C'est bien cela; nous irritons une partie dans l'intention de détruire l'irritation d'une autre. C'est ainsi que nous opposons douleur à douleur, inflammation à inflammation, lorsque nous appliquons des vésicatoires, des cautères, etc.; mais les anciens, qui n'avaient en vue que l'évacuation des humeurs, appelaient cette pratique *dérivation*.

LE SAVANT.

Eh bien! cette expression ne valait-elle pas la vôtre?

LE JEUNE MÉDECIN.

Elle exprime le même fait, mais en y attachant une théorie différente. Je m'explique:

en plaçant un vésicatoire, ils voulaient appeler vers la peau les humeurs qui *se portaient* vers les organes intérieurs ; en employant ce moyen, nous nous proposons, comme j'ai eu l'honneur de vous le dire, de substituer une irritation extérieure à une intérieure.

LE SAVANT.

Où est donc la différence? Vous avez changé la théorie ; mais la pratique reste la même.

LE JEUNE MÉDECIN.

Il s'en faut de beaucoup, monsieur, qu'elle soit la même. Il y a deux choses à distinguer dans l'action des révulsifs sur la peau , des vésicatoires par exemple : l'irritation, et l'évacuation des humeurs. Les anciens, qui n'avaient égard qu'à cette dernière, cherchaient à appeler les humeurs vers l'extérieur, pour les détourner des organes internes ; mais comme, en irritant la peau , on irrite toujours ces organes, ils augmentaient souvent la congestion humorale interne, au lieu de la diminuer. Pour obtenir ce dernier effet, il faut que cette irritation ait été affaiblie par les saignées ; qu'elle ne soit pas ancienne ; qu'elle n'ait pas désorganisé les viscères. Les modernes, qui ont fait cette remarque, ne placent les irritants sur la peau qu'après avoir suffisamment affaibli par la saignée l'irritation interne ; alors celle qu'ils excitent à la peau devient la plus forte, et la révulsion a lieu : c'est un des grands perfectionnements que notre théorie a introduits dans le traitement des maladies inflammatoires.

LE SAVANT.

Mais comment se fait-il que cette irritation si manifeste des vésicatoires et cet accroissement de la fièvre qui doit en résulter, n'aient pas été aperçus par les maîtres de l'art?

LE JEUNE MÉDECIN.

Elles le furent avec le temps ; mais cela ne parvint point à corriger les médecins : ils n'y virent qu'un moyen de relever les forces abattues, et crurent faire merveille de l'appliquer au traitement des fièvres qu'ils appelaient adynamiques. Or je vous ai fait voir le mauvais effet des stimulants internes dans cette maladie ; ceux des vésicatoires sont à peu près les mêmes, et le parti le plus prudent est de s'en abstenir.

LE SAVANT.

Quelques affaires m'obligent de vous quitter ;

mais promettez-moi que vous me donnerez
demain des éclaircissements sur les maladies
de la poitrine.

LE JEUNE MÉDECIN.

Je m'y engage avec plaisir.

TROISIÈME DIALOGUE.

INFLAMMATIONS DES POUMONS.

LE JEUNE MÉDECIN.

Vous m'avez demandé, monsieur, la théorie des maladies de la poitrine ; les plus importantes à connaître, ce sont les inflammations. Voulez-vous que je vous parle des aiguës ou des chroniques ?

LE SAVANT.

Des unes et des autres. Toutefois, je ne pense pas que vous ayez quelque chose à reprocher au traitement des premières ; car les fluxions de poitrine, que vous appelez, je crois, *péripneumonies* et *pleurésies*, sont connues de tout temps, et ont toujours été traitées avec succès par les saignées.

LE JEUNE MÉDECIN.

Nous n'avons point l'esprit frondeur, monsieur ; nous adoptons l'ancienne pratique lorsqu'elle est bonne, et nous continuons de traiter les fluxions de poitrine par les saignées....

LE SAVANT.

Je suis ravi de vous voir d'accord avec Sydenham, avec Tissot, et avec toutes les autorités les plus respectables.

LE JEUNE MÉDECIN.

Un instant, monsieur ; vous m'avez interrompu. J'allais vous dire que nous avons beaucoup perfectionné l'emploi de ce moyen dans les maladies dont il s'agit.

LE SAVANT.

Et en quoi donc ?

LE JEUNE MÉDECIN.

Peu de médecins poussaient assez loin les saignées pour arrêter les inflammations aiguës de la poitrine : ils se contentaient de diminuer la force du pouls, et laissaient à la nature le soin d'achever la guérison.

LE SAVANT.

Avaient-ils tort? et voulez-vous épuiser un malade pour le guérir?

LE JEUNE MÉDECIN.

Cette pratique ne les épuise pas : ils recouvrent leurs forces très promptement ; tandis que ceux chez qui les émissions sanguines ont été épargnées conservent souvent une légère inflammation dans les poumons, qui les conduit insensiblement à la phthisie. Mais il est un moyen de ménager le sang de ces malades, en assurant leur guérison ; c'est d'appliquer des sangsues sur la poitrine, après avoir tiré du sang du bras.

LE SAVANT.

En quoi consiste l'avantage de cette méthode ?

LE JEUNE MÉDECIN.

En ce que l'écoulement des piqûres des sangsues, prolongé après la chute de ces animaux, agit sur le foyer d'inflammation d'une manière plus directe et beaucoup plus durable que la saignée du bras, qui ne dure qu'un moment, après lequel la maladie prend un nouvel essor.

LE SAVANT.

Cette raison me paraît satisfaisante, et j'avoue que je n'y avais pas songé. Mais ne craignez-vous point de perdre plus de sang par les piqûres des sangsues que par la saignée?

LE JEUNE MÉDECIN.

Non, monsieur; les saignées superficielles de la peau, que nous nommons *capillaires*, affaiblissent moins que celles des gros vaisseaux. D'ailleurs, n'est-on pas maître d'arrêter le sang lorsque l'effet est produit? Le médecin doit y veiller; c'est là son affaire. Cette précaution est surtout fort importante chez les enfants, dont les hémorrhagies peuvent être excessives; et l'on ne doit jamais les perdre de vue pendant que le sang coule, quelle que soit la maladie pour laquelle on applique les sangsues.

LE SAVANT.

Ces préceptes sont fort sages. Mais n'avez-vous que les saignées pour guérir les péripneumonies et les pleurésies?

LE JEUNE MÉDECIN.

Les vésicatoires, placés sur le point douloureux de la poitrine à la suite des saignées, sont ici de la plus grande efficacité; mais si on les met en usage avant d'avoir suffisamment sai-

gné, ils augmentent l'inflammation des poumons, ou bien ils la dissimulent en enlevant
la douleur, tandis que l'inflammation, non arrêtée, opère la destruction de l'organe, et conduit à la phthisie. On doit ajouter à ces moyens
l'abstinence des aliments, des bouillons, et
l'usage des boissons adoucissantes, sans addi-
tion d'aucun acide. Il importe d'entretenir une
douce chaleur autour du corps. Les cataplas-
mes émollients, appliqués sur la poitrine, con-
tribuent à calmer la douleur, soit avant, soit
après les vésicatoires, et sont les meilleurs remèdes de la toux par irritation.

LE SAVANT.

Je n'ai rien à objecter contre une pratique
si judicieuse. Mais j'ai lu dans les auteurs qu'il
y a des péripneumonies et des pleurésies bilieuses, putrides, malignes : comment les traitez-vous ?

LE JEUNE MÉDECIN.

Les bilieuses des auteurs ne dépendent point
de la bile : on peut avoir le sang farci de ce
liquide, sans éprouver d'inflammations pulmonaires ; la jaunisse en fournit la preuve. Ce
qu'on nomme pneumonie bilieuse, pleurésie

bilieuse, n'est que la complication de l'inflammation de l'estomac avec celle des poumons :
alors nous plaçons des sangsues sur la poitrine
et sur l'estomac, et la cure est aussi prompte
que dans les cas simples. Quant aux péripneumonies putrides et malignes, elles dépendent
de ce que l'inflammation aiguë, non arrêtée
dans son principe, dévore en même temps le
poumon, les voies digestives et la tête : ces cas
exigent que l'on attaque l'inflammation par des
saignées locales dans tous les lieux où elle se
trouve.

LE SAVANT.

Votre doctrine est conséquente. Mais vous
avez dit que la péripneumonie pourrait produire la phthisie ; cela me semble un para-
doxe. Est-ce que les poitrinaires n'apportent
pas en naissant le germe de leur maladie ?

LE JEUNE MÉDECIN.

Les phthisies ne sont que des inflammations
chroniques, c'est-à-dire lentes, des poumons.
Quelques enfants peuvent les apporter, car le
fœtus peut éprouver toutes les phlegmasies ;
mais ils ne tardent guère à succomber. Quant
aux sujets qui parviennent jusqu'à l'adoles-

6

cence, la virilité et la vieillesse, avant que cette maladie se déclare, il est de fait qu'aucun d'eux n'en apporte le germe du sein de la mère.

LE SAVANT.

Qui vous le prouve?

LE JEUNE MÉDECIN.

Les ouvertures de corps de tous les sujets les plus disposés à la phthisie : elles ne montrent jamais d'altérations pulmonaires lorsqu'ils ont succombé à d'autres maladies.

LE SAVANT.

Ce que vous me dites là me paraît fort, car j'ai de nombreux exemples de phthisies héréditaires.

LE JEUNE MÉDECIN.

Il est tout naturel que les enfants héritent de la constitution de leurs parents. Ils naissent donc, aussi bien qu'eux, avec des poumons irritables et renfermés dans une poitrine étroite; ce qui les expose à contracter des inflammations pulmonaires : mais ceux qui sont parvenus à l'âge adulte ne sont pas nés avec ces inflammations; et même il est possible de les en préserver pendant une longue vie, en pre-

nant les précautions nécessaires , c'est-à-dire
en préservant les malades du froid , et guérissant les douleurs de poitrine et les crachements de sang aussitôt qu'ils se déclarent.

LE SAVANT.

Quelles précautions voulez-vous que l'on
prenne contre de petits corps blancs , appelés
tubercules, qui se développent d'eux-mêmes
dans le tissu des poumons? Vous ne vous atten-
diez guère à cette objection ; mais sachez que
j'ai lu vos traités les plus modernes et les plus
estimés sur la phthisie pulmonaire , et j'y ai vu
que les tubercules sont innés , et que leur formation précède l'apparition de tous les symptômes de la phthisie.

LE JEUNE MÉDECIN.

Avez-vous lu l'*Histoire des phlegmasies ?*

LE SAVANT.

Non ; je n'ai point consulté les ouvrages de
votre maître.

LE JEUNE MÉDECIN.

Tant pis , monsieur, tant pis ; car vous y
auriez trouvé la preuve de ce que je viens de
vous avancer; que les tubercules ne se ren-

contrent jamais dans le poumon de ceux qui n'ont point éprouvé d'inflammation de ces organes.

LE SAVANT.

Vous attribuez donc la formation des tubercules à l'inflammation ?

LE JEUNE MÉDECIN.

Oui , monsieur ; et nous en fournissons la preuve en prévenant leur formation chez les personnes qui y sont le plus disposées, par la guérison complète de leurs péripneumonies, de leurs pleurésies, de leurs rhumes, et de leurs crachements de sang, que nous nommons, en termes techniques , *hémoptysies*.

LE SAVANT.

Vous placez donc les rhumes au rang des inflammations des poumons? je les regardais , moi , d'après quelques unes de vos autorités , comme des maladies muqueuses ou catarrhales , produites par le transport de l'humeur de la transpiration sur la gorge et sur les bronches.

LE JEUNE MÉDECIN.

Vous n'avez donc pas lu la *Nosographie* de

M. Pinel, qui faisait autorité avant la doctrine physiologique ?

LE SAVANT.

Je vous demande pardon : mais le mot *phleg-masie muqueuse*, qui sert de titre à ces affections, me les faisait considérer comme des maladies toutes différentes des inflammations.

LE JEUNE MÉDECIN.

Mais Tissot, que vous citez avec tant de plaisir, a dit que tout rhume devait être considéré comme une légère fluxion de poitrine.

LE SAVANT.

Vous avez raison ; ces petites erreurs sont bien pardonnables à un homme du monde. Au surplus, comment concevez-vous que les rhumes puissent produire des tubercules ?

LE JEUNE MÉDECIN.

N'avez-vous jamais vu les glandes du cou se gonfler par l'effet d'une inflammation de la gorge ?

LE SAVANT.

J'ai vu cela.

LE JEUNE MÉDECIN.

Eh bien ! c'est de cette manière que se forment les tubercules du poumon. Ce sont de petites glandes qui se développent dans les poumons, autour des bronches et dans les autres régions de ce viscère, qui sont en proie à une inflammation prolongée. Ces glandes grossissent, elles se fondent, elles suppurent, et forment des ulcères qui détruisent ces organes. Quelquefois aussi le tissu des poumons entre en suppuration sans tubercules préalables. Ceci a lieu lorsque l'inflammation marche plus vite, et la phthisie en est quelquefois le résultat.

LE SAVANT.

D'après votre théorie, on ne pourrait jamais guérir les phthisies bien caractérisées.

LE JEUNE MÉDECIN.

Cette guérison est très difficile, cependant on l'obtient quelquefois ; mais le plus sûr est de guérir les inflammations du poumon avant qu'elles aient occasioné des ulcères, des indurations et autres désorganisations d'abord partielles, parceque ces altérations se propagent dans tout l'organe et finissent par le détruire entièrement.

LE SAVANT.

Cette sentence n'est pas très consolante pour
nous autres pauvres gens du monde , qui ne
savons pas distinguer le moment où ces maladies sont encore curables.

LE JEUNE MÉDECIN.

Ce n'est pas votre faute : c'est celle des médecins de l'ancienne doctrine. qui vous disent
qu'un rhume n'est rien , qu'il se passera en
vous tenant chaudement ; ou bien qui vous assurent que la toux et les douleurs de poitrine
qui vous restent à la suite des pleurésies et des
péripneumonies, se dissiperont lorsque vous
aurez repris vos forces ; qui vous assurent que
vos toux sont nerveuses ou rhumatismales , et
n'exigent qu'un peu d'éther ou d'opium ; qui
se contentent. enfin , de vous faire prendre le
lait d'ânesse après vos hémoptysies , sous prétexte qu'il ne s'agit que de calmer votre sang.

LE SAVANT.

Il est bien vrai qu'on nous débite ces conso-
lations ; mais voudriez-vous que , dans l'état
de faiblesse où nous nous trouvons alors , on
nous mît à l'eau de gomme . à la diète et aux

saignées ? Nous ne recouvrerions jamais nos forces, et vous savez que la faiblesse suffit pour rendre les gens pulmoniques.

LE JEUNE MÉDECIN.

C'est encore une erreur qu'on vous a inculquée. La faiblesse ne produit point la phthisie ; il est même nécessaire de la porter à un certain point par les saignées locales et la diète, comme vous l'avez fort bien dit en croyant nous railler, pour détruire les inflammations des poumons : mais, tandis qu'on est faible, il faut se garantir de l'influence du froid et des irritants ; et, par ces précautions, prises en temps opportun, on prévient toutes les phthisies.

LE SAVANT.

Et les vésicatoires, et les cautères, vous n'en faites donc aucun cas?

LE JEUNE MÉDECIN.

Je vous demande bien pardon, mon cher monsieur ; nous les employons après les saignées et avec le régime, pour détruire par révulsion les restes d'une irritation pulmonaire ; et c'est en cela que nous différons de vos anciens médecins. Avez-vous une toux chronique, c'est-à-dire de longue durée, ils vous prescrivent le lait d'ânesse, le lichen et un vésicatoire, comme des moyens spécifiques de l'être phthisie qui vous menace, sans insister sur la saignée et sur la sévérité du régime. Ils laissent donc subsister l'inflammation ; et lorsqu'elle a produit la désorganisation du poumon, ils vous disent que tous les accidents que vous avez éprouvés dépendaient des tubercules préexistants : «Comment vous aurions-» nous guéri, s'écrient-ils, vous aviez en vous-» même la cause inévitable de votre mort? » Retenez seulement cette vérité, messieurs les gens du monde, que les tubercules et les ulcères du poumon sont l'effet d'une inflammation prolongée qu'il eût été facile d'éteindre dans son principe. Alors vous n'aurez plus une fausse sécurité ; vous vous ferez traiter de bonne heure, et vous éviterez la phthisie pulmonaire.

LE SAVANT.

Faut-il beaucoup de temps à l'inflammation ou à l'irritation pour produire les tubercules et les ulcères ?

LE JEUNE MÉDECIN.

Cela dépend des tempéraments. La destruction est beaucoup moins tardive chez les sujets délicats que chez ceux qui sont robustes ; chacun doit être prévenu de cette différence, afin de prendre ses précautions. Je ne saurais entrer dans le détail des signes qui dénotent l'incurabilité : il suffit que vous sachiez qu'on peut souvent espérer la guérison lorsqu'il reste encore des forces, un peu d'embonpoint, et que même, dans bien des cas, l'expectoration purulente n'entraîne pas toujours la destruction.

LE SAVANT.

Si votre système n'est pas vrai, il est au moins consolant. Je l'adopte en ce point, car j'aime mieux admettre que la phthisie est l'effet d'une inflammation long-temps curable, que de croire que toutes les personnes délicates et à poitrine rétrécie soient condamnées à périr tôt ou tard, victimes de cette maladie ; et je vous souhaite des succès qui justifient pleinement votre manière de voir.

LE JEUNE MÉDECIN.

Nous les avons obtenus, nous les obtenons tous les jours, ces succès ; et les familles dirigées par les médecins physiologistes ont aussi peu de phthisies que de fièvres putrides, malignes ; nous prévenons tout cela quand on nous appelle de bonne heure et quand on suit nos conseils.

LE SAVANT.

Vous êtes vraiment admirables, messieurs les physiologistes ; et si vous aviez le même empire sur l'apoplexie, je commencerais à croire à votre nouveau système.

LE JEUNE MÉDECIN.

Si nous n'avions pas cet empire sur la maladie que vous venez de nommer, notre système serait faux, et je vous dispenserais d'y croire ; mais, si vous m'accordez un nouvel entretien, j'espère vous démontrer que la doctrine physiologique a déchiré le voile qui cachait le véritable caractère de l'apoplexie.

LE SAVANT.

Je vous serai fort obligé, car cette maladie m'a toujours causé le plus grand effroi.

QUATRIÈME DIALOGUE.

LE SAVANT.

Eh bien ! parlez-moi donc de l'apoplexie. Avez-vous des moyens, je ne dis pas de la guérir constamment, car elle est souvent mortelle en quelques minutes, mais seulement de la prévenir ? On l'attribue à la trop grande quantité de sang. J'ai vu plusieurs personnes qui se faisaient saigner quatre ou cinq fois par an , qui ne buvaient que de l'eau , qui vivaient sobrement, et qui, pourtant, ont été foudroyées par l'apoplexie.

LE JEUNE MÉDECIN.

Je le crois bien , mais vous n'ajoutez pas que plusieurs d'entre elles vivaient habituellement avec une gastrite qu'elles entretenaient avec des pilules ou des sels purgatifs ; et que, malgré leur sobriété , elles ne s'imposaient pas

des privations assez grandes et assez soutenues
pour achever de détruire cette irritation.

LE SAVANT.

Cela pourrait être ; mais voulez-vous que
l'on meure de faim, de peur d'engendrer trop de
sang?

LE JEUNE MÉDECIN.

Non, monsieur; mais je veux que l'on con-
sacre une période de temps à la guérison d'un
point d'irritation quelconque dont on est attaqué. Ce succès obtenu, on s'en dédommage
en satisfaisant son appétit, et il suffit alors
d'un peu de sobriété pour prévenir la récidive.

LE SAVANT.

Vous croyez donc qu'une irritation habituelle de l'estomac dispose à l'apoplexie ?

LE JEUNE MÉDECIN.

Oui, monsieur, je le crois, parceque l'expérience l'a démontré. Je ne prétends pas que
toutes les apoplexies dépendent de cette cause:
la plénitude ou pléthore sanguine, les passions
violentes, l'étude et la méditation , sont sans
doute des causes très capables d'amener ce

funeste accident; mais ces causes sont connues, tous les médecins recommandent de les
éviter, tandis qu'aucun d'entre eux, avant la
doctrine physiologique, n'avait averti les gens
du monde qu'ils pourraient être porteurs d'une
légère inflammation de l'estomac capable de
déterminer l'apoplexie.

LE SAVANT.

Cependant ils recommandaient le régime.

LE JEUNE MÉDECIN.

Oui; mais c'était dans l'intention de prévenir l'excessive génération du sang, ou,
comme ils s'exprimaient, un état d'échauffe-
ment et d'irritation générale: ils soupçonnaient
si peu la possibilité d'une inflammation chronique de l'estomac chez les personnes douées
de force et d'embonpoint, qu'ils prescrivaient
les purgatifs pour prévenir la pléthore et les
amas de sang dans le cerveau.

LE SAVANT.

Comment! les purgatifs n'ont pas cette propriété? Est-ce qu'un verre d'eau de Sedlitz, une
prise de sel d'Epsom, ou une pilule laxative, ne

soulagent pas la tête en procurant quelques selles ? Vous allez encore une fois me brouiller avec votre nouvelle doctrine.

LE JEUNE MÉDECIN.

Je serais très affligé, monsieur, de perdre votre confiance ; aussi je vous prie de m'écouter un instant.

Les purgatifs, en agissant comme révulsifs, en détournant l'irritation et le sang qui la suit toujours des parties supérieures, produisent un soulagement momentané ; mais ils n'enlèvent pas la cause des maux de tête, des maux d'estomac ou de bas-ventre ; ils l'augmentent bien plutôt, puisqu'ils ne peuvent agir qu'en irritant le point d'inflammation qui les produit. Les personnes du monde, qui ne connaissent ni la structure ni les propriétés vitales des organes dont ils sont formés, ne font attention qu'à l'évacuation qu'ils obtiennent ; ils n'ont garde de songer au mécanisme qui la produit. Eh bien ! qu'ils sachent que c'est en irritant l'estomac, et le canal des intestins qui a sept fois la longueur de l'individu, que les purgatifs produisent leur action. Ils irritent ces parties comme le tabac irrite les fosses nasales et la bouche. Avez-vous remarqué qu'un homme ait moins mouché et moins craché depuis qu'il a adopté l'usage du tabac en poudre ou en fumée? N'arrive-t-il pas au contraire que l'on mouche et que l'on salive d'autant plus, que l'on fait un plus fréquent usage de ce végétal? Eh bien! la même chose a lieu dans le canal de la digestion : plus on se purge, plus l'on a besoin d'être purgé, et la stimulation du purgatif devient bientôt un besoin comme celui du tabac. Cela va bien tant que l'organe digestif n'est pas très malade ; mais, si quelque partie de son long trajet vient à être frappée d'inflammation, le purgatif devient nuisible, comme le tabac dans les inflammations de la bouche et du nez. N'avez-vous pas remarqué que les fumeurs et les priseurs suspendent leurs habitudes lorsqu'ils ont un mal de gorge, ou cette inflammation des fosses nasales que nous appelons *coriza*, surtout lorsqu'elle est portée à un haut degré? Eh bien! faites l'application de cette observation, qui doit vous être familière, au canal digestif; vous en tirerez la conclusion toute naturelle, que les purgatifs ne conviennent point aux personnes qui ont de la douleur, de l'inflammation, en un mot, une irritation dans cet organe.

LE SAVANT.

Mais la parité est-elle bien exacte ? j'ai de la peine à le croire, car j'ai vu bien souvent les maux d'estomac et les coliques être enlevés, sans retour, par les purgatifs.

LE JEUNE MÉDECIN.

La parité est exacte dans les deux cas que je compare ; et si vous avez vu les irritations du canal digestif être enlevées sans retour par des purgatifs, c'est quand elles étaient légères, ou qu'elles tenaient à une cause accidentelle et passagère, comme une mauvaise digestion, une plénitude d'excréments ; mais lorsque ces irritations sont très fortes ou habituelles, il n'en est plus ainsi. Dans le premier de ces deux cas, les purgatifs l'exaspèrent, et, de chronique, l'inflammation devient aiguë, ce qui produit les fièvres dont nous avons déjà parlé ; dans le second, les purgatifs ne font que pallier la maladie. Elle revient, les purgatifs reparaissent aussi ; mais au bout d'un certain temps, ces médicaments, ayant augmenté l'étendue et la gravité de l'irritation du tube digestif, ne peuvent même plus procurer un instant de soulagement, il faut y renoncer : c'est alors que l'apoplexie , l'hypocondrie , les vomissements opiniâtres, sont imminents; et trop heureux le malade qui échappe à ces accidents, s'il guérit après des années de régime ; car souvent le squirrhe de l'estomac, des intestins, la consomption ou l'hydropisie , en sont la suite.

LE SAVANT.

Vous m'effrayez. Je crois entendre le personnage de Molière.....

LE JEUNE MÉDECIN.

La différence est pourtant grande entre nous; car M. Diafoirus n'articulait ces menaces que pour déterminer ses clients à prendre des purgatifs , tandis que je les répète afin d'empêcher l'abus de ces médicaments.

LE SAVANT.

Vous avez toujours raison..... Mais dites-moi, je vous prie, comment se forme l'apoplexie, puisque vous ne l'attribuez pas à l'abondance du sang.

LE JEUNE MÉDECIN.

La pléthore, ou surabondance du sang, ne produit jamais seule l'apoplexie. Quand le sang est en excès, il s'accumule sur les organes les plus irrités ; mais il ne se porte point de lui-même vers le cerveau. On voit une foule de personnes qui ont de l'embonpoint, le col court, la face colorée, et qui parcourent une longue carrière sans éprouver d'apoplexie. Cette maladie est toujours le produit d'une irritation du cerveau ; elle en est le dernier degré. Vous savez que ce viscère est toujours en action. Indépendamment des coups, des chutes qui peuvent porter sur le crâne, des érysipèles de la tête, des coups de soleil, et de toutes les causes locales qui peuvent exalter son action, le cerveau agit beaucoup pour l'exercice de la pensée ; il supporte nécessairement une très vive irritation dans l'étude des sciences abstraites, l'exercice de la mémoire, le transport des violentes passions, de quelque nature qu'elles soient ; mais, de plus, il est sujet à recevoir une influence très active de la part des organes qui sont en proie à l'inflammation ; et celui qui agit sur lui avec le plus d'énergie, c'est l'estomac. Quelle que soit la cause qui détermine de l'irritation dans le cerveau, s'il la supporte long-temps, et à un très haut degré, il s'échauffe, il éprouve cette accumulation de sang que nous appelons *congestion*, et finit par une désorganisation qui produit l'apoplexie. Cette désorganisation, toujours dépendante du même phénomène, l'irritation, est susceptible de plusieurs variétés. Souvent la congestion est suivie tout-à-coup de la rupture des vaisseaux, sans phlegmasie antécédente; c'est le cas des apoplexies occasionées par les coups, les chutes, les accès de fureur et autres causes violentes; quelquefois c'est une inflammation des membranes qui enveloppent le cerveau et pénètrent dans ses anfractuosités; elle produit un épanchement de sang ou de sérosité qui le comprime à la longue et abolit ses fonctions, en tout ou en partie; d'autres fois l'irritation, agissant sur un point de la substance pulpeuse de ce viscère, que nous nommons aussi *encéphale*, y occasione une inflammation qui le gonfle, le durcit, pour le ramollir ensuite, en le réduisant en pus, ou qui l'inonde d'un épanchement de sang plus ou moins considérable, dont le résultat est toujours la perte de connaissance et les symptômes de l'apoplexie.

Après ces explications il vous sera facile de comprendre que pour prévenir et guérir l'apoplexie, il y a deux choses à faire : la première, d'empêcher ou de guérir l'irritation propre du cerveau par les saignées et l'éloignement des travaux intellectuels et des passions ; la seconde, de combattre l'irritation des autres organes, soit internes, soit externes, qui entretient celle du cerveau, ou qui pourrait la reproduire en cas qu'elle eût cessé. Il est donc fort important de ne jamais laisser subsister les phlegmasies des organes digestifs chez les personnes qui ont déjà souffert des maux de tête, des étourdissements, et qui, d'ailleurs, sont sanguines.

LE SAVANT.

Mais les vomitifs, les vésicatoires, vous n'en parlez donc point ?

LE JEUNE MÉDECIN.

Les vomitifs sont beaucoup plus nuisibles qu'utiles. Les efforts qu'ils occasionent accumulent le sang dans le cerveau, et aggravent les accidents. Ils ne peuvent guérir que par la révulsion, dans les apoplexies légères; mais qui oserait compter sur un pareil résultat, après avoir constaté si souvent les mauvais effets de ces moyens, dans les cas les moins graves ?

Les vésicatoires ne conviennent point dans les premiers moments : leur action révulsive est trop lente ; ils ne peuvent être utiles qu'après les saignées abondantes. Celles-ci doivent être d'abord générales. La saignée du bras est avantageuse, mais on préfère celle de la jugulaire ou de l'artère temporale : celle du pied, assez profitable aux personnes qui ne sont que menacées, n'agit pas d'une manière assez directe quand la maladie est déclarée. Aux saignées des gros vaisseaux, on doit faire succéder l'application des sangsues au cou ; l'écoulement qui en résulte agit d'une manière prolongée qui empêche la récidive. A la suite de ces moyens viennent les bains de pieds irritants, et l'application de la glace sur la tête. Enfin, les vésicatoires trouvent leur place pour entretenir un point de révulsion permanent, qui détourne du cerveau l'irritation qui pourrait renouveler la congestion. Durant cet intervalle, la nature travaille au rétablissement de la désorganisation qui s'est faite dans l'encéphale.

LE SAVANT.

Vous ne redoutez donc point l'affaiblissement qui doit résulter d'un si grand nombre de saignées ?

LE JEUNE MÉDECIN.

L'affaiblissement n'est rien, si les organes

digestifs ont été ménagés, parceque la nutrition répare les pertes aussitôt que l'on reprend l'usage des aliments; mais si l'on a émétisé les patients, si on leur a prodigué les sels purgatifs, les pilules drastiques, les boissons stimulantes, comme l'infusion d'arnica, spécifique ridicule beaucoup trop usité en cas pareils; si on les a tourmentés par les lavements avec le vin émétique trouble, on les verra inappétents, languissants, paralytiques, dans la convalescence. Il sera très difficile de rétablir la digestion : ils resteront stupides, cacochymes, et périront inévitablement dans une récidive. Je vous ai déjà dit que la gastrite pouvait déterminer les attaques d'apoplexie; vous voyez donc qu'après avoir détruit la congestion cérébrale, le point le plus important, dans le traitement préservatif comme dans le curatif, est de guérir ou de prévenir les inflammations chroniques des organes de la digestion.

LE SAVANT.

Vous me parlez toujours de ces inflammations chroniques du canal disgestif; il me semble qu'il n'est nullement question de ces maladies dans les auteurs que j'ai lus.

LE JEUNE MÉDECIN.

Je le crois bien, monsieur : on ne les avait jamais connues avant notre époque ; mais si vous aviez pris lecture de l'ouvrage dont je vous ai parlé (l'*Histoire des phlegmasies chroniques*), vous en auriez une idée, et ce serait, pour vous, pour votre famille et pour vos amis, un très grand avantage.

LE SAVANT.

Comment cela?

LE JEUNE MÉDECIN.

C'est que ces maladies sont très communes; que personne, avant l'ouvrage que je vous cite, n'en avait une idée claire, et qu'on les exaspérait tous les jours, en voulant les guérir.

LE SAVANT.

N'abuserais-je point de votre patience, en vous priant de me les faire connaître?

LE JEUNE MÉDECIN.

Bien loin de là, monsieur; c'est moi qui crains de fatiguer la vôtre en vous parlant si longuement de la médecine.

LE SAVANT.

N'ayez pas cette appréhension ; je vous ai déjà dit que j'aimais cette science. A mon âge, on commence à s'occuper sérieusement de sa santé. D'ailleurs, je suis père de famille, et par conséquent intéressé à faire choix d'un bon médecin. J'ai bien souvent eu lieu de me plaindre du mien, et c'est un des principaux motifs qui m'ont porté à la lecture des livres qui traitent de l'art de guérir. Parlez donc, et voyons ce que c'est que la gastrite chronique.

LE JEUNE MÉDECIN.

Nous nous en occuperons , puisque vous le voulez, dans un prochain entretien.

CINQUIÈME DIALOGUE.

LE SAVANT.

J'ai souvent entendu prononcer dans la société le mot de gastrite chronique , depuis que la doctrine physiologique est en crédit ; mais mon médecin m'assurait que cette maladie n'était qu'une chimère , et je n'ai fait aucune recherche à ce sujet.

LE JEUNE MÉDECIN.

Vous auriez perdu votre peine. Nous connaissons, depuis les travaux du fondateur de la médecine physiologique, les gastrites et les entérites chroniques , dont je vous ai signalé une légère nuance en parlant des infirmités qui précèdent et préparent souvent l'apoplexie. Je vais vous les représenter dans des degrés mieux exprimés.

Celui qui digère avec difficulté , quoiqu'il ait encore assez d'appétit , ou même qu'il en ressente plus qu'à l'ordinaire ; qui éprouve des ardeurs à la région de l'estomac , des renvois , des éructations , des vents ; qui sent des feux lui monter au visage, ou qui se plaint de maux de tête , deux ou trois heures après avoir pris ses repas ; qui ressent à la même époque des douleurs plus ou moins poignantes au creux de l'estomac et sous les fausses côtes , de l'un ou de l'autre côté , lieux que nous appelons les *hypocondres* ; qui accuse souvent alors un feu intérieur, un sentiment de fatigue, et même un léger mouvement de fièvre , est attaqué d'une gastrite chronique. Je dirai plus : presque tous ceux qui ont de la peine à digérer, dont l'estomac , autrefois très énergique , devient capricieux et ne supporte plus que certains aliments ; ceux qui sont obligés de penser continuellement à leur estomac ; ceux qui ne peuvent supporter la faim sans y éprouver, contre l'habitude , de vives douleurs ; ceux qui ont besoin de se promener, de boire, pour opérer leur digestion ; ceux qui passent de mauvaises nuits avec des rêves pénibles et qui se réveillent la bouche mauvaise , les membres fatigués , la tête pesante ; presque tous ces individus, j'ose vous le répéter, sont attaqués d'une gastrite chronique.

LE SAVANT.

Cette maladie est donc une des plus fréquentes qui existent ; car je connais peu de personnes qui n'éprouvent quelques uns des désagréments que vous indiquez. Sont-ce là les seuls indices de cette affection ?

LE JEUNE MÉDECIN.

Si on examine ces malades avec attention, on leur trouve ordinairement la langue rouge, ou blanche avec des taches écarlates et de grosses papilles colorées vers sa base ; des maux de gorge, des chaleurs et des sécheresses de gosier ; les conjonctives, ou le blanc des yeux, ternes et légèrement rougeâtres ; les joues teintes d'une nuance de gros rouge et quelquefois maculées et livides ; les lèvres desséchées, avec une teinte de feu à l'intérieur et sur les gencives. Ils se plaignent d'avoir perdu leurs forces, de ne plus supporter la fatigue ni le travail intellectuel ; ils ont de l'aversion pour les choses qu'ils aimaient ; de la tristesse, de l'humeur ; ils ne peuvent se défendre de funestes pressentiments, et souvent sont tourmentés par le désir du suicide : leur embonpoint, assez long-temps compatible avec cet état, diminue à la fin ; ils perdent l'appétit, et ils sont menacés de la consomption ou exposés à tomber dans une fièvre violente qui, trop souvent, prend les caractères de celles dont nous nous sommes entretenus.

LE SAVANT.

Qu'entends-je ! Voilà le tableau d'une maladie dont ma femme a été tourmentée pendant plus de cinq ans. Continuez, je vous prie.

LE JEUNE MÉDECIN.

Celui qui sent de l'ardeur dans le milieu du ventre, autour de l'ombilic, ou une douleur constante plus ou moins vive, et propagée souvent à l'épaule, dans l'un des deux hypocondres ; qui ressent de petites coliques sourdes, du malaise, ou même seulement une démangeaison incommode, ou des espèces de piqûres, tantôt dans un point du ventre et tantôt dans un autre ; qui est tourmenté par des vents qui distendent douloureusement ses intestins, et ne sortent qu'avec beaucoup de difficultés ; qui est habituellement constipé, mais qui rend quelquefois, par une espèce de diarrhée précédée de longues et fortes tranchées, des glaires diffluentes ou concrètes, comme des espèces de membranes, celui-là est attaqué d'une inflammation lente des petits intestins, ou intestins grêles; maladie que nous appelons *entérite chronique*. S'il conserve de l'appétit, et si la première digestion se fait sans douleur, la maladie est simple; si les signes de la gastrite chronique sont associés à ceux de l'entérite, ces deux maladies se compliquent; et il est bon que vous sachiez que l'une produit l'autre, et qu'elles peuvent amener les fièvres aiguës, la consomption, ou l'hydropisie.

LE SAVANT.

Je me rappelle avoir observé tous les symptômes que vous venez d'énumérer sur l'enfant d'un de mes amis, âgé de six ans. Il mourut en consomption, avec une fièvre longue et violente, ayant le ventre tendu, rempli de tumeurs dures, et enfin d'eau. Cependant il conserva jusqu'à la fin un très grand appétit. Les médecins déclarèrent qu'il avait succombé au carreau, maladie qu'ils attribuaient à l'engorgement des glandes du mésentère.

LE JEUNE MÉDECIN.

C'est bien cela. La surface interne des intestins rougit, devient sensible, s'enflamme; et les glandes des environs se gonflent, comme vous les avez vues se tuméfier dans les maux de gorge: c'est ce qui constitue le *carreau* des auteurs, maladie qui attaque aussi bien des adultes que les enfants.

LE SAVANT.

Cette maladie ne commence donc pas par l'obstruction des glandes, comme l'assurent les anciens médecins.

LE JEUNE MÉDECIN.

Non, monsieur; ils ont pris ici l'effet pour la cause, comme dans la phthisie pulmonaire, parcequ'ils ne connaissent pas les signes de l'inflammation de la surface interne du canal intestinal.

LE SAVANT.

Voilà donc ce qu'on appelle *obstruction du bas-ventre* ou *du mésentère*.

LE JEUNE MÉDECIN.

Sans contredit; mais ce ne sont pas là les

seules obstructions chroniques que produise l'inflammation du canal digestif. Dans celle de l'estomac, la membrane qui tapisse son intérieur venant à s'ulcérer, les parois de cette espèce de sac s'épaississent, deviennent dures, et c'est ce qui constitue le *squirrhe* et le *cancer* de ce viscère. Lorsqu'il est placé à l'ouverture qu'on nomme *pylore* ou portier, par où les aliments doivent passer dans les intestins, il s'oppose à leur progression et produit des vomissements incurables. Quand il occupe d'autres régions de l'estomac, le malade peut vivre plus long-temps, mais il souffre beaucoup, et finit toujours par périr dans un état de consomption. Si l'inflammation règne pendant long-temps dans l'intestin supérieur que l'on appelle *duodenum*, ou un peu plus avant dans les grêles, le foie partage leur maladie; il se gonfle, devient douloureux, et c'est ce que l'on nomme *obstruction du foie*.

LE SAVANT.

Et vous voulez me faire croire que des maladies aussi évidentes, aussi palpables, étaient ignorées des anciens.

LE JEUNE MÉDECIN.

Les symptômes et les désordres étaient connus ; mais ils étaient mal appréciés. Le gonflement des glandes du mésentère, celui du foie, étaient attribués à la viscosité de la lymphe, à la difficulté de son passage à travers ces tissus ; et l'on croyait y remédier en donnant des stimulants sous le titre spécieux d'*apéritifs,* de *fondants,* de *désobstruants.* Ils étaient destinés à résoudre ces engorgements ; mais, au lieu de remplir les intentions des médecins, ils produisaient un effet tout contraire, parcequ'en augmentant l'inflammation de la surface interne de l'estomac et des intestins, ils ajoutaient à la cause qui avait occasioné ce que l'on appelait les obstructions ; et cette double exaspération amenait plus promptement la destruction des viscères et celle de l'individu.

LE SAVANT.

Est-il possible, grand Dieu ! que de telles erreurs aient été commises par Hippocrate, par Galien, et par tous les grands hommes qui ont illustré l'art de guérir, depuis la renaissance des lettres jusqu'à nos jours ? S'il en était ainsi, la médecine n'aurait jamais été une véritable science, mais un amas confus de pratiques plus ou moins ridicules et nuisibles.

LE JEUNE MÉDECIN.

Si l'énormité du cas le rend difficile à croire, elle ne le rend pas impossible. Plus tard je vous ferai connaître la cause de toutes ces erreurs ; mais je dois compléter l'histoire des phlegmasies chroniques du canal digestif.

LE SAVANT.

Je le veux bien ; mais je dois vous prévenir que l'épouvantable accusation que vous venez de porter contre l'ancienne médecine me rendra très difficile sur les preuves.

LE JEUNE MÉDECIN.

Elles résulteront, monsieur, des succès du traitement préservatif : car vous ne vous attendez pas, je l'espère, que je vous donne les moyens de guérir d'aussi affreuses désorganisations que celles dont je viens de vous offrir le tableau.

LE SAVANT.

Non, sans doute. Le public se berce de l'illusion que l'on pourra lui faire fondre les squirrhes qu'il a dans les entrailles ; mais si l'on ne réussit pas à les résoudre à l'extérieur du corps, comment y parviendrait-on quand ils sont placés dans les organes intérieurs? Il reste donc les opérations chirurgicales. Je conçois bien que l'on puisse délivrer un malade affecté d'une grosse masse cancéreuse, ulcérée, suppurante, gangrénée même, à l'extérieur du corps, en le débarrassant de ces dangereux fardeaux par le fer ou par le feu; mais comment aller couper ou brûler l'estomac, les intestins, le foie, quand ils sont arrivés au même degré d'altération? On peut vivre sans un bras, sans un sein, sans un œil; mais on n'existerait pas avec un viscère amputé ou cauterisé. Je serai satisfait si vous avez, pour prévenir ces horribles désorganisations, des moyens plus efficaces que ceux qui ont été employés jusqu'à nos jours.

LE JEUNE MÉDECIN.

Nous les trouverons, monsieur, dans les antiphlogistiques : à celui qui aura la gastrite chronique, nous prescrirons des saignées sur la région de l'estomac, de l'eau ou des tisanes rafraîchissantes pour boisson ; nous écarterons avec soin tous les médicaments appelés *stomachiques, toniques, digestifs, corroborants.* Nous le priverons d'aliments pendant un temps plus ou moins long, s'il y a de la fièvre, si les digestions sont trop douloureuses ou s'il a des vomissements ; ensuite nous chercherons à lui rendre ses forces, sans exaspérer l'inflammation, par les aliments les plus doux, tels que le lait, les farineux les plus légers, les légumes tendres, les viandes blanches, et nous le reconduirons par degrés à son régime habituel.

LE SAVANT.

Arrêtez !... vous venez presque de faire ma conquête. Ma malheureuse épouse fut long-temps tourmentée par les amers, les toniques, le vin, le quinquina, les viandes les plus fortes, et les eaux minérales. Sa maigreur était extrême ; elle souffrait dans toutes les parties sensibles de son corps ; elle vomissait, sans exception, tout ce qui entrait dans son estomac. Je la croyais sans espoir, lorsqu'elle me fut rendue par un nouvel accident que je pensais devoir lui porter le dernier coup. Ma femme, dont vous connaissez l'inaltérable douceur, devint tout-à-coup irascible, furieuse, et parut perdre la raison. Dans son délire, elle manifesta une aversion insurmontable pour les médecins et pour leurs drogues ; elle fit plus, elle repoussa son mari, ses enfants, tout ce qu'elle avait de plus cher, déclara qu'elle était morte et qu'elle ne devait plus prendre aucune nourriture. Trois jours entiers se passèrent sans qu'elle voulût consentir à avaler quoi que ce fût. Les vomissements cessèrent, mais une soif dévorante la tourmentait; elle consentit à boire de l'eau ; et, pendant plus de vingt jours, elle refusa toute autre chose. Elle passait les journées, immobile, taciturne, dans l'obscurité, affectant l'attitude d'une personne ensevelie, et repoussant tous les siens, excepté une de ses filles. Je voulus substituer, à l'instigation des médecins, du lait ou du bouillon à son breuvage de prédilection ; cette supercherie alluma sa fureur, et, dès cet instant même, elle ne consentit plus à recevoir de l'eau que des mains de sa fille, qu'elle regardait comme incapable de la tromper. Sa faiblesse devint excessive, et je la croyais agonisante, lorsqu'elle recouvra la raison. Nous lui offrîmes des aliments; elle n'accepta que du lait, et s'en trouva si bien, qu'elle ne vécut, pendant trois mois, qu'avec ce liquide, suppliant instamment, mais avec sa douceur accoutumée, qu'on ne lui fît point éprouver de contrariété. J'avais rangé ce fait au nombre des cas rares, inexplicables, qui ne prouvent rien ; mais je vois qu'il se rattache à votre théorie ; et si le reste y correspond, je serai bientôt des vôtres.

LE JEUNE MÉDECIN.

Cette guérison, qui vous paraît si singulière, monsieur, est loin d'être sans exemples. Un général romain, sur le point de périr par les progrès d'une hydropisie, se guérit en prenant la résolution de se laisser mourir de faim. Les médecins ont eu souvent la douleur de voir guérir des malades qu'ils avaient abandonnés, par des bonnes femmes qui ne leur faisaient prendre que des boissons aqueuses et insignifiantes. Une, entre autres, opérait, à ma connaissance, des guérisons prodigieuses dans les maladies chroniques du canal digestif, en nourrissant ses malades avec un peu de pain trempé dans de l'eau pure ; mais elle y ajoutait un grand nombre de lavements dont elle aurait fort bien pu se passer. Beaucoup d'infortunés, épuisés par la gastrite, ont trouvé leur guérison en se bornant au lait de femme ou à tel autre, pour toute nourriture ; mais le lait ne convient pas à tous les estomacs. Les cas de ce genre n'étaient point ignorés des médecins, mais ils faisaient comme vous : ils n'en tiraient aucune conséquence, et continuaient à empoisonner les malades avec leurs drogues. Le même fait existait par rapport à la fièvre jaune. Bien qu'ils sussent que les mulâtresses étaient dans l'usage de guérir cette maladie avec la limonade administrée en boissons, en lavements, et les frictions sur tout le corps avec les tranches de citron, les médecins ne cessaient point de les gorger de quinquina et de boissons spiritueuses. Aujourd'hui tout est bien changé : il n'est aucune guérison de charlatans, de bonnes femmes, de méges, tant extraordinaire puisse-t-elle paraître, sans excepter celles naguère si renommées du curé de Vauchassis, qui ne se rattache aux principes de la doctrine physiologique. Mais ce n'est pas le temps de vous expliquer tout cela, et je vais me hâter de terminer ce que j'ai à vous dire sur le traitement des inflammations chroniques du canal digestif.

LE SAVANT.

Un instant, je vous prie : dites-moi, si vous le pouvez, pourquoi ma femme fut d'abord soulagée par les toniques, pourquoi elle est devenue folle, et pourquoi sa gastrite chronique n'a pas produit de squirrhe au pylore ou à toute autre région de l'estomac.

LE JEUNE MÉDECIN.

Ma réponse sera la continuation du sujet qui m'occupe. Dans le commencement des irritations chroniques de l'estomac qui ne sont pas élevées au degré de l'inflammation , l'estomac n'a pas perdu son aptitude à être agréablement affecté par les aliments, par les toniques, et à opérer la digestion. Il ne s'échauffe de manière à devenir douloureux que sur la fin de la digestion , deux ou trois heures après le repas ; mais il se refroidit après cette opération terminée. Si , à cette époque , on donne des stimulants , comme des vins forts , des viandes succulentes , l'estomac les accueille bien , et l'impression qu'il en reçoit diminue momentanément sa souffrance : les douleurs qu'on y ressent sont dissimulées, pendant quelque temps, par un sentiment de force et de bien-être ; mais au bout de ce temps , l'irritation ayant pris un nouvel accroissement , cet organe refuse tout aliment, les douleurs augmentent, et le malade commence à dépérir. Les vomitifs , les purgatifs, les eaux minérales, suspendent aussi pour quelque temps la souffrance de ce viscère , en évacuant directement ou en portant à la peau les humeurs que l'irritation avait accumulées dans

son intérieur : mais ils agissent comme les toniques ; ils augmentent à la fin cette irritation
qu'ils avaient calmée ; elle s'élève au degré de
l'inflammation, et la digestion est tout-à-fait
arrêtée.

Les suspensions de la souffrance de l'estomac
sont encore assez faciles à produire, quand
il n'est irrité que dans un point de son étendue ;
car la partie saine, agréablement affectée par les
stimulants, cause une sensation de plaisir qui
fait oublier la douleur de l'endroit malade.
Toutefois, celui-ci devient bientôt plus sensible : il s'enflamme davantage ; l'irritation se
communique au reste, et l'on arrive au résultat
que je viens de vous énoncer. Telles sont les
raisons pour lesquelles les fortifiants produisent
un soulagement momentané.

L'aliénation mentale dépend de l'influence
de l'estomac irrité sur le cerveau. Tous ceux
qui ont habituellement l'estomac souffrant ont,
au bout d'un certain temps, la raison plus ou
moins dérangée ; ils sont inquiets et se figurent
éprouver une foule de maladies : on les appelle
hypocondriaques. Il n'y a qu'un degré de cet
état à celui de la folie, et madame votre
épouse l'avait franchi ; mais cette espèce de
folie se guérit avec la cause qui l'a produite.

Quant aux affections squirrheuses, l'inflammation chronique de l'estomac ne les provoque que par son extrême prolongation, et plus facilement chez les sujets lymphatiques que chez les autres ; mais nous avons des faits qui nous donnent l'assurance qu'à force de persévérer dans le régime adoucissant on vient à bout des squirrhes et même des cancers ulcérés de l'intérieur, pourvu que le désordre soit peu profond, et ne se soit pas communiqué à un trop grand nombre d'organes.

LE SAVANT.

Voilà des choses vraiment curieuses, et dont je n'avais nulle idée. La crainte des fièvres malignes, celle du cancer et de la phthisie pulmonaire, m'assiégeaient sans relâche. Je me figurais que ces maladies pouvaient fondre tout-à-coup, comme un oiseau de rapine, sur un malheureux, malgré les saignées de précaution, les cautères, les médecines et le régime le plus austère : j'ignorais que ces maladies n'étaient que les résultats d'inflammations négligées, et qu'on avait presque toujours le temps de s'en préserver.

LE JEUNE MÉDECIN.

Rien n'est plus vrai cependant. Mais per-

mettez que je vous entretienne de la dyssenterie ; car elle fait naturellement suite à la gastrite et à l'entérite.

LE SAVANT.

Mais vous n'avez rien dit du traitement de
cette dernière.

LE JEUNE MÉDECIN.

C'est qu'il ne diffère de celui de la gastrite
qu'en ce que les applications de sangsues doivent être faites sur la région du bas-ventre où
se fait sentir la douleur ou la chaleur. Du reste,
le régime est absolument le même : les malades
digèrent mieux à la vérité que dans la gastrite ;
mais si l'on satisfait leur appétit, le produit de
la digestion, arrivé sur la surface enflammée
et ulcérée des intestins, renouvelle les accidents et empêche la guérison. Il peut même en
résulter une gastrite consécutive, qui augmente
infiniment les difficultés de la guérison. Le
traitement des inflammations des intestins
grêles ne diffère donc pas de celui des inflammations de l'estomac. Dans l'une comme dans
l'autre, il faut souvent une persévérance de plusieurs années ; car les maladies sont sujettes à
récidiver lorsque l'on revient trop tôt aux ali-

ments irritants, tels que la viande de mouton, celle de bœuf, le gibier, les pâtisseries, les salaisons, les ragoûts, tous les mets épicés et les liqueurs fermentées. Il faut donc encourager ces sortes de malades, leur persuader que la constance les fera triompher de tous les obstacles. Ils s'accoutument au régime adoucissant, ils le supportent bien ; ils y trouvent assez de nourriture pour entretenir leur embonpoint ; car les substances farineuses, telles que le pain, le riz, le vermicelle, la semoule, le tapioca, le sagou, le salep, et les viandes blanches, comme celles de poulet, de veau, d'agneau, des poissons, contiennent une très grande quantité de matière alibile.

On permet des légumes tendres à ces malades, lorsqu'ils ont l'estomac chaud et qu'ils ne sont sujets ni aux vents, ni à la diarrhée ; dans ces cas, les fruits fondants leur sont encore plus profitables ; mais le lait ne doit jamais être prescrit qu'à ceux dont l'estomac le digère sans difficulté. Un exercice modéré, au grand air, leur est fort avantageux. Plusieurs d'entre eux ne peuvent digérer qu'à la campagne ; l'air des grandes villes développe dans l'estomac de ces malades une irritation qui leur enlève l'appétit et la force assimilatrice.

Toutefois, les médecins doivent être avertis que les exercices violents, les courses longues, l'équitation sur un cheval dont le trot est dur, leur communiquent des secousses qui exaspèrent la sensibilité de leur estomac.

Les personnes attaquées de la gastrite et de l'entérite chroniques doivent s'abstenir de tout médicament : les eaux minérales, qu'on leur prescrit ordinairement, ne les soulagent que lorsque la maladie est légère et partielle ; elles opèrent par révulsion, en excitant les urines, les sueurs, les selles ou les hémorragies ; mais, dans le plus grand nombre des cas, elles ne leur procurent qu'une guérison palliative, et, après un certain nombre de rechutes, ces personnes ne peuvent plus les supporter. On préfère les eaux légèrement salines, et surtout les gazeuses ; les sulfureuses exaspèrent ordinairement les phlegmasies chroniques du canal digestif. L'air des montagnes, la promenade et la distraction sont souvent plus utiles que les eaux mêmes. Les boissons qui conviennent à ces sortes de maladies sont les limonades légères pour ceux qui ont de la chaleur dans les voies gastriques ; ceux qui ne les supportent pas se trouvent bien de l'eau sucrée, de la décoction du chiendent, de l'infusion de réglisse, et des autres préparations de même vertu. L'eau pure est quelquefois le meilleur de tous les remèdes ; vous savez l'avantage qu'en a retiré madame votre épouse. Dans les gastrites chroniques du plus haut degré de sensibilité, on se trouve bien de réduire les malades à ce seul breuvage, et de les y laisser, si l'on remarque que les forces se conservent et se rétablissent, jusqu'à ce que l'appétence pour les aliments gélatineux, féculents et lactés soit bien prononcée. Du reste, il n'appartient qu'à un habile médecin physiologiste de déterminer les cas où chacun des moyens que je viens de vous indiquer doit être admis préférablement à tout autre. Je n'ai donc prétendu que vous tracer le plan général du traitement des phlegmasies chroniques du canal digestif.

LE SAVANT.

Je vous remercie de tous ces détails. Parlez-moi maintenant de la dyssenterie : c'est un des fléaux de l'espèce humaine. Elle fait chaque année de grands ravages dans les campagnes, vers la saison de l'automne ; elle désole les villes assiégées, et dépeuple tous les pays dans les années de disette : on assure même que, dans les expéditions que nous avons faites en

Italie et en Égypte, cette maladie a enlevé plus de soldats à nos drapeaux que le fer et le feu de l'ennemi. Je suis curieux de savoir ce que vous en pensez.

LE JEUNE MÉDECIN.

Les dyssenteries, monsieur, quelles que soient les différences que l'on croit voir entre elles, ne sont que l'inflammation de la dernière portion du canal intestinal, qui sert, pendant quelque temps, de dépôt aux matières fécales. Leur nature était bien connue des médecins, puisque M. Pinel les avait considérées comme des phlegmasies muqueuses ; mais le traitement qu'on leur appliquait était mauvais. Le fondateur de la médecine physiologique l'a réduit à un petit nombre de principes invariables ; et la dyssenterie, ce fléau jadis si redoutable, est aujourd'hui la maladie la plus bénigne et la plus facile à guérir.

LE SAVANT.

Est-il possible ! Votre maître aurait-il fait plus que Zimmermann, qui est, je crois, l'auteur classique sur la dyssenterie ?

LE JEUNE MÉDECIN.

Oui, monsieur, et l'ouvrage de Zimmermann n'est plus qu'un livre suranné. Nous arrêtons, en vingt-quatre heures, la dyssenterie avec des sangsues appliquées à l'anus, et quelquefois sur le bas-ventre, avec la diète et avec de l'eau de riz gommée pour toute boisson.

LE SAVANT.

Vous ne me faites donc pas vomir avec l'ipécacuanha; vous ne purgez donc pas, pour évacuer le foyer de putridité qui remplit les premières voies?

LE JEUNE MÉDECIN.

Si quelques malades peu affectés sont guéris par cette méthode, la plupart s'en trouvent très mal; tandis que notre traitement ne comporte aucun danger et réussit constamment.

LE SAVANT.

Et les toniques, et les astringents, si nécessaires pour resserrer le ventre? après avoir calmé l'inflammation, vous n'en faites donc aucun cas?

LE JEUNE MÉDECIN.

Nous avons recours à l'opium si la diarrhée

persiste ; mais le plus souvent ce secours n'est pas nécessaire. Un peu de riz, quelques fécules et de légères doses de vin, lorsque l'inflammation est calmée, suffisent presque toujours pour terminer la cure.

LE SAVANT.

Et ces diarrhées qui épuisent les malades, sont-elles aussi inflammatoires ?

LE JEUNE MÉDECIN.

Sans doute, monsieur ; leur traitement ne diffère en rien du précédent, et les succès sont les mêmes.

LE SAVANT.

Si j'étais bien convaincu de ce que vous me dites là, j'aurais une haute idée de votre doctrine. Avoir fait de la dyssenterie une maladie simple et facile à guérir, ce serait être le bienfaiteur de l'humanité, et j'excuserais votre enthousiasme pour le nouveau professeur que vous avez adopté ; mais je suis difficile à contenter. J'ai lu dans Zimmermann que la fièvre putride accompagnait souvent la dyssenterie, et qu'elles dépendaient l'une et l'autre d'un foyer de corruption résidant dans les premières voies : de là l'utilité des purgatifs dans les deux maladies.—Est-ce que vous n'avez, pour opposer à cette complication, que les sangsues à l'anus et la tisane de riz?

LE JEUNE MÉDECIN.

La fièvre putride, comme toutes les fièvres essentielles des auteurs, est l'inflammation de la région supérieure du canal digestif : je vous l'ai prouvé. La dyssenterie est l'inflammation de la région inférieure ; daignez donc vous rappeler ce que j'ai eu l'honneur de vous dire des fièvres essentielles et de leur traitement, et vous en tirerez vous-même la conclusion que, quand l'inflammation de l'estomac se joint à celle des intestins, les saignées locales doivent être pratiquées en même temps sur l'estomac, sur le bas-ventre et à l'anus. Si l'on avait toujours suivi cette pratique, les épidémies de dyssenterie n'auraient jamais été si meurtrières ; car elles ne le deviennent que par un mauvais traitement, qui ajoute la gastrite, la gastro-entérite, et leurs suites, à l'inflammation dyssentérique que nous appelons *colite*, vu qu'elle siège dans l'intestin nommé colon.

LE SAVANT.

Me voilà satisfait sur ce point. Vous m'avez

dit comment on guérit les gastrites, les entérites et les dyssenteries; pourriez-vous bien
m'apprendre comment on s'en préserve?

LE JEUNE MÉDECIN.

Cette question est précisément celle des
causes; car on ne se préserve d'une maladie
qu'en écartant les causes qui la produisent,
et, pour les écarter il faut les connaître. Les
inflammations de la membrane interne du canal digestif dépendent presque toujours d'un
régime trop excitant.

LE SAVANT.

Oh! pour le coup, vous allez trop loin : ma
femme, chez laquelle vous avez reconnu une
gastrite, n'a jamais eu à se reprocher aucune
intempérance; elle a toujours vécu très sobrement, et c'est au moment de la santé la plus
florissante que les fonctions de l'estomac se
sont dérangées.

LE JEUNE MÉDECIN.

Mais, monsieur, si vous m'aviez laissé achever,
je vous aurais dit que les affections morales,
telles que la colère, l'inquiétude, la tristesse,
et que les variations subites de la température

atmosphérique, peuvent bien quelquefois déterminer tout-à-coup, et sans autre influence, des gastrites et des gastro-entérites aiguës ; mais ces causes ne font que préparer les chroniques. En effet, toutes ces causes ont la propriété de rendre l'estomac et les intestins beaucoup plus irritables qu'ils ne l'étaient auparavant. Or, si dans cet état, survenu tout-à-coup, on s'avise de prendre les mêmes aliments que la veille, l'estomac ne peut plus les supporter, il contracte de l'irritation ; et si l'on persévère, il passe à l'état inflammatoire : si celui-ci est aigu, une fièvre se déclare ou la dyssenterie parait ; s'il est lent et peu prononcé, vous arrivez, à la longue, aux gastrites, aux entérites et aux diarrhées chroniques. De là, la nécessité de diminuer ses aliments toutes les fois que l'on a éprouvé quelque commotion insolite, soit physique, soit morale, et d'attendre que l'on soit rétabli pour reprendre son régime accoutumé. Tel est l'art de se préserver des maladies du canal digestif.

LE SAVANT.

Je ne sais si vous avez raison ; mais je remarque en effet que très peu de personnes prennent de telles précautions.

LE JEUNE MÉDECIN.

Elles font précisément tout le contraire. L'appétit leur manque-t-il, elles cherchent à l'exciter par des aliments plus savoureux; la digestion devient-elle lente, on les voit stimuler leur estomac par de bons vins, par des élixirs, par des amers, ou se faire vomir et prendre des médecines. D'après ce que j'ai eu l'honneur de vous dire sur les principes du traitement des maladies de l'estomac et des intestins, vous devez juger qu'une telle conduite est plus propre à les provoquer qu'à les prévenir.

LE SAVANT.

Cela peut être; mais quand on se sent faible, il est tout naturel de chercher à se fortifier.

LE JEUNE MÉDECIN.

Oui, monsieur; mais on ne fortifie pas une personne malade comme une personne saine. Les toniques sont utiles à celles qui manquent du nécessaire et à quelques personnes épuisées par des évacuations, et qui sont dépourvues de sang ou naturellement lymphatiques; leur digestion peut manquer par défaut d'énergie, et les toniques la rétablissent: dans tous les autres cas, c'est l'abstinence et le repos des organes qui rendent les forces et qui arrêtent les progrès d'une maladie commençante.

LE SAVANT.

Celles des voies digestives n'ont-elles point d'autres causes?

LE JEUNE MÉDECIN.

Je vous demande bien pardon. L'état de grossesse, celui de couche, les coups, les blessures, les opérations de chirurgie, etc., etc., peuvent aussi porter l'irritation dans ces organes; mais le développement de ces causes et de quelques autres encore, dont je ne vous ai point parlé, m'entraînerait beaucoup trop loin.

LE SAVANT.

Je le conçois, et je ne vous demande pas un traité de médecine. Cependant j'aurais encore quelques doutes à vous proposer; me promettrez-vous une entrevue pour demain?

LE JEUNE MÉDECIN.

Avec plaisir, monsieur; car je vois que vos préjugés ne vous empêchent pas de goûter les vérités de notre doctrine.

SIXIÈME DIALOGUE.

LE SAVANT.

Je vous disais hier qu'il me restait quelques
doutes sur les maladies dont vous m'avez parlé.
Vous avez appelé inflammations aiguës de l'estomac et des intestins, les embarras gastriques fébriles, les dyssenteries, les fièvres bilieuses, putrides, malignes, pituiteuses, ar-
dentes, et même les pestes; vous m'avez donné
les digestions difficiles, les maux d'estomac
habituels, le fer chaud, les hypochondries, les
diarrhées, pour des inflammations lentes ou
chroniques de ces mêmes organes, toujours
en m'assurant que les auteurs qui vous ont
précédé n'ont point connu le véritable caractère de ces maladies. Cependant je me rappelle très bien avoir lu dans plusieurs ouvrages
de médecine la description de ce qu'ils appelaient les *inflammations du bas-ventre ;* or, le
bas-ventre est, en grande partie, occupé par

l'estomac et les intestins : l'inflammation de ces organes était donc connue.

LE JEUNE MÉDECIN.

Pourriez-vous vous rappeler les symptômes de ces inflammations du bas-ventre que vous avez trouvées dans les auteurs?

LE SAVANT.

Ils m'ont assez frappé pour que j'aie pu les retenir. Douleur très vive dans toute l'étendue du ventre, augmentant à la plus légère pression, vomissement, fièvre ardente ; voilà quels sont ces symptômes : et ces inflammations sont, assurent les auteurs, le plus souvent au-dessus des ressources de l'art, tandis que vous vous flattez d'arrêter vos gastrites dès les premiers jours.

LE JEUNE MÉDECIN.

La maladie que vous venez d'indiquer, monsieur, est ce que nous appelons la *péritonite*.

LE SAVANT.

Je me rappelle qu'effectivement j'ai lu ce mot dans la Nosographie de M. Pinel.

LE JEUNE MÉDECIN.

Vous auriez pu le lire dans la plupart des classificateurs de maladies ou dans les nosologistes qui l'ont précédé.

LE SAVANT.

Soit : mais en quoi cette maladie diffère-t-elle de vos gastro-entérites?

LE JEUNE MÉDECIN.

En ce que l'inflammation est placée à la surface externe du canal digestif, au lieu d'occuper sa surface interne, comme elle le fait dans la gastro-entérite.

LE SAVANT.

Comment! ces intestins, qui sont si minces, seraient susceptibles d'éprouver à l'une de leurs surfaces une inflammation que l'autre ne partagerait pas?

LE JEUNE MÉDECIN.

Oui, monsieur. L'estomac et les intestins sont suspendus dans la cavité du bas-ventre ; ils ont une surface interne, tapissée par la continuation de la membrane que vous voyez dans la bouche, et qui, après avoir parcouru toute leur lon-

gueur, se termine à l'extrémité du rectum.
C'est sur cette surface interne que sont reçus
et digérés les aliments ; c'est elle qui conserve
leur résidu jusqu'au moment de sa sortie, que
nous nommons *défécation*. La membrane qui
forme cette surface s'appelle *muqueuse*, et ce
sont les inflammations auxquelles elle est su-
jette qui composent toutes les fièvres des auteurs et les autres maladies dont je vous ai
entretenu : quant à l'autre surface, celle qui se
présente à l'œil, aussitôt qu'on vient d'ouvrir
l'abdomen d'un animal, la membrane qui la
constitue, qui est lisse, transparente, glissante,
porte le nom de *péritoine*. Elle ne se borne pas
au canal digestif ; elle recouvre le foie, la rate,
et tous les autres organes du bas-ventre, tels que
l'utérus, la vessie urinaire, et même l'intérieur
des parois musculeuses du bas-ventre. L'humidité onctueuse dont cette membrane est
couverte lui donne la propriété de faciliter le
déplacement des viscères qui sont suspendus
dans la cavité de l'abdomen et soumis à des
frottements continuels. Comme elle n'est point
sensible dans l'état normal, ces frottements ne
sont pas douloureux, et nous n'en avons aucune conscience ; mais cette membrane peut
contracter l'inflammation, alors tout est chan-

gé : de lisse, mince et transparente qu'elle
était, elle devient rouge, épaisse, couverte
d'aspérités ; l'extrême sensibilité qui s'y développe fait éprouver des douleurs brûlantes,
déchirantes ou comme de torsion, ce qui
rend toute espèce de mouvement impossible.
Aussi le ventre devient immobile : la respiration ne se fait plus que par les mouvements de
la poitrine. La toux, l'éternument, sont intolérables ; la défécation ne se fait plus, et les
matières que l'on avale sont rejetées par les
vomissements avec des douleurs et une angoisse
dont ces malades seuls ont une idée. Si l'on
touche le bas-ventre, on le sent chaud, résis-
tant, contracté ; et pour peu que l'on presse,
les douleurs des malades s'accroissent beaucoup. Il est même des cas où ils ne peuvent
supporter que l'on ébranle, par la marche,
le sol de leur appartement. Ajoutez à tous
ces maux une fièvre violente, l'inquiétude,
l'insomnie la plus cruelle, des tremblements
convulsifs, et vous aurez le tableau de l'inflammation du *péritoine,* maladie beaucoup plus
rare que la gastrite et l'entérite, et qui, presque toujours, est mortelle, si l'on ne met à
profit les premières heures de l'invasion pour
détruire le mouvement inflammatoire.

LE SAVANT.

Quelles sont les causes de cette maladie?

LE JEUNE MÉDECIN.

L'impression du froid, les coups, les chutes portant sur l'abdomen, le transport d'une autre inflammation. Celle de la surface interne de l'estomac, et plus souvent celle des intestins, traverse les parois de ces organes, vient s'épanouir sur la portion du *péritoine* qui les recouvre, et se propage ensuite dans toute l'étendue de cette membrane; ce qui substitue en peu d'instants la péritonite à l'entérite. C'est par un mécanisme analogue qu'est produite la péritonite qui suit les couches. En effet, l'utérus éprouve toujours, après la délivrance, par suite du détachement du fœtus et de l'arrière-faix, une inflammation dont les lochies sont le pus naturel; mais quelquefois cette inflammation, au lieu de se borner à la membrane interne de la matrice, traverse ce viscère, et gagne la surface péritonéale. Cet accident est des plus formidables; l'homme de l'art en est averti par la douleur, l'élévation, la dureté du bas-ventre, la fièvre, la sécheresse de la peau, la suppression du lait, des lochies, de la transpiration ; et si la marche de l'inflammation n'est arrêtée, tous les autres symptômes dont je vous ai parlé ne tardent pas à caractériser la péritonite. L'inflammation, primitivement développée dans le foie, dans la rate, dans les reins, dans la vessie, peut aussi parvenir au péritoine ; mais ce mode de propagation est beaucoup moins commun que les deux précédents.

LE SAVANT.

C'est donc à la péritonite qu'il faut attribuer ces morts violentes des femmes en couche dont on entend parler à chaque instant ?

LE JEUNE MÉDECIN.

Les femmes en couche peuvent éprouver toutes les autres inflammations ; mais celle du péritoine est la plus dangereuse, et la plupart des catastrophes funestes dont vous parlez dépendent de cette cruelle affection.

LE SAVANT.

Ne serait-ce point cette maladie que les auteurs désignent par le nom de *fièvre puerpérale ?*

LE JEUNE MÉDECIN.

On a donné ce nom à toutes les maladies aiguës des nouvelles accouchées ; mais aujourd'hui la plupart des médecins qui se servent encore de cette dénomination, beaucoup trop vague, ne l'appliquent plus qu'à l'inflammation de la matrice et du péritoine.

LE SAVANT.

Plusieurs personnes attribuent les inflammations du bas-ventre, des femmes en couche, au transport de lait, ou à la suppression des lochies. Que pensez-vous de cette opinion ?

LE JEUNE MÉDECIN.

Que ces personnes ont pris l'effet pour la cause. Le lait n'est point une humeur capable de produire de l'inflammation ; le lait, d'ailleurs, n'est pas plus que la bile et les lochies un être doué de volonté, de caprices, et maître d'abandonner le sein d'une femme, pour se jeter en furieux sur son bas-ventre. Cette liqueur est travaillée par les glandes des mamelles ; mais s'il se développe quelque part, dans le péritoine par exemple, une trop vive irritation, le travail lactifique est suspendu.

Le peu qu'il y avait de lait déjà formé rentre dans le sang, d'où il ne tarde pas à sortir par la transpiration ou les urines ; et il ne s'en forme plus de nouveau jusqu'à la cessation de l'irritation perturbatrice.

Il en est ainsi des lochies. Dès qu'elles cessent d'être sanguines, elles ne sont autre chose que l'excrétion purulente de la plaie qu'a laissée le détachement du placenta et des membranes de l'enfant. Cette suppuration, qui sert en même temps à dégager l'utérus, doit diminuer, s'épaissir, et se tarir enfin, comme celle de toute plaie bien conditionnée ; mais si l'inflammation qui la fournit, au lieu d'être superficielle et de diminuer peu à peu, s'exaspère, traverse les parois de l'utérus et parvient au péritoine, l'écoulement des lochies doit s'arrêter comme la sécrétion du lait et comme toutes les autres évacuations.

LE SAVANT.

Mais qu'est-ce qui peut faire parvenir jusqu'au péritoine cette inflammation que vous dites exister dans l'utérus après les couches ?

LE JEUNE MÉDECIN.

Le froid pourrait suffire pour produire ce

transport, aussi est-il plus commun durant l'hiver ; mais bien souvent aussi la colère et autres affections morales, les forts bouillons, les aliments restaurants, le vin, et plusieurs autres préparations incendiaires, sont les causes de la péritonite puerpérale. Le lait et l'écoulement des lochies ne jouent jamais qu'un rôle passif dans cette maladie.

LE SAVANT.

Cependant on assure avoir trouvé des amas considérables de lait dans le bas-ventre des femmes mortes à la suite des couches.

LE JEUNE MÉDECIN.

Le péritoine enflammé suppure comme tous les autres tissus ; mais cette membrane est un sac sans ouverture : ainsi le pus qui s'y forme, quand l'inflammation n'a pas été enlevée, s'y accumule en très grande quantité. C'est ce pus que l'on a pris pour du lait, attendu qu'il en a souvent la consistance et la couleur. Vous sentirez le ridicule de cette opinion, quand vous saurez que les péritonites des hommes offrent ce prétendu lait aussi bien que celles des femmes ; et que, dans les deux sexes, il arrive souvent qu'au lieu d'être blanc et crémeux, le pus des péritonites est séreux, citrin, rougeâtre, sanguinolent, ou même quelquefois réduit à une concrétion membraniforme.

LE SAVANT.

Vous ne donnez donc pas d'anti-laiteux aux femmes en couche attaquées de péritonite?

LE JEUNE MÉDECIN.

Jadis on leur administrait des vomitifs et des purgatifs répétés, dans l'intention d'ouvrir une porte au lait, à la bile et aux humeurs de toute espèce que l'on se figurait en mouvement pour se précipiter sur le bas-ventre. Plusieurs médecins, sectateurs des anciens systèmes, ont encore l'habitude de les traiter ainsi; mais, éclairés par la doctrine physiologique, les bons esprits se sont aperçus que la mortalité, depuis long-temps si remarquable, des femmes en couche, était l'unique effet de cette vicieuse pratique. Que la péritonite attaque un homme, une femme ou un enfant, son traitement est toujours le même. C'est une inflammation, il faut se hâter de l'arrêter, et cela d'autant plus que le pus qu'elle produirait ne trouverait aucune issue. On y réussit en couvrant le bas-ventre de sangsues ; en retranchant toute nourriture et prohibant toute espèce de mouvement ; mais il faut pour cela être appelé le premier jour, car cette maladie est très souvent mortelle dès le troisième. Plus tard, tout espoir de succès n'est pas encore perdu, quand la péritonite est modérée, mais il est très douteux ; et lorsque l'on parvient à soustraire le malade à la mort, il lui reste souvent, dans le péritoine, une collection de pus qui exige des moyens particuliers.

Quelques médecins veulent que l'on traite la péritonite puerpérale, qui n'a pu être arrêtée par les sangsues, au moyen du calomel ou mercure doux. Il agit en purgeant et en faisant saliver. Ce moyen leur paraît le plus sûr lorsque la femme est trop faible pour supporter les saignées. Quelques succès ont pu recommander cette pratique, qui est une véritable révulsion ; mais elle ne prévient pas toujours la collection du pus dans le péritoine.

On est même quelquefois obligé de pratiquer la ponction pour diminuer la masse du liquide épanché. Ces sortes de malades peuvent guérir, après un temps fort long, lorsqu'ils sont dirigés par un médecin physiologiste ; mais s'ils sont indociles ou confiés au soin d'un bon docteur à l'antique, qui, ne songeant qu'à l'éva-cuation du liquide épanché, s'attache opiniâ-trément à les purger, à les faire suer ou à pro-voquer les urines, ils ne manquent jamais de tomber dans la langueur, de devenir complè-tement hydropiques, et terminent presque tou-jours prématurément leur carrière. Vous ju-gez, d'après cela, combien il est important de bien connaître la péritonite, et de savoir pren-dre un parti aussitôt que les premiers signes de cette inflammation se font apercevoir.

LE SAVANT.

Certes, me voilà bien pénétré de ces vérités, et je vous sais bon gré de me les avoir ap-prises ; car je vois maintenant que cette mala-die n'est nullement connue des gens du monde.

LE JEUNE MÉDECIN.

Ajoutez qu'elle ne l'est pas encore assez des médecins. Plusieurs la prennent pour une co-lique, durant les premières heures, et laissent passer le moment favorable pour l'enlever. Souvent même ils l'exaspèrent par des potions opiacées, éthérées, qu'ils appellent calmantes, et qui sont tout simplement fort irritantes;

enfin, quelques uns ne la reconnaissent que lorsqu'elle est arrivée à son plus haut degré d'intensité. D'une autre part, pour les médecins qui la connaissent, cette maladie a servi et sert encore tous les jours d'obstacle à la propagation de la doctrine physiologique, parceque plusieurs d'entre eux la prennent pour type unique des inflammations du bas-ventre, et ne veulent point en reconnaître là où ils n'en retrouvent pas les caractères. Leur dites-vous qu'un fébricitant est attaqué de gastrite ou d'entérite, ils le palpent ; et si la forte pression qu'ils lui font éprouver ne développe pas de très vives douleurs, ils vous assurent qu'il n'y a pas d'inflammation ; ils vous parlent de bile, de nerfs, de faiblesse ou de putridité, et leur traitement est fondé sur ces fausses indications. Il est donc fort important d'apprendre à toutes les personnes instruites, quels que soient leur rang et leur profession, que très souvent l'inflammation de la surface interne des organes digestifs n'est point douloureuse ; que les douleurs permanentes, augmentant à la pression, appartiennent à l'inflammation de leur surface externe ou péritonéale ; que le défaut d'appétit, la soif, l'ardeur du gosier, la chaleur âcre de la peau, les douleurs contusives des membres et le mal de tête, suffisent toujours pour constater la gastrite et l'entérite; que, pour cette double raison, il est parfaitement inutile de tourmenter ces malades en leur pétrissant le bas-ventre pour découvrir un point douloureux qui n'existe pas.

LE SAVANT.

C'est fort bien ; je me fais une idée de la manière dont vous considérez les inflammations des principaux viscères : passons aux maladies des extrémités.

Vous vous êtes engagé à me parler de la goutte : comment l'envisagez-vous ?

LE JEUNE MÉDECIN.

Je vous dirai cela dans notre prochaine entrevue.

SEPTIÈME DIALOGUE.

LE SAVANT.

Soyez le bienvenu, mon cher docteur. Vous m'avez promis de me parler aujourd'hui de la goutte; je brûle de vous entendre : car, après y avoir bien réfléchi, je ne saurais me figurer comment vous allez vous y prendre pour mettre la goutte sur la même ligne que toutes les maladies dont vous m'avez fait l'histoire.

LE JEUNE MÉDECIN.

La goutte, après avoir été considérée comme une humeur âcre, comme le résultat de la décomposition des os, comme un vent, comme une maladie nerveuse, comme une humeur crasse, épaisse, produite par la transpiration supprimée, et qui doit, pour le plus grand bien du malade, être éliminée par la voie des articulations, a définitivement été placée par les auteurs au nombre des inflammations. C'est ainsi qu'on la classait dans l'école de Paris, avant l'époque de la doctrine physiologique.

LE SAVANT.

Êtes-vous de cet avis?

LE JEUNE MÉDECIN.

Oui, monsieur.

LE SAVANT.

Dans ce cas, vous n'avez rien changé à la théorie de cette maladie.

LE JEUNE MÉDECIN.

Je vous demande pardon, monsieur. Le fondateur de la médecine physiologique a fait disparaître les inconséquences et les contradictions des auteurs qui, tout en regardant l'affection articulaire comme une phlegmasie, la traitaient comme si elle eût été d'une tout autre nature, et considéraient les accidents qui l'accompagnent comme des phénomènes nerveux, humoraux, ou comme des produits de la faiblesse.

LE SAVANT.

Je ne conçois pas ce que vous dites-là

LE JEUNE MÉDECIN.

Vous allez le concevoir : je dis qu'ils ne traitaient pas la goutte comme une inflammation, parcequ'ils ne la combattaient pas par des saignées locales assez multipliées pour la détruire entièrement. Ils voulaient qu'elle parcourût toutes ses périodes, et laissaient souffrir les malades pendant des mois et des années.

LE SAVANT.

Et d'où vient cette inconséquence ?

LE JEUNE MÉDECIN.

C'est que, tout en changeant la dénomination de la goutte, les modernes n'avaient point changé le fond de sa théorie : si la goutte n'était plus une humeur *sui generis*, au moins c'était un être particulier qui n'avait des inflammations que le titre, afin de pouvoir être admise dans un cadre nosologique, mais qui devait toujours être considérée comme un être tout particulier et traitée comme tel. En effet, les anciens disaient : La goutte est une humeur dont la nature se débarrasse par les articulations ; gardons-nous donc de troubler ce travail salutaire. Les modernes ont dit à leur tour: La goutte est une inflammation qu'il faut respecter, de peur qu'il n'arrive quelque chose de pis. Vous voyez qu'ils n'avaient fait que changer la dénomination.

LE SAVANT.

Et les accidents de la goutte?

LE JEUNE MÉDECIN.

Ces accidents sont des irritations des viscères tout-à-fait semblables à celles qui ne dépendent pas de la goutte. Ce sont des irritations et des inflammations du cerveau, des poumons, des voies gastriques, du foie, des reins, de la vessie, etc. Les anciens y voyaient le transport de l'humeur goutteuse ou le produit de la faiblesse, et prétendaient y remédier par des dépuratifs, des antispasmodiques et des toniques. Les modernes, oubliant que la goutte est une inflammation, vous disaient que ces accidents requéraient les mêmes moyens que les anciens avaient conseillés ; mais ces moyens sont tous des irritants, ils augmentaient ces maux au lieu de les diminuer: de sorte qu'après avoir traité fort mal, comme les anciens, l'inflammation articulaire, les modernes exaspéraient, ainsi qu'eux, les irritations des organes intérieurs qui accompagnent cette maladie.

LE SAVANT.

Vous voulez donc que l'on poursuive la goutte par les sangsues dans tous les lieux où elle se réfugie, et que les goutteux soient soumis au régime rafraîchissant et débilitant, comme ceux qui ont des inflammations de la tête, de la poitrine et du bas-ventre.

LE JEUNE MÉDECIN.

Oui, monsieur, nous voulons cela; et nous le faisons avec succès tous les jours de notre vie.

LE SAVANT.

Pour l'articulation, passe; mais quand la goutte se porte sur le poumon ou sur l'estomac, ne vaut-il pas mieux la rappeler aux pieds ou aux mains, par une application de moutarde, que de placer des sangsues à la poitrine ou à l'épigastre?

LE JEUNE MÉDECIN.

L'un et l'autre procédés sont alors convenables; et quand on a réussi à faire reparaître la

goutte dans son premier siége, il faut l'y attaquer jusqu'à ce que l'inflammation soit détruite, sans crainte de causer son transport à
l'intérieur : car il est bon que vous sachiez
qu'en saignant une articulation, et donnant à
l'intérieur des adoucissants, on n'a point cette
répercussion à redouter. Elle n'arrive qu'aux
médecins qui donnent des excitants, purgatifs
ou autres, à l'intérieur, en même temps qu'ils
affaiblissent l'inflammation articulaire par le
froid ou par les saignées locales. Ainsi les révulsifs n'ont qu'une utilité momentanée pour
obvier au plus pressé, tandis que les antiphlogistiques sont les seuls moyens d'obtenir une
guérison complète.

LE SAVANT.

Ainsi, lorsqu'un vieillard goutteux, asthma-
tique, cacochyme, implorera votre assistance,
vous le saignerez à outrance, vous le mettrez
à la diète, et vous l'abreuverez de boissons
froides. Avec ce beau traitement, je pense
qu'en effet vous l'aurez bientôt délivré de ses
souffrances. On a bien raison de dire que vous
êtes dominés par une idée exclusive, et que
votre prédilection pour l'inflammation vous
ferme les yeux sur le véritable caractère d'une

foule de maladies. Je vois bien que la goutte n'est pas votre triomphe.

LE JEUNE MÉDECIN.

Un instant, monsieur, je vous prie : il s'agit de considérer la question comme elle doit l'être. Ne m'avez-vous pas dit vous-même que vous n'exigiez pas de moi que je guérisse les désorganisations des viscères ?

LE SAVANT.

Je vous l'ai dit : mais qu'est-ce que cela fait à la question qui nous occupe ?

LE JEUNE MÉDECIN.

Beaucoup, monsieur, beaucoup, je vous l'assure. Permettez-moi de développer toute ma pensée.

La goutte est une inflammation qui attaque primitivement un orteil, un doigt ; qui, de là, se propage aux autres articulations, parcourt les tissus des membres, affecte les os du tronc, et parvient même jusqu'aux organes les plus nobles. Comme toutes les phlegmasies, la goutte appelle les humeurs dans les tissus qu'elle a irrités ; elle les engorge d'abord de sang, ensuite de lymphe ; elle les fait s'enflam-

mer, suppurer, quand elle est aiguë, et que les
sujets sont robustes; elle les épaissit, les endurcit, les ramollit, les ulcère, lorsqu'elle est
moins active, et qu'elle agit sur des personnes
âgées, lymphatiques, peu sanguines; en un
mot, elle altère les différents tissus d'une manière conforme à leur organisation et au degré
de force, de vitalité, de chaleur, en un mot,
d'énergie, dont ils sont doués. Ainsi, dans les
articulations, elle produira quelquefois des dépôts inflammatoires; plus tard, des tumeurs
blanches, des nodus, des concrétions pier-
reuses; dans les voies urinaires, elle engen-
drera des suppurations, des calculs; dans le
cerveau, des phrénésies chez l'un, des folies
et des apoplexies chez un autre; dans le poumon, des fluxions de poitrine chez l'homme
sanguin, des catarrhes et des engorgements
lymphatiques chez les personnes usées, pituiteuses ou scrofuleuses; dans le bas-ventre,
elle fera éclater, d'abord, des gastrites et des
gastro-entérites aiguës, c'est-à-dire des *fièvres;*
et plus tard, quand les malades seront usés,
des gastrites, des entérites et des dyssenteries
chroniques. Les tissus cellulaires qui entourent
les viscères irrités pourront s'épaissir et dégénérer. Tant de maux entraîneront des dou-

leurs, des convulsions, des spasmes, et tout]
l'appareil des symptômes nerveux. Les malades ;
deviendront irritables, colères; ils seront privés du sommeil, de l'appétit; leurs forces seront anéanties, et leur corps décoloré, bouffi,
contrefait et même mutilé.

Voilà sans doute bien des maux; mais que
supposent-ils? Qu'on n'a point arrêté les progrès
d'une inflammation qui a commencé par les
plus petites extrémités du corps : c'est un phénomène unique et d'abord local, qui, en prenant de l'intensité, s'est étendu, et agissant
sur des tissus d'un tempérament différent,
a produit ces formes diverses d'altérations organiques que vous venez de contempler.

Mais si, au lieu de *laisser marcher* ce phénomène unique, primitif, l'inflammation du
pouce ou du gros orteil, on l'eût arrêté, anéanti
à son début, il est bien clair que tous ces désordres n'auraient pas eu lieu. C'est donc à l'inflammation commençante, ou du moins à l'inflammation qui, quoique déjà un peu ancienne,
n'a pas encore produit toutes ces altérations
organiques. et non aux altérations déjà consommées que s'adressent les sangsues. les boissons aqueuses et la diète. Vous êtes convenu
de ce principe lorsqu'il a été question de la

phthisie, des obstructions du bas-ventre, du foie, etc. Eh bien! monsieur, croyez qu'il est applicable à la goutte. Cessez de vous figurer qu'il existe, pour cette maladie, un principe différent de celui qui préside à toutes les autres inflammations; si jusqu'ici les médecins ont pensé différemment, c'est qu'ils n'avaient pas fait les rapprochements nécessaires.

Vous voyez qu'il ne s'agit plus de traiter un vieux goutteux cacochyme, par les sangsues et la diète. Il fallait l'empêcher de parvenir au degré de désorganisation où il est arrivé; mais puisqu'enfin l'y voilà, il n'est plus question d'autre chose que de calmer ses douleurs, et de soutenir ses forces sans le trop irriter. Cela demande beaucoup de sagacité, de patience; et la connaissance approfondie des moyens par lesquels on remplit toutes ces indications n'appartient qu'aux médecins instruits et consommés dans la pratique de leur art. J'ose espérer désormais que vous ne m'adresserez plus le reproche d'aveuglement et d'exclusisme sur le chapitre de la goutte.

LE SAVANT.

J'admire l'adresse avec laquelle vous avez arrangé vos arguments; mais ils reposent sur un principe qui n'est pas sans doute admis par tous vos confrères. Vous supposez toujours l'existence de l'inflammation dans les infirmités qui accompagnent la goutte ; et si l'on vous contestait ce principe, je vous verrais bien embarrassé.

LE JEUNE MÉDECIN.

Mais ce principe, monsieur, je l'ai puisé chez nos devanciers : n'ont-ils pas fait de la goutte une inflammation ?

LE SAVANT.

J'en conviens ; mais vous m'avez dit aussi qu'ils ne reconnaissaient plus ce phénomène dans les accidents consécutifs de la goutte.

LE JEUNE MÉDECIN.

C'est parcequ'ils n'avaient pas assez observé ; mais vous allez juger vous-même de la valeur de leur théorie, lorsque je vous l'aurai fait connaître.

Les auteurs admettaient des migraines goutteuses, des folies goutteuses, des maux de gorge goutteux, des catarrhes goutteux, des pleurésies et des péripneumonies goutteuses, des maux d'estomac goutteux, etc. Si vous leur demandiez ce que cela signifiait, ils vous répondaient que ces maux étaient produits par la présence de la goutte dans la tête, la gorge, les poumons, l'estomac : or, si la goutte est une inflammation dans les articulations, elle doit l'être également dans les autres organes où elle se transporte ; donc toutes les maladies qui dépendent de la goutte ne sont autre chose que des inflammations. Au surplus, si l'on pouvait encore en douter, l'examen des organes après la mort et le mode de traitement pendant la vie le prouveraient suffisamment : l'examen des organes, puisque les désordres qu'on y trouve sont tout semblables à ceux que produit l'inflammation ; le mode de traitement, puisqu'il est bien démontré que l'on ne prévient ces mêmes désordres que par les saignées locales, les antiphlogistiques et les révulsifs : moyens également applicables à toutes les autres maladies inflammatoires.

LE SAVANT.

Vous êtes pressant, et j'aime mieux charger ces messieurs de vous répondre eux-mêmes que de suivre plus long-temps cette discussion. Apprenez-moi seulement comment on se préserve de la goutte.

11

LE JEUNE MÉDECIN.

Les inflammations articulaires que l'on appelle *goutte* peuvent se déclarer chez tous les tempéraments par la seule influence du froid : le froid est donc la cause la plus puissante de cette maladie. Mais, comme on l'observe plus particulièrement chez les sujets, déjà un peu avancés dans la virilité, qui sont robustes, sanguins, qui ont de l'embonpoint, qui font bonne chère et se donnent peu d'exercice, on considère la pléthore sanguine comme une des principales causes de cette maladie : je parle encore ici d'après les auteurs.

LE SAVANT.

Leur opinion prête à la vôtre un grand appui.

LE JEUNE MÉDECIN.

D'autant plus grand, monsieur, que les mêmes causes qui font naître cette maladie engendrent également, et même encore plus souvent, toutes les autres inflammations. N'avons-nous pas vu plus haut la pléthore et la gastrite produire l'apoplexie, etc. ? Vous conclurez facilement de ce que je viens de vous dire, que, pour se préserver de la goutte, il faut vivre sobrement, se débarrasser du trop de sang et des irritations de l'estomac, faire de l'exercice, éviter les affections morales. se ménager sur les travaux du cabinet, sur les plaisirs de l'amour, et se tenir à l'abri du froid.

LE SAVANT.

J'ai entendu parler d'un auteur anglais qui attribue la goutte à la bile et à l'obstruction du foie.

LE JEUNE MÉDECIN.

Cet auteur se nomme *Scudamore*. Il prétend que l'inflammation goutteuse prend naissance et se façonne, en quelque sorte, peu à peu dans le foie et les organes digestifs. Au bout d'un temps plus ou moins long il sort de ces viscères, au dire de notre auteur. une inflammation toute particulière qu'il appelle goutteuse, qui se répand dans tout le corps, et dont l'affection articulaire n'est qu'une des nombreuses formes. Les principaux moyens qu'il oppose à cette singulière espèce d'inflammation sont les purgatifs, l'opium, quelques autres prétendus antispasmodiques, et des toniques. Mais il se trompe sur la théorie, puisque la goutte se déclare assez fréquemment chez les personnes qui n'ont point d'irritation dans l'estomac ni dans le foie ; il se trompe également sur la pratique, puisque les purgatifs ne sont point propres, ainsi que nous l'avons vu, à guérir les inflammations de l'estomac et du foie; puisque d'ailleurs ces remèdes suffiraient, dans bien des cas, pour déplacer la phlegmasie articulaire, et l'appeler vers ces organes, au détriment du malade.

LE SAVANT.

Si vos autres confrères n'ont pas, sur la goutte, de théorie plus satisfaisante que celle-là, je m'en tiendrai à la vôtre. Cette inflammation toute particulière, qui germe dans les amas bilieux du foie et de l'estomac, pour de là se répandre dans tous les organes, me paraît un produit de l'imagination.

LE JEUNE MÉDECIN.

C'est bien cela, monsieur; c'est une entité chimérique. Il y en avait bien d'autres en médecine : il en existait de pareilles sur les irritations de presque tous les organes. On les isolait d'abord, dans leur nature primitive, comme des maladies indépendantes entre elles ; ensuite, on les transformait au besoin les unes dans les autres, en les faisant agir comme autant d'êtres malfaisants sur nos organes. Mais la théorie physiologique a fait justice de toutes ces erreurs ; il n'y a plus d'êtres imaginaires en médecine, et, d'ontologistes qu'ils étaient, les médecins sont devenus réalistes, ou, pour mieux dire, rationnels.

LE SAVANT.

Je conviens que jusqu'ici vous avez parlé à ma raison. Mais en quoi le rhumatisme diffère-t-il de la goutte ?

LE JEUNE MÉDECIN.

Lorsque l'inflammation attaque les grosses articulations, ou un grand nombre de petites, on l'appelle rhumatisme goutteux ; et l'on réserve le nom de goutte à celle qui débute par une petite articulation seulement. Mais cette distinction est vaine. Ces deux cas sont identiques. Quand l'inflammation des muscles est provoquée par le froid, on la nomme simplement rhumatisme ; mais elle passe souvent des muscles aux articulations, et *vice versâ*. Au surplus, toutes ces irritations se comportent comme la goutte proprement dite, et exigent le même traitement.

LE SAVANT.

Je vois qu'on peut rapporter toutes les maladies dont nous nous sommes occupés à l'inflammation des organes ; mais que faites-vous des dartres, des affections scrofuleuses, et de ce qu'on appelle vulgairement *maladies de nerfs ?* Si vous me satisfaites sur ces différents points, il me semble que j'aurai fort peu de choses à désirer.

LE JEUNE MÉDECIN.

Je suis fort aise, monsieur, que vous n'ayez pas commencé par m'interroger sur ces maladies ; car, pour vous en donner une idée, j'aurais été obligé de vous faire connaître d'abord celles dont nous nous sommes entretenus, tant est grande la liaison qui les unit les unes aux autres : en effet, très souvent les dartres et les maladies nerveuses que les auteurs appellent *névroses* sont le produit de l'inflammation des organes internes ; et si l'affection scrofuleuse n'en dépend pas toujours, elle finit, dans bien des cas, par les produire. Toutes ces affections sont également dues à l'irritation, dont les effets varient suivant la vitalité et la structure des organes.

LE SAVANT.

Vous vous êtes si bien tiré d'affaires chaque fois que je vous ai fait le reproche d'être exclusif, que je n'ose plus vous l'adresser ; je vous avouerai toutefois que j'ai de la peine à croire que vous puissiez expliquer les dartres et les écrouelles autrement que par la présence d'humeurs viciées introduites dans le sang et dans le tissu des organes.

LE JEUNE MÉDECIN.

J'espère pourtant y parvenir ; mais comme il est nécessaire d'entrer dans quelques détails, je vous prierai de m'accorder pour cela plusieurs entretiens. Nous commencerons par les dartres, si vous le voulez, et de là nous irons aux affections scrofuleuses ; mais les névroses exigeront d'autres séances.

LE SAVANT.

- Je vous attendrai demain.

HUITIÈME DIALOGUE.

DARTRES; SCROFULES; RACHITISME.

LE JEUNE MÉDECIN.

Me voilà prêt, monsieur, à mettre l'humeur dartreuse à sa place, c'est-à-dire à côté de l'humeur goutteuse, dont vous ne regrettez pas, je crois, la destruction.

LE SAVANT.

Je ne la regrette pas, il est vrai: mais l'acrimonie dartreuse me paraît un peu plus difficile à anéantir. Au surplus, je vous écoute.

LE JEUNE MÉDECIN.

Il ne faut que voir naître une dartre, dans bien des cas, pour être convaincu qu'elle ne dépend pas d'un virus introduit dans l'économie. Un homme apprend la nouvelle de la mort de son ami; il ressent une vive douleur à la joue: il y porte la main, une dartre déjà suppurante s'y est déclarée. Un autre, en prenant un bain dans la rivière, expose son dos aux rayons du soleil ; il y sent de l'ardeur : on lui déclare qu'il a contracté cette espèce d'érysipèle qu'on appelle *coup de soleil*. Au bout de quelques jours l'inflammation a diminué : il lui reste une dartre bien caractérisée. Un troisième éprouve une perte abondante de sang par le nez ou par les hémorrhoïdes ; on supprime tout-à-coup cet écoulement : le lendemain il est couvert de dartres. Le même phénomène s'observe chez les femmes dont le flux périodique est subitement interrompu par une frayeur. Quelle corruption peut-il résulter de pareilles causes ? On n'y voit qu'une déviation du sang occasionée par l'irritation. Les dartres accompagnent aussi les inflammations du canal digestif, celles du foie ; elles peuvent remplacer l'inflammation des poumons, celle des reins, et d'autres encore qui ne dépendent point de la corruption des humeurs, et qui, par conséquent, ne peuvent la produire en prenant la forme d'affection dartreuse. Ces cas prouvent jusqu'à l'évidence que les dartres ne sont autre chose qu'une des nombreuses formes de l'inflammation de la peau, qui tantôt accompagne et tantôt remplace l'irritation d'un autre organe, quel qu'il soit.

LE SAVANT.

Mais ne pourrait-on pas dire que, dans ce cas, l'humeur dartreuse existait à l'intérieur, et qu'elle a été appelée à la peau?

LE JEUNE MÉDECIN.

Si on le disait, on le supposerait ; car rien ne peut seulement le faire soupçonner. Le sang des dartreux est aussi pur, avant ou après l'éruption, que celui des autres personnes ; et l'humeur que fournit une dartre n'a pas même la propriété, étant inoculée, de communiquer la maladie. Cette humeur n'est qu'une sorte de pus provenant de petits organes situés dans le tissu de la peau, et destinés à fournir la transpiration et la matière grasse, huileuse, dont cette enveloppe est toujours couverte. Ces petits organes sont irrités ; ils éprouvent une inflammation évidente, et suppurent d'une manière qui leur est propre : voilà tout. Cette espèce d'irritation est appelée par les médecins physiologistes une *subinflammation*. On la guérit comme toutes les autres irritations.

LE SAVANT.

C'est-à-dire par des sangsues, des applications émollientes , du régime et des boissons aqueuses.

LE JEUNE MÉDECIN.

Ajoutez-y les bains : cela réussit toujours quand les dartres ne sont pas invétérées.

LE SAVANT.

Vous n'admettez donc pas la nécessité des dépuratifs , des sudorifiques , des purgatifs?

LE JEUNE MÉDECIN.

Nous employons aussi ces médicaments dans les dartres qui ont duré long-temps , qui ont perdu leur caractère inflammatoire , pourvu que les organes intérieurs ne soient pas trop irritables. Nous ne les donnons pas dans l'intention de dépurer , puisqu'il n'y a ni corruption, ni humeur étrangère dans le sang , mais pour détruire une habitude organique vicieuse, et pour détourner l'irritation de la peau , en la disséminant sur plusieurs organes. C'est une véritable révulsion.

LE SAVANT.

Et ne craignez-vous point d'appeler l'irritation de la peau sur quelque organe important?

LE JEUNE MÉDECIN.

Je suis charmé que vous me fassiez cette question ; elle prouve que j'ai eu le bonheur d'être compris par vous. Oui , monsieur, les humoristes et les ontologistes déterminent souvent ces funestes transports , parceque , n'ayant en vue que l'évacuation des humeurs , ils ne calculent point les résultats de l'irritation qu'ils font éprouver à l'estomac par leurs purgatifs, leurs fondants , leurs prétendus dépuratifs. Ils font naître une gastrite qui remplace l'irritation cutanée, et c'est aux dépens de sa faculté digestive que le malade est débarrassé de ses dartres ; mais , comme les souffrances de l'estomac sont partagées par tous les autres organes, on voit souvent les maladies du cerveau , celles du poumon et celles des voies urinaires succéder à la guérison des affections dartreuses. Ces funestes échanges sont même si communs dans la pratique des anciens médecins, qu'à peine trouve-t-on un dartreux, sur plusieurs centaines, dont la santé ne soit pas entièrement détériorée. Mais il est évident que les dartres ne sont point la cause directe ou matérielle de ces accidents. Elles n'ont servi qu'à fournir aux médecins l'occasion de tourmenter les organes intérieurs par des stimulants.

LE SAVANT.

Cependant vous vous servez de ces stimulants.

LE JEUNE MÉDECIN.

Oui, monsieur; mais comme nous connaissons de quelle manière ils agissent sur les organes, nous ne les administrons qu'avec réserve, et nous savons y renoncer aussitôt que le canal digestif paraît en souffrir : ce qui n'arrive jamais aux médecins humoristes et ontologistes, qui ne voient que les évacuations, sans songer à l'irritation qui les provoque. Il faut admettre en principe que l'irritation dartreuse est fort peu de chose en elle-même ; qu'elle n'intéresse que la peau, et qu'elle doit y être détruite sans que l'on exerce une forte stimulation à l'intérieur. Si celle-ci existe avant la dartre, c'est une raison de plus pour ne pas irriter les viscères ; si la dartre persiste après la destruction de toute irritation interne, on peut agir sur les viscères, mais jamais au point de les fatiguer. En général, un médecin habile peut guérir toutes les dartres, sans stimuler

les organes intérieurs par les purgatifs et les
prétendus dépuratifs.

LE SAVANT.

Le soufre n'est-il pas un spécifique des affections dartreuses?

LE JEUNE MÉDECIN.

Le soufre, administré sous forme de bains et
de vapeur, exaspère toujours les dartres, tant
que l'inflammation est prononcée à la peau,
ou il fait naître de l'irritation dans les viscères.
C'est une faute que commettent tous les ontologistes. Mais, après le traitement par les antiphlogistiques, tels que les applications de
sangsues faites autour des dartres, les boissons relâchantes, les bains de même vertu et
le régime végétal, le soufre termine la guérison, mais il n'est jamais utile à l'intérieur.

LE SAVANT.

Comment expliquez-vous les bons effets du
soufre à l'extérieur, puisque, irritant lui-même,
il est placé sur un tissu irrité?

LE JEUNE MÉDECIN.

Par le resserrement ou l'astriction qu'il fait

éprouver à la peau ; cette astriction la dessèche et repousse les humeurs de son tissu ; mais seulement lorsque l'inflammation qui les y appelle n'est pas trop vive. Les autres astringents ont le même effet, mais le soufre est le plus puissant de tous.

LE SAVANT.

Vous venez de m'ouvrir les yeux. Il me répugne maintenant de croire que le sang soit converti en une espèce de saumure par la seule raison qu'il existe une petite dartre sur la peau. Il serait bien à désirer que l'on pût rassurer tous ces malheureux qui se croient destinés à tomber tôt ou tard en apoplexie, en paralysie ; à devenir aveugles, phthisiques ou asthmatiques, parcequ'ils ont eu jadis une dartre. Leur existence n'est qu'un tourment continuel.

LE JEUNE MÉDECIN.

C'est la crainte de ces maux qui fait seule leur malheur : car, quand ils ne rencontrent pas de médecins assez complaisants pour les purger, les dépurer, les faire suer, ou les couvrir de cautères, ils ont recours aux charlatans ou bien à des recettes qu'ils trouvent dans quelques bouquins ; ils se stimulent, sans mesure, les organes de la digestion, et finissent presque toujours par terminer leur vie au milieu des infirmités qu'ils redoutaient; au moins n'échappent-ils pas à la gastro-entérite chronique, accompagnée d'une tuméfaction douloureuse du foie; car l'abus des purgatifs amène tôt ou tard ce résultat.

LE SAVANT.

Vous me l'avez dit, et je ne l'ai pas oublié. Passons aux affections scrofuleuses.

LE JEUNE MÉDECIN.

Il est dans notre économie un certain nombre de tissus qui sont pénétrés de peu de sang : tels sont les glandes, les os, surtout aux articulations. Quand ces tissus sont irrités, ils se gonflent, deviennent douloureux, se remplissent de la partie lymphatique de nos humeurs qui existe du plus au moins chez tous les hommes, et que vous avez vue formant une espèce d'eau autour du caillot du sang, après la saignée. Les parties engorgées de lymphe se fondent et suppurent à leur manière, c'est-à-dire lentement, parcequ'elles ont peu d'action vitale. Voilà ce qu'on appelle les *écrouelles* ou les *scrofules*. On peut les observer chez tous les individus; mais cette espèce d'irritation se rencontre particulièrement chez les enfants, et, parmi eux, chez les plus faibles et les moins sanguins.

LE SAVANT.

Quoi! l'affection scrofuleuse se borne à attaquer les glandes et les os?

LE JEUNE MÉDECIN.

Non, monsieur; ces mêmes sujets que je vous ai désignés ont plus de lymphe que de sang dans les organes extérieurs, tels que la peau et le tissu graisseux qu'elle recouvre. Si donc ils éprouvent de l'irritation dans ces parties, la lymphe s'y accumule, au lieu du sang proprement dit, et l'extérieur de leur corps se couvre de tumeurs dures et d'ulcères, qui suppurent lentement ainsi que les glandes et les articulations. Tout cela fait partie de l'affection écrouelleuse, que les médecins de l'école physiologique appellent *sub-inflammation scrofuleuse*, pour la distinguer en même temps de l'inflammation proprement dite, des dartres et de la lèpre.

LE SAVANT.

Est-ce qu'elle n'attaque pas les organes in-

térieurs, tels que la tête, les poumons, les organes digestifs?

LE JEUNE MÉDECIN.

Très difficilement, parceque ces tissus sont
plus chauds et plus sanguins. Cependant,
comme le cerveau contient beaucoup de lymphe, s'il vient à être irrité, il grossit à l'excès
chez les jeunes enfants dont les os du crâne
ne sont pas encore solides. La tête devient
monstrueuse, ce qui produit une maladie
qu'on appelle *hydrocéphale*. Quant aux poumons, ils peuvent aussi la contracter lorsque
le froid y détermine l'inflammation catarrhale,
la péripneumonie ou la pleurésie ; mais ils restent souvent fort sains pendant longues années, quoique l'extérieur du corps soit couvert de tumeurs et d'ulcérations scrofuleuses ;
il en serait ainsi des organes digestifs, si l'usage
inconsidéré des toniques n'y développait l'inflammation. Mais quand elle s'y est formée, les
glandes du mésentère éprouvent la même altération que celles de l'extérieur ; ce qui amène
le carreau, dont nous avons déjà eu l'occasion
de nous occuper.

LE SAVANT.

Vous voulez donc toujours le concours d'une

cause irritante pour le développement de votre sub-inflammation scrofuleuse?

LE JEUNE MÉDECIN.

Oui, monsieur. C'est le froid qui la détermine le plus ordinairement à l'extérieur: il supprime la transpiration, et aussitôt les glandes qui sont placées sous la peau s'irritent, se remplissent de lymphe et marchent vers la suppuration. Le même phénomène a lieu dans le tissu de la peau, surtout au nez, aux lèvres, aux joues, qui grossissent et deviennent douloureuses; si les sujets disposés au scrofule contractent, par le froid, un rhume des fosses nasales, que nous nommons *coriza*, et que le vulgaire appelle très improprement rhume de cerveau, ou un catarrhe des gencives, aussitôt la peau du visage prend l'aspect scrofuleux. Il en est ainsi des paupières, dont le rebord contracte une phlegmasie chronique qui les épaissit, fait tomber les cils, et va quelquefois même jusqu'à faire perdre à l'œil sa transparence. Les oreilles partagent aussi ce gonflement douloureux, et des écoulements croûteux, qui sont aussi des sub-inflammations, s'y manifestent. Dans tous ces cas, lorsque les glandes du cou n'étaient pas d'abord gonflées, elles le deviennent bientôt, et la face est toute déformée. Notez bien, je vous prie, que ces inflammations lentes et lymphatiques surviennent particulièrement vers la fin de l'hiver, lorsque la chaleur du jour vient former un contraste avec le froid des nuits, du matin et du soir ; et remarquez que cette époque est celle où règnent aussi les inflammations catarrhales chez les autres sujets : mais comme ceux-ci n'ont pas les vaisseaux lymphatiques aussi irritables que les scrofuleux, il n'en résulte pas de gonflements glanduleux. C'est donc toujours l'irritabilité ou l'inflammabilité des tissus lymphatiques qui constitue la disposition ou diathèse scrofuleuse, et ce n'est point une humeur particulière, âcre ou corrompue.

LE SAVANT.

Si c'est en cela que consiste la disposition scrofuleuse, les sujets qui la possèdent doivent aussi éprouver des engorgements ou sub-inflammations de ce genre, lorsque toute autre cause que le froid détermine chez eux une inflammation.

LE JEUNE MÉDECIN.

Vous m'avez prévenu, et c'étaient là les

causes que je voulais placer à la suite des alternatives de chaud et de froid. En effet, qu'un sujet ainsi disposé, mais qui n'a point actuellement de scrofule, ou qui déjà en offre des traces à la figure, reçoive une contusion à l'une des parties que je vous ai désignées, au genou, par exemple, au pied, à un doigt ou à un orteil, aussitôt ces articulations se gonflent, deviennent douloureuses, chaudes; la peau qui les recouvre paraît comme violette, et l'inflammation scrofuleuse est déclarée.

LE SAVANT.

Ne vient-elle jamais dans ces régions que par de semblables causes?

LE JEUNE MÉDECIN.

La seule impression du froid peut aussi les déterminer; par exemple, lorsque, après avoir éprouvé un refroidissement douloureux dans les doigts, dans les pieds, les scrofuleux se hâtent de réchauffer ces parties, ou lorsqu'elles restent long-temps couvertes de vêtements humides qui se dessèchent aux dépens de la chaleur du corps. Dans tous ces cas, le sang et la lymphe s'y précipitent; et comme cette dernière prédomine, l'inflammation ne tarde pas à revêtir la forme *strumeuse*, car strumeux est synonyme de scrofuleux et d'écrouelleux.

LE SAVANT.

L'affection scrofuleuse des os se borne-t-elle à l'extérieur du corps ?

LE JEUNE MÉDECIN.

Les os qui forment l'articulation de la cuisse avec le bassin en sont souvent affectés à la suite des chutes ; ce qui produit une inflammation lente qui finit par suppurer, par déboiter la cuisse, la raccourcir, et produire la claudication. C'est ce qu'on appelle *luxation spontanée*.

LE SAVANT.

Mais j'ai vu cette maladie chez des adultes très vigoureux, et sans aucun soupçon de scrofule.

LE JEUNE MÉDECIN.

Rien n'est plus vrai : c'est un effet du rhumatisme et de la goutte, qui sont aussi des inflammations articulaires occasionées par le froid. Quelquefois même cette affection de la cuisse est produite par une violente contusion sans le concours de ces maladies. Mais, ici, l'affection du système lymphatique est beaucoup moins profonde que chez les scrofuleux. Toutes les parties de notre corps peuvent s'enflammer sous l'influence des coups, des chutes, du froid, du chaud, en un mot de tout ce qui irrite ; mais lorsqu'elles n'appartiennent point à des sujets qui ont les vaisseaux lymphatiques fort irritables, la partie blanche de nos humeurs s'y accumule avec moins de facilité, ce qui en rend aussi la guérison moins difficile. Voilà la seule différence qui existe entre les maladies articulaires des personnes fortes et celles des sujets lymphatiques. Les autres os, profondément situés et recouverts d'une grande quantité de chair, sont beaucoup moins souvent attaqués de la sub-inflammation scrofuleuse que ceux des extrémités, qui sont plus froids, moins protégés et plus lymphatiques. Cependant quelquefois la colonne vertébrale y participe. Les os qui la constituent se ramollissent, fléchissent sous le poids du corps, ce qui rend les enfants bossus et rachitiques. Le même ramollissement est possible dans les os des extrémités, qui deviennent tortus, et, quelquefois, certains points de ces différents os se ramollissent, suppurent, se carient, et communiquent la sub-inflammation aux par-

ties molles qui les environnent. C'est ainsi que
le rachitisme ou la noueure se joint aux scrofules, par le pur et simple effet de l'irritabilité
des vaisseaux lymphatiques.

LE SAVANT.

Apprenez-moi, maintenant, pourquoi certains enfants ont le système lymphatique plus
irritable que les autres : je veux dire les causes
de la disposition scrofuleuse et rachitique.

LE JEUNE MÉDECIN.

Je m'attendais à cette demande.

On observe cette disposition chez les enfants
qui sont élevés dans une atmosphère froide ,
humide, et qui sont privés de l'influence vivifiante de la lumière du soleil. On la remarque
plus souvent chez les pauvres que chez les ri-
ches ; d'où l'on tire la conclusion que les aliments végétaux , les farineux et la malpropreté
concourent, avec le froid, l'humidité et le défaut de lumière, à faire naître cette disposition.
En effet, ces causes réunies s'opposent au développement des muscles , de la force du corps,
de la chaleur du sang, rendent la nutrition languissante, irrégulière, et produisent cette surabondance de lymphe qui engorge les parties

peu sanguines, et les dispose à contracter des
sub-inflammations scrofuleuses, dès qu'une
cause irritante viendra les tourmenter. Aussi
les rencontre-t-on dans les grandes villes, dans
celles dont les maisons sont élevées, les rues
étroites ; dans les vallées profondes, humides,
bordées de hautes montagnes ; dans les plaines
marécageuses, dans les lieux ombragés et
rendus humides par d'épaisses forêts : tandis
que ces maladies sont inconnues dans les pays
secs, arides ; sur les revers des montagnes exposés aux vents du nord ; en un mot, dans
tous ces lieux où l'air est vif, libre, la lumière
abondante, les eaux pures, et où le sol n'est pas
trop chargé des produits d'une végétation vigoureuse. Au reste, les causes que je viens d'assigner aux scrofules sont si puissantes, qu'elles
ne se bornent point à agir chez les enfants ; et
l'on voit tous les jours des adultes, renfermés
dans d'étroites prisons, contracter ces maladies, quoique dans leur enfance ils n'en eussent éprouvé aucune atteinte.

LE SAVANT.

Il résulterait de tout ce que vous venez de
dire que jamais les scrofules ne pourraient affecter les sujets robustes. Cependant nous avons

des exemples du contraire ; et, malgré la précaution que prennent certaines familles puissantes d'élever leurs enfants dans les lieux les
plus favorables au développement du corps, on
les voit affligées de la maladie scrofuleuse.

LE JEUNE MÉDECIN.

La disposition scrofuleuse, une fois établie
par les causes que je viens de vous exposer,
est susceptible, comme toutes les autres, de
se transmettre par voie de génération ; et, malgré toutes les précautions hygiéniques les mieux
entendues, elle persiste quelquefois pendant
un certain temps, quoique le corps ait acquis
beaucoup de force et de vigueur. Aussi vous
ai-je dit que cette maladie pouvait être observée chez tous les individus ; mais si l'on s'opi-
niâtrait à soustraire tous les enfants de ces familles aux causes qui la produisent, elle fini-
rait par disparaître entièrement. On peut même
affirmer qu'elle est rarement aussi rebelle, et
qu'il est presque toujours possible de la détruire dans le cours d'une ou de deux gé-
nérations, surtout si, après avoir soigné l'é-
ducation physique des enfants des scrofuleux, on a soin de les allier avec des familles
saines.

LE SAVANT.

Cette dernière précaution me paraît bien suspecte. J'aurais toujours de la répugnance à contracter des alliances avec une famille infectée du vice scrofuleux.

LE JEUNE MÉDECIN.

Cependant, je vous assure qu'il est très difficile de s'en défendre ; il est fort peu de familles nombreuses, surtout dans les grandes villes, où il ne se trouve quelque scrofuleux. Il suffit qu'un enfant ait été engendré dans un moment où l'un de ses auteurs, quoique d'ailleurs très sain, était indisposé, telle serait une femme qui concevrait trop tôt dans une convalescence ou à la suite d'une perte, pour que cet enfant naisse avec la diathèse scrofuleuse, qu'il soit couvert de glandes, borgne, boiteux ou rachitique, pendant que tous ses frères jouiront de la plus brillante santé, et offriront le développement le plus régulier. Ce seul fait doit vous suffire pour abandonner entièrement l'idée d'une humeur particulière, d'un vice matériel ou d'une infection scrofuleuse ; il est, je vous assure, de toute vérité. D'ailleurs, je vous dirai du pus des ulcérations scrofuleuses ce que je vous ai dit de celui des dartres : il n'a nullement le pouvoir de propager la maladie ; et le reste du sang est si pur et si bien conditionné, que les plaies des scrofuleux guérissent aussi facilement que celles des autres personnes. Il suffit que l'inflammation ordinaire y soit maintenue dans de justes bornes, pour que la sub-inflammation scrofuleuse n'y paraisse pas. Cette remarque est applicable à toutes les irritations commençantes des scrofuleux, et c'est elle qui va me conduire aux principes du traitement.

LE SAVANT.

Je vous entendrai avec plaisir ; vous m'avez soulagé d'un grand poids, en me prouvant que les scrofules ne dépendaient point d'une humeur âcre, corrompue, infectant toute la masse du sang ; et je suis très disposé à vous voir appliquer au traitement de cette maladie les principes qui vous ont guidé dans celui des précédentes.

LE JEUNE MÉDECIN.

Vous remarquerez d'abord que le traitement préservatif se déduit tout naturellement de la connaissance des causes. Élevez un enfant pour qui vous redoutez cette maladie, à la campagne, dans un lieu sec, bien ventilé, bien éclairé ; donnez-lui une nourrice vigoureuse ; faites-lui faire beaucoup d'exercice en plein air, sans l'accabler de vêtements ; accoutumez-le ainsi à supporter les vicissitudes atmosphériques ; ne vous pressez pas surtout de le retirer de ce lieu pour l'enfermer dans un collège, et le forcer à des études pénibles, dans un endroit humide, à l'abri du soleil : plus tard, lorsque vous vous occuperez de son éducation morale, ayez grand soin de lui procurer de l'exercice et des récréations de son goût, toujours prises au grand air ; faites en sorte que sa nourriture soit saine sans être trop abondante ; et croyez qu'avec de telles précautions vous empêcherez le développement de cette maladie.

Lorsqu'une sub-inflammation scrofuleuse paraît, elle doit être combattue comme toutes les irritations inflammatoires ; une application de sangsues enlève le gonflement strumeux du nez, des lèvres, des oreilles, et fait disparaître les glandes qui l'accompagnent. On peut répéter ce moyen aussi souvent que la maladie se reproduit. Loin de stimuler ces sortes de sujets par les toniques, il faut leur faire prendre une boisson rafraîchissante, et qui porte légèrement aux urines ; diminuer leurs aliments, ne les nourrir qu'avec des végétaux, des viandes légères, et surtout ne pas les abreuver de vins généreux. Les enfants guérissent vite. Dès qu'ils sont rétablis, on leur permet des aliments plus substantiels, sauf à revenir aux premiers moyens si, dans une autre saison, la sub-inflammation scrofuleuse se reproduit.

LE SAVANT.

Voilà des préceptes bien opposés à ceux des anciens médecins.

LE JEUNE MÉDECIN.

J'en conviens ; mais en sont-ils moins bons ? Sur la simple apparition d'une légère irritation scrofuleuse, on ordonne à des enfants, d'ailleurs très bien portants, des viandes noires, du gibier, des côtelettes de mouton, du vin pur, le plus généreux qu'il est possible de se procurer ; on leur fait prendre du vin d'absinthe, de gentiane, des élixirs amers, où l'on fait encore entrer, pour les rendre plus stimulants, une bonne dose d'un caustique des plus violents, que l'on appelle *carbonate de potasse*. Mais voulez-vous savoir ce qui résulte de ce traitement incendiaire ? D'abord vous remarquerez l'inconvénient moral de ce régime, qui donne à tous les enfants le goût de la gourmandise et de l'ivrognerie. De plus, sous le rapport physique, vous observerez très fréquemment un appétit excessif, et une augmentation momentanée de force et de bien-être; ensuite, de la chaleur à l'estomac, la rougeur de la langue; plus tard, du malaise, de la fièvre, de la tristesse; enfin, une inflammation des voies digestives, qui se caractérise, si elle est aiguë, par les symptômes d'une prétendue fièvre essentielle; si elle est chronique, par une fièvre lente, qui aboutit souvent au marasme. Le ventre devient chaud, sensible au toucher, dur; les glandes des intestins se gonflent; le carreau est formé, et l'artiste a réussi à transporter dans le tissu des viscères cette affection scrofuleuse, qui aurait pu rester bornée à l'extérieur, et qui, après s'y être plus ou moins reproduite, toujours chassée par le traitement antiphlogistique, aurait fini par disparaître, sans nuire, en quoi que ce soit, au développement général de l'individu. Encore, si ce traitement guérissait toujours l'extérieur, on pourrait au moins faire parade d'une apparence de succès; mais, au contraire, plus on stimule les organes de la digestion, plus les inflammations scrofuleuses de la face, du cou, des membres, font de progrès ; elles suppurent, elles désorganisent, mutilent toute la surface du corps, et les malades succombent dans l'état le plus déplorable.

LE SAVANT.

Quel effrayant tableau ! Je crains qu'il ne soit chargé, car j'ai vu des enfants traités par cette méthode, et qui pourtant n'ont pas fini de la manière que vous indiquez. Ne compteriez-vous pas un peu trop sur la répugnance que j'ai témoignée à vous renouveler le reproche d'être exclusif ?

LE JEUNE MÉDECIN.

Je vous ai dit, monsieur, que les conséquences physiques de ce traitement étaient fréquemment telles que je viens de vous les montrer, ce qui suppose qu'elles sont quelquefois différentes. En effet, quelques jeunes sujets lymphatiques, peu irritables, soumis d'ailleurs à des exercices violents, tels que ceux de la chasse, de l'escrime, de la danse, résistent à ce genre de *médication*, ou même s'en trouvent si bien qu'ils guérissent de leurs affections scrofuleuses, et prennent beaucoup de force et de développement. Ces faits sont in-

contestables; et je me proposais de vous les
citer lorsque vous m'avez interrompu. Toutefois ils n'empêchent pas que le tableau qui vous
effraie ne soit de toute vérité; mais il est un
milieu que je dois aussi vous faire connaître.
Grand nombre d'enfants supportent la stimulation des prétendus antiscrofuleux, sans
éprouver dans les voies gastriques une inflammation capable de produire la fièvre et le carreau : ils se développent avec plus de promptitude, peut-être, qu'ils n'auraient fait, mais
non avec plus de sécurité; car ils contractent
une phlegmasie chronique, sans fièvre, des
organes digestifs, qui leur cause de fréquents
maux de gorge, qui devient habituelle, et qui,
trop souvent, ne les abandonne jamais. Tant
qu'ils croissent et qu'ils augmentent en gros-
seur, elle est supportable; mais lorsqu'ils sont
arrivés au terme de leur développement, ces
sujets éprouvent tous les symptômes de l'hypocondrie; ils deviennent sujets aux convulsions,
ce qui s'observe surtout chez les personnes
du sexe, dont le flux menstruel se dérange par
la cause la plus légère. Leur gastro-entérite
chronique, devenue constitutionnelle, s'élève
souvent au degré des prétendues *fièvres essentielles*, et ne se dissipe pas après la termi-

naison de l'état fébrile. Enfin ces infortunés parcourent la carrière la plus déplorable, et la finissent souvent long-temps avant le terme qui semblait assuré par leur constitution originaire.

LE SAVANT.

Je commence à me réconcilier avec vous, et je prévois que vous pourrez déduire, de ces trois effets des toniques, des indications satisfaisantes pour le traitement.

LE JEUNE MÉDECIN.

Je le ferai, en vous disant que les sujets scrofuleux doivent, sous ce rapport, être distingués en deux classes. Les uns doués d'un estomac irritable, et qui, sous aucun prétexte, ne peuvent user des stimulants, mais doivent être traités comme on traite les autres personnes affectées de phlegmasies ; les seconds, lymphatiques, ayant des organes digestifs froids, et faits pour supporter tous les toniques ; mais je crois devoir ajouter que, même chez ces derniers, on peut facilement abuser de ces moyens. Il faut donc les suspendre aussitôt qu'on aperçoit qu'ils fatiguent les voies digestives, pour revenir aux rafraîchissants ;

enfin, suivre la variation des symptômes à l'extérieur aussi-bien qu'à l'intérieur ; mais ne jamais oublier que l'exercice au grand air est la condition *sine quâ non* du succès auquel on aspire.

LE SAVANT.

Je conçois qu'en effet les excitants peuvent nuire à l'estomac des scrofuleux comme à celui des personnes exemptes de cette maladie ; mais enfin, que faites-vous quand ces moyens ont engendré la gastrite, l'entérite ou la péripneumonie, ainsi que dans les cas où les sub-inflammations scrofuleuses de l'extérieur du corps n'ont point été arrêtées à leur début ?

LE JEUNE MÉDECIN.

Dans tous ces cas, nous suivons les indications tirées de l'état actuel des organes irrités, à l'intérieur comme à l'extérieur, sans poursuivre une prétendue entité scrofuleuse par de prétendus spécifiques toujours les mêmes. Je m'explique. Lorsque l'inflammation est prononcée à l'extérieur, nous la modérons, ne pouvant pas l'enlever, par des saignées locales et des émollients : si les tumeurs scrofuleuses ou les ulcérations qui en résultent sont tombécs dans l'inertie, nous les excitons par des topiques irritants : s'il s'ensuit des désorganisations irrésolubles , nous les détruisons par le fer ou par le feu. Tout cela peut se faire, sans aucun inconvénient, à la périphérie : car on peut vivre, comme vous l'avez dit vous-même, malgré l'ablation d'une glande , la destruction d'une certaine portion de la peau ou l'amputation d'un membre ; mais il n'en est pas ainsi des viscères , il faut les conserver intacts. Le fer et le feu, quand ils pourraient les atteindre, ne sauraient leur convenir. Les caustiques et les irritants, qu'on fait si souvent prendre à l'intérieur, ne leur conviennent pas davantage. En un mot, toutes les fois que l'irritation, après avoir ravagé l'extérieur, s'est répétée dans la tête , la poitrine ou le bas-ventre, il n'y a plus d'antiscrofuleux à donner, puisqu'ils sont tous tirés des médicaments stimulants. Il ne reste donc plus que le traitement antiphlogistique, qui est ici tout semblable à celui que l'on oppose aux autres inflammations. Les toniques ne peuvent donc être utiles dans les affections scrofuleuses qu'autant que l'irritation n'a point pénétré à l'intérieur, et toujours sous la condition très expresse qu'ils seront supportés par les organes digestifs , sans y causer de

surexcitation ; mais les médecins physiologistes, qui seuls connaissent la gastrite, sont aussi
les seuls qui puissent en juger, et qui sachent
s'arrêter à propos.

LE SAVANT.

Le traitement du rachitisme est-il le même ?

LE JEUNE MÉDECIN.

Nous n'y voyons presque aucune différence.
Les toniques ne réussissent à ranimer la force
assimilatrice, et à concourir au raffermisse-
ment des os, qu'autant que les viscères les supportent sans en être surirrités ; mais nous avons
pour le rachitisme quelques pratiques particulières qui nous sont communes avec les médecins de tous les temps, comme de faire cou-
cher les malades sur la fougère, sur des plantes
aromatiques ; d'exercer sur la peau des frictions avec un liniment fortifiant ; d'employer
les bains froids avec les ménagements nécessaires ; de faire agir les muscles du côté faible ;
enfin, de redresser les os par des machines ap-
propriées.

LE SAVANT.

Je suis content, et désormais je présume
que je n'aurai plus l'occasion de vous appeler

exclusif ; toutefois je veux suspendre mon jugement jusqu'à ce que je vous aie entendu développer votre théorie sur les affections nerveuses. J'espère que ce sera pour demain.

LE JEUNE MÉDECIN.

Je n'y manquerai pas, monsieur, je vous assure.

NEUVIÈME DIALOGUE.

LE SAVANT.

Jamais je ne vous ai attendu avec autant
d'impatience. Les maladies de nerfs me paraissent si mystérieuses, que je brûle de savoir
comment on les envisage dans votre théorie
physiologique.

LE JEUNE MÉDECIN.

Permettez-moi d'abord de vous demander si
vous savez ce que c'est qu'un nerf.

LE SAVANT.

Je n'ai point étudié l'anatomie, mais je sais
qu'on appelle *nerveuses* les personnes qui ont
la sensibilité fort exaltée, et qui sont sujettes
à des sensations extraordinaires, et à des convulsions. J'ai lu dans quelques auteurs que les
nerfs sont destinés aux sensations ; mais je n'en
ai pas une idée claire.

LE JEUNE MÉDECIN.

Les nerfs sont des cordons ou des cylindres blancs ou grisâtres, répandus dans toutes les parties du corps. Ils sont de deux espèces très distinctes entre elles. Les premiers, que l'on appelle cérébraux, partent du cerveau ou de son prolongement renfermé dans la colonne vertébrale, et se rendent à tous les organes pour leur donner le sentiment et le mouvement. Ils sont très multipliés, puisqu'il n'y a pas une seule partie qui n'en reçoive. Mais ils abondent surtout dans deux espèces d'organes ; dans ceux des sens externes, les yeux, les oreilles, les fosses nasales, la bouche et la peau ; dans ceux du mouvement volontaire, les muscles qui sont fixés sur les os.

Les nerfs de la seconde espèce, que l'on nomme nerfs *splanchniques*, ce qui veut dire *viscéraux*, sont aussi désignés collectivement par le mot de *nerf-grand-sympathique*, parcequ'on les considère comme ne formant qu'un seul appareil nerveux. Ces nerfs sont beaucoup moins multipliés que les précédents, puisqu'ils ne se trouvent que dans ce qu'on appelle les viscères ; savoir : les poumons, le cœur, l'estomac, les intestins, le foie, la rate, les reins, les

organes sexuels. Cependant ils le sont assez
pour que ces viscères en soient remplis. Leurs
cordons s'entrelacent autour de ces organes et
de leurs vaisseaux. Ils communiquent avec ceux
de la première espèce dans les organes des
sens, dans les muscles respirateurs, et parviennent même jusque dans le cerveau.

Les nerfs cérébraux ont pour centre la masse
pulpeuse du cerveau. Ils lui apportent les sensations de la vue, de l'ouïe, de l'odorat, du
goût, du toucher ; et c'est par eux que le cerveau fait exécuter tous les mouvements volontaires. C'est par leur moyen que l'on peut recevoir des idées, ensuite penser, parler, marcher,
saisir les objets, etc. Ils sont donc destinés à
nos rapports avec les corps extérieurs.

Les nerfs splanchniques, que je désignerai
désormais par le mot de *grand-sympathique*,
ont pour centres un grand nombre de petits
corps rougeâtres, appelés ganglions, profondément situés le long de la colonne vertébrale,
et derrière l'estomac. Il en part des cordons
qui se dirigent dans tous les sens, vont embras-
ser les vaisseaux, et pénètrent avec eux dans
tous les viscères. Ils en règlent les mouvements,
et les rendent indépendants des caprices de la
volonté. Autant les premiers sont sensibles,

autant ceux-ci le sont peu. Mais les viscères, recevant quelques nerfs du cerveau, peuvent aussi lui faire parvenir des sensations ; toutefois elles sont beaucoup moins vives que celles que nous éprouvons dans les parties où les nerfs du cerveau existent seuls ; il y a même des viscères où les sensations sont presque nulles. Ainsi nous pouvons éprouver de la douleur ou du plaisir dans ces viscères, mais jamais y exciter des mouvements, ou faire cesser ceux qui s'y passent. Avec ces courtes notions préliminaires, j'espère que vous m'entendrez lorsque je vous parlerai des maladies nerveuses, que nous appelons aussi *névroses*.

LE SAVANT.

Je prévois que vous allez distinguer deux ordres de névroses : névroses des nerfs cérébraux ou de relation ; névroses des nerfs viscéraux ou des fonctions intérieures.

LE JEUNE MÉDECIN.

Sans doute, monsieur ; mais il faut que je vous les rende sensibles, et en quelque sorte palpables : daignez m'écouter.

Toutes les névroses sont produites par l'action de causes irritantes, c'est-à-dire par l'irritation. Cette proposition vous fait d'abord saisir leurs rapports avec les inflammations ; car lorsque l'inflammation, qui n'est qu'une espèce d'irritation, existe dans un organe quelconque, les nerfs qui appartiennent à cet organe s'en ressentent, et il y a névrose. Par conséquent, toutes les fois que l'inflammation aura lieu dans le cerveau ou dans la moelle épinière, les nerfs cérébraux et les spinaux seront affectés. Il y aura d'abord des sensations douloureuses dans les organes des sens et dans les muscles, ensuite des convulsions dans ces derniers ; enfin, lorsque l'inflammation aura accumulé trop de sang et d'humeur dans le cerveau, dans la moelle épinière, ou les aura désorganisés, les douleurs, les mouvements convulsifs cesseront, et il y aura paralysie. Telle est l'idée générale de la première section des névroses de relation ; on les appelle névroses cérébrales. Développons-en la théorie.

Vous saurez d'abord que le cerveau peut éprouver des inflammations violentes, aiguës, avec fièvre, et des inflammations lentes ou chroniques, sans fièvre. Les premières sont connues des médecins sous les noms de *frénésies* ou de *fièvres cérébrales;* quelquefois on les appelle *fièvres malignes.* Dans ces cas, il y a du délire, des convulsions, des grincements de dents, des tressaillements dans les membres ; les yeux sont très sensibles à la lumière, les oreilles au bruit, etc. Eh bien ! tout cela, ce sont des phénomènes nerveux, de vraies névroses dépendant de l'inflammation aiguë du cerveau ou de ses membranes.

Les secondes, ou les inflammations chroniques des mêmes tissus, sont caractérisées par des douleurs continuelles de la tête qui peuvent être générales ou partielles, correspondre au front, au sommet ou vertex, à l'occiput, à l'un des côtés, retentir dans une oreille, etc. : voilà les signes locaux. Quand ils sont permanents, ils attestent l'inflammation d'une portion du cerveau ou de ses membranes. Voici maintenant les phénomènes nerveux qui en dépendent.

Les malades se plaignent de pesanteurs de tête, d'étourdissements, d'éblouissements, d'une tendance insurmontable au sommeil, de perte de mémoire ; ils ont des mouvements convulsifs habituels dans une paupière, dans un bras ; et quelquefois celui-ci reste dans un état perpétuel de contraction ; ils éprouvent des illusions d'optique, d'acoustique, des tintements d'oreille ; une moitié de leur corps est faible, traînante, ou bien ils y éprouvent des mouvements convulsifs qui leur font faire des gestes ridicules, quand ils veulent marcher, saisir quelque chose, ou porter les aliments à la bouche, ce qu'on appelle *danse de St.-Guy* ou *chorée*; d'autres ont des attaques d'épilepsie; plusieurs, après avoir souffert long-temps de la tête, avoir éprouvé des migraines, deviennent entièrement fous. Or, tous ces phénomènes nerveux, que les auteurs rangent dans les névroses, sont l'effet de l'inflammation qui irrite une partie du cerveau. Cette irritation trouble d'abord les fonctions intellectuelles, puis retentissant dans les nerfs que le cerveau envoie dans ses différentes parties, elle y occasione tous les accidents dont je viens de vous offrir le tableau.

LE SAVANT.

Vous me faites trembler. Quoi! tous ceux qui se plaignent des affections nerveuses dont vous venez de parler ont le cerveau enflammé!

LE JEUNE MÉDECIN.

Ils ne l'ont d'abord qu'irrité; mais si cette irritation continue pendant long-temps, elle passe à l'état inflammatoire, et à la suite de ces névroses d'excitation, qu'on peut appeler *actives,* surviennent d'autres névroses d'abirritation qui peuvent être dites *passives,* et dont l'apparition indique l'engorgement excessif du cerveau , l'épanchement du sang dans ce viscère, sa suppuration ou sa désorganisation; ce sont les *paralysies.*

En effet, au bout d'un temps plus ou moins long, toutes les fonctions nerveuses qui étaient exaltées tombent dans l'inertie. Ainsi le délire se change en idiotisme, en stupidité, lorsque toute la portion du cerveau qui préside aux facultés intellectuelles est désorganisée ; quand elle ne l'est que partiellement, le malade ne perd qu'une de ses facultés, comme la mémoire ; si la partie du cerveau qui correspond à un sens se désorganise, l'excitation de ce sens est suivie de son abolition. C'est ainsi que la cécité, la surdité remplacent l'excessive sensibilité de la vue et de l'ouïe; et la paralysie des paupières, l'état convulsif qu'elles éprouvaient depuis long-temps. Lorsque la désorganisation cérébrale a lieu dans un endroit correspondant à des muscles, à ceux d'un bras, d'une jambe, ces membres, après avoir été convulsés, perdent tout mouvement et deviennent paralytiques ; mais si tout un côté du cerveau, qui n'était d'abord qu'irrité, comme dans certaines *danses de St.-Guy,* est ensuite altéré dans son organisation, la paralysie attaque le côté du corps qui était convulsé, et c'est toujours celui opposé à l'affection du cerveau. Cette paralysie porte le nom d'*hémiplégie.*

LE SAVANT.

D'où vient cela?

LE JEUNE MÉDECIN.

De ce que les nerfs qui partent du cerveau pour se rendre dans les muscles des membres se croisent avant de sortir de la cavité du crâne; mais permettez que je continue.

Vous venez de voir des paralysies partielles, parcequ'il n'y avait dans le cerveau que des désorganisations partielles : supposez maintenant que l'engorgement sanguin du cerveau soit général; qu'il existe en même temps dans la portion de ce viscère qui correspond aux facultés intellectuelles, aux sens, et dans celle d'où dépend le mouvement des membres; toutes ces fonctions seront suspendues; il y aura en même temps abolition de l'intellect, des sens externes et des mouvements musculaires. C'est ce qu'on appelle *apoplexie,* quand cet état est très prononcé et qu'on ne peut faire revenir le malade en l'excitant; *coup de sang,* lorsque cet accident n'est que momentané; enfin, *état comateux* ou *léthargique,* lorsque le malade n'a pas entièrement perdu tout sentiment et tout mouvement, et qu'il paraît seulement être plongé dans un profond sommeil. Quelquefois cette torpeur générale des muscles est plus profonde d'un côté du corps; les membres de ce côté n'exécutent aucun mouvement, et, quand on les soulève, ils retombent comme ceux d'un cadavre; en un mot, ils sont entièrement paralysés, tandis que ceux du côté opposé conservent encore quelque mouvement quand on les pique ou qu'on les pince. Ce signe indique qu'à l'engorgement général du cerveau se joint un épanchement de sang ou une autre désorganisation dans le côté de ce viscère opposé à l'hémiplégie. Cette altération rend les attaques d'apoplexie beaucoup plus graves, car les malades sont exposés à périr; et le plus ordinairement, quand ils reviennent, ils conservent pendant long-temps cette hémiplégie. Certaines nuances de l'engorgement du cerveau, qui ne vont pas jusqu'à la désorganisation, produisent la suspension des fonctions intellectuelles et des mouvements volontaires, mais avec cette particularité que les membres conservent l'attitude qu'on leur donne; par exemple, si l'on soulève une jambe ou un bras, au lieu de retomber, ils restent dans l'attitude où on les a mis. Cette névrose se nomme *catalepsie ;* elle peut, comme toutes celles de ce genre, se terminer par les paralysies partielles ou par l'apoplexie.

Il arrive souvent aussi que des malades, après avoir éprouvé des excitations partielles, puis des paralysies également partielles, soit dans les sens, soit dans les facultés intellectuelles, soit enfin dans les muscles, finissent par tomber dans une apoplexie ; et celle-ci est alors mortelle. Telle est la fin ordinaire des épileptiques, des fous, et de tous ceux, en un mot, dont une portion du cerveau a passé successivement de l'excitation partielle à la paralysie de même espèce, par la raison fort simple que l'altération d'un point du cerveau finit toujours par s'étendre à la totalité de ce viscère.

Mais nous n'avons point parlé de la moelle épinière : eh bien ! sachez que ce prolongement du cerveau, qui s'étend depuis la tête jusqu'au coccix, peut aussi éprouver de l'inflammation, et se désorganiser comme le cerveau. Or cette inflammation produit des mouvements convulsifs, ou des convulsions permanentes, dans les muscles du tronc, surtout dans ceux du dos : tel est le tétanos, quand cette inflammation est générale ; telles sont certaines roideurs et convulsions des extrémités inférieures, quand elle est partielle et située vers les lombes : enfin, lorsqu'elle a désorganisé le point irrité, tous les muscles qui en reçoivent leurs nerfs, comme ceux des membres inférieurs, la vessie, le rectum, tombent dans la paralysie, et la mort est tôt ou tard la suite de cet état.

Vous voyez donc, monsieur, que les principales névroses, celles des fonctions de relation, se rattachent d'une manière très étroite au grand phénomène de l'inflammation. Bientôt vous allez être convaincu qu'il en est exactement ainsi des névroses des fonctions intérieures.

LE SAVANT.

Je ne saurais revenir de mon étonnement ; j'avais trouvé dans les auteurs toutes ces affections nerveuses, décrites séparément sous des titres différents, comme autant de maladies très distinctes les unes des autres ; je ne me serais jamais douté qu'elles n'étaient que des nuances ou des degrés divers de la même affection, et surtout qu'elles étaient toutes subordonnées à l'inflammation du cerveau et de la moelle épinière, ou même tout simplement à l'irritation de ces organes.

LE JEUNE MÉDECIN.

Cet isolement des nuances d'une même affection, cette habitude de les considérer comme des maladies différentes qui ont chacune leurs spécifiques dans les boutiques des apothicaires, n'est autre chose que de l'ontologie dica   le.

LE SAVANT.

C'est fort bien pour les névroses cérébrales ; mais vous en avez fait la première section des névroses de relation : quelle est donc la seconde ?

LE JEUNE MÉDECIN.

Elle se compose des affections nerveuses, qui sont bornées à un nerf sensitif ou moteur, sans aucune intervention de l'irritation cérébrale. En voici des exemples : le nerf acoustique, qui est renfermé dans une cavité creusée dans l'os des tempes, peut être enflammé seul, pour avoir été forcé de trop agir, ou par une autre cause irritante : alors il y a sensibilité excessive de l'ouïe, perception de sons confus ; le plus léger ébranlement de l'air fatigue autant ce sens que le ferait l'explosion d'une batterie de canon, chez un homme sain ; enfin, le nerf, après avoir été trop excité, se paralyse, et l'ouïe est perdue sans retour. Il en est ainsi du sens de la vue : sur-irrité par différents agents d'excitation, surtout par une trop vive lumière, le nerf optique, qui en est chargé, ne peut supporter l'impression des rayons lumineux ; la vue se perd durant le jour, et reparaît la nuit à une lumière artificielle. Mais bientôt le nerf optique s'affaiblit ; il devient insensible à la lumière artificielle ; il faut tout l'éclat du grand jour pour faire distinguer les objets ; enfin, ce nerf, ou plutôt son expansion membraneuse située au fond de l'œil, et qu'on nomme la *rétine,* se désorganise, et la vue est tout-à-fait détruite.

LE SAVANT.

N'y a-t-il pas aussi des illusions de la vue que les médecins rangent dans les névroses ?

LE JEUNE MÉDECIN.

Plusieurs personnes s'imaginent voir voltiger des mouches. Cela dépend le plus souvent de l'engorgement de la rétine, qui éprouve de l'irritation; mais cette illusion peut aussi être l'effet du délire, et alors elle se rapporte aux irritations du cerveau. L'engorgement de la rétine détermine aussi la sensation de certaines lignes noires semblables à des fils d'araignée qui intercepteraient la vision; l'inflammation de l'intérieur de l'œil fait voir un globe de feu. Dans certaines nuances des affections cérébrales, on ne voit que la moitié des objets. Celles de ces illusions qui dépendent d'un vice de la rétine ou des membranes qui sécrétent les humeurs de l'œil tendent à produire la cécité; mais celles qui reconnaissent pour cause l'engorgement irritatif du cerveau peuvent en outre être suivies de paralysies partielles, et se terminer par l'apoplexie.

LE SAVANT.

Qu'entendez-vous par la goutte sereine? N'est-ce pas aussi une névrose?

LE JEUNE MÉDECIN.

La goutte sereine, que les médecins appellent *amaurose,* consiste dans une cécité à laquelle l'œil est étranger: cet organe est aussi net et aussi transparent qu'à l'ordinaire. Le cerveau seul est affecté d'une irritation qui l'engorge dans la région où correspond le sens de la vue. La goutte sereine est donc une maladie du cerveau, qui se rallie à celles dont nous avons parlé.

LE SAVANT.

Et les personnes qui louchent, doivent-elles cette difformité à l'affection de l'œil ou à celle du cerveau?

LE JEUNE MÉDECIN.

Le *strabisme* (c'est ainsi que nous appelons cette maladie) peut dépendre de l'excès de sensibilité d'un œil qui se détourne, par l'influence de l'instinct, pour éviter une lumière qui le fatigue, c'est-à-dire qui l'irrite; d'autres fois, c'est l'effet d'une habitude prise par les jeunes enfants, lorsqu'ils sont placés dans leur berceau de manière à recevoir obliquement les rayons lumineux. Dans tous ces cas, la maladie est bornée aux muscles propres du globe de l'œil, et n'est pas assez intense pour amener leur paralysie: mais le strabisme est quelquefois causé par une irritation du cerveau qui se développe à la suite d'une suppression d'hémorrhagie. C'est ainsi que certaines jeunes filles dont le flux menstruel est arrêté deviennent tout-à-coup louches et difformes.

Il est encore possible que cette même affection soit l'effet d'une irritation de l'utérus ou des voies digestives, qui se réfléchit sur le cerveau sans que ce viscère soit profondément altéré.

Tout cela peut s'appliquer aux convulsions des paupières. L'irritation du cerveau qui produit ces différentes convulsions peut n'être que passagère : si elle devient permanente, elle amène la désorganisation du point cérébral affecté, et par suite la paralysie des muscles qui étaient convulsés ; mais cela se rapporte encore aux irritations partielles du cerveau, dont j'ai déjà fait mention. La sensibilité excessive de la rétine, sans affection de ce viscère, est maintenant l'objet qui nous occupe. Vous voyez qu'elle entraîne l'engorgement irritatif, accompagné de certaines illusions d'optique, et, par suite, la perte de la vue. Telle est la principale névrose, la névrose essentielle et purement locale de la branche nerveuse qui est chargée de la vision.

LE SAVANT.

Je vous entends : il me paraît en effet très raisonnable d'admettre que l'irritation d'un nerf sensitif peut aboutir à sa désorganisation et à la perte d'un sens, puisque l'irritation du cerveau, qui est le centre des nerfs sensitifs, peut, en le désorganisant, amener la perte de tous les sens à la fois. Sont-ce là toutes les névroses de relation externes et partielles?

LE JEUNE MÉDECIN.

Ce qui arrive aux nerfs des sens peut avoir lieu dans ceux des muscles, par une cause purement locale; ainsi, quelquefois le tronc nerveux qui fournit des rameaux à toutes les parties d'un membre est irrité, enflammé, et les plus vives douleurs se font sentir, en suivant la direction de ces rameaux, en même temps que les muscles auxquels ils se distribuent, éprouvent des mouvements convulsifs; mais, lorsque l'inflammation a désorganisé ce tronc, la sensibilité et les convulsions disparaissent, pour faire place à la paralysie. Telle est la marche générale de ces névroses locales : mais, dans un grand nombre de cas, l'irritation fixée sur le trajet d'un nerf n'est pas assez intense pour le désorganiser, et la vie presque entière se passe dans des souffrances qui seraient intolérables si elles étaient continues; mais le plus ordinairement les douleurs et les convulsions ne reviennent que par intervalles, quoique l'inflammation qui les cause soit continue. Telles sont les maladies que les médecins désignent par le nom de *névralgies*. On en observe aux yeux, à la face, aux mâchoires, aux bras, aux cuisses et aux jambes; en un mot, dans toutes les branches nerveuses qui donnent le sentiment et le mouvement aux muscles des parties extérieures du corps. L'irritation qui les cause n'est pas toujours bornée à un point de nerf : la majeure partie du tronc et même la plupart de ses rameaux peuvent y participer et être en proie à une véritable inflammation.

D'autres fois, l'irritation qui les tourmente ne s'élève pas à ce degré. Elle peut céder entièrement, et revenir par une espèce d'habitude inexplicable. Il est des cas où la névralgie dépend uniquement de ce qu'un des rameaux des nerfs est implanté dans un organe enflammé. C'est ainsi qu'une dent malade peut causer des douleurs dans toute la face, etc.

LE SAVANT.

Quelles sont les causes de ces névralgies ?

LE JEUNE MÉDECIN.

Toutes celles des phlegmasies, sans aucune exception ; une cause irritante agit sur une partie du corps ; au lieu d'y faire naître un phlegmon, un érysipèle, un rhumatisme, etc., elle y développe une névralgie ; le froid est une des causes qui les produisent le plus souvent. D'autres fois, on les voit paraître après la disparition subite d'une inflammation, comme si cette dernière avait voyagé : c'est ainsi que les névralgies peuvent succéder aux érysipèles, aux dartres, à la goutte, aux rhumatismes, et même à la suppression des hémorrhagies habituelles. On a supposé des humeurs particulières, pour produire tous ces phénomènes ; mais on a manifestement pris les effets pour la cause. Les humeurs que l'on voit sur une surface enflammée sont l'effet de l'inflammation, et n'existent que dans le lieu où elle les engendre.

LE SAVANT.

N'est-il donc aucun cas où la paralysie soit produite immédiatement par l'action des causes irritantes, sans inflammation préalable ?

LE JEUNE MÉDECIN.

Ces cas existent, monsieur. On voit quelquefois une violente commotion morale ou physique abolir le mouvement et la sensibilité dans une cuisse, dans un bras, etc., à tel

point, qu'il faut la plus vive excitation pour y
rappeler les propriétés vitales. Le froid produit
aussi de pareils effets. Toutes ces causes peuvent agir de même sur le cerveau, d'où résulte
quelquefois la mort : dans ces cas, il paraît
certain que la substance cérébrale a éprouvé
une désorganisation qui ne lui permet plus de
remplir les fonctions qui lui sont départies.

LE SAVANT.

Sont-ce là toutes les névroses des fonctions
de relation?

LE JEUNE MÉDECIN.

Je ne vous en ai peut-être pas décrit toutes
les formes, mais elles peuvent se rallier aux
deux sections dont je viens de vous présenter
l'esquisse. Permettez-moi maintenant de compléter le tableau des maladies nerveuses, en
vous parlant des névroses des fonctions intérieures.

LE SAVANT.

Bien volontiers : ce sujet m'intéresse. Ces
expressions, maux de nerfs, retentissent si
souvent à mes oreilles, et je suis tellement en-
nuyé d'entendre les médecins répéter à l'envi
que ces maladies sortent de la classe ordinaire,

et sont inconnues dans leur essence; enfin, vous avez si bien su exciter ma curiosité, que je vous promets toute mon attention. Voyons donc quelles sont les névroses des fonctions intérieures.

LE JEUNE MÉDECIN.

Le développement de la théorie physiologique de ces maladies nous entraînerait aujourd'hui beaucoup trop loin. Permettez donc que je diffère jusqu'à demain pour satisfaire votre curiosité.

LE SAVANT.

Vous avez raison, docteur; aussi bien je ne suis pas fâché de réfléchir à loisir sur ce que je viens d'entendre.

DIXIÈME DIALOGUE.

LE JEUNE MÉDECIN.

Eh bien! monsieur, êtes-vous disposé à en
tendre l'histoire des névroses des fonctions
intérieures, que nous nommons aussi névroses
viscérales?

LE SAVANT.

Très disposé: je le désire d'autant plus, que
je crois avoir besoin de les connaître pour me
faire une juste idée de celles que vous m'expli-
quâtes dans notre dernière entrevue.

LE JEUNE MÉDECIN.

En effet, l'histoire des névroses intérieures
est préparée par celle des névroses de relation;
et vous allez les voir partir comme elles de
l'inflammation ou, pour le moins, de l'irritation des organes.

De même que l'inflammation du cerveau ou

de la moelle épinière détermine un dérangement dans les fonctions de leurs nerfs, et produit des névroses de relation; ainsi la phlegmasie des autres viscères en occasione dans l'action du grand sympathique, et provoque des névroses dans les fonctions intérieures. C'est ainsi que l'inflammation du cœur cause des palpitations; celle des poumons, des étouffements que l'on appelle *asthmes;* celle de l'estomac, des dilatations avec vents, des constrictions, phénomènes que l'on désigne par le mot de *spasmes,* et des vomissements; celle des intestins, des mouvements extraordinaires de ce canal, qui se gonfle, se resserre, s'agite dans tous les sens, et quelquefois l'engagement d'une portion d'intestin dans l'autre, ce qu'on appelle *invagination;* enfin, des déjections alvines ou des selles précipitées et convulsives.

Voilà bien des désordres nerveux; ils ont lieu dans les fibres musculeuses des viscères qui sont mises en mouvement par le grand sympathique, et ne peuvent être attribués qu'à l'irritation de ce nerf; mais parlons des sensations qui les accompagnent.

Apprenez d'abord qu'un des nerfs du cerveau (la huitième paire) a ses racines implantées dans le tissu des viscères. Or ce nerf rend compte à l'âme de l'irritation qu'éprouvent ces organes. De là, d'abord, dans le cas d'inflammation de la surface intérieure de ces viscères, des douleurs brûlantes, piquantes, des érosions, des démangeaisons que l'on perçoit distinctement dans les bronches, l'estomac, les intestins : de là, ensuite, des perceptions moins claires, mais souvent plus pénibles, provenant de l'état convulsif des tuniques musculeuses de ces mêmes viscères ; par exemple, la sensation de suffocation et d'angoisse dans les attaques d'asthme et dans les palpitations ; des douleurs plus ou moins vives ou très obscures dans les spasmes de l'estomac et dans les vomissements ; des coliques, des tranchées, du ténesme, dans les mouvements convulsifs des intestins, et dans les diarrhées.

Vous voyez que jusqu'ici le cerveau n'a joué qu'un rôle passif dans ces phénomènes nerveux ; il s'est borné à en procurer à l'âme la perception : maintenant vous allez le voir y participer activement, sans que nous nous écartions encore des phénomènes des névroses viscérales.

Cette association se manifeste dans la part que prennent aux mouvements nerveux des viscères de la poitrine et du bas-ventre, les muscles du tronc qui servent d'enveloppe à ces organes. Ces muscles, que vous avez pu voir dans l'écorché qui sert à l'instruction des peintres et des statuaires, ces muscles, dis-je, ne peuvent se mouvoir sans l'influence du cerveau : la volonté peut en disposer, comme elle le fait, pour parler, pour chanter, pour concourir aux efforts, à la locomotion, etc. ; mais c'est à condition que les viscères auxquels ils sont primitivement destinés n'en réclament point l'action. Or les viscères en ont besoin pour les mouvements de la respiration, pour la déglutition, pour l'expulsion des matières fécales, pour l'accouchement, etc.; et, dans tous ces cas, la volonté est forcée de les leur abandonner : ce qui veut dire que nous ne pouvons pas parler quand le besoin de respirer est très pressant. etc. Il en est de même dans les maladies qui nous occupent. C'est en vertu de cette loi que la poitrine s'agite convulsivement pour satisfaire au besoin de tousser et d'éternuer, et dans les attaques d'asthme; qu'elle se contracte dans le vomissement, avec les muscles du ventre ; que ces derniers se dilatent et se resserrent pour suivre les variations qu'éprouvent les intestins, quand l'inflammation de ceux-ci produit des gonflements venteux, des constrictions, des tranchées. du ténesme, de la diar-

rhéc. Ces mouvements extraordinaires des muscles respirateurs (car ceux des parois abdo-
minales sont de ce nombre) font partie nécessaire, intégrante, des névroses des fonctions intérieures ; mais c'est en agissant sur le cerveau
par ses nerfs que l'irritation viscérale les détermine. En voici d'autres qui ne font point
nécessairement partie de ces névroses ; elles
ne s'y ajoutent que par une véritable complication qui associe les névroses cérébrales avec
celles des fonctions intérieures : on les observe
particulièrement dans les inflammations des
viscères du bas-ventre , que nous appelons
abdomen.

Lorsque la surface interne de l'estomac et
des intestins est attaquée d'une inflammation
aiguë, comme dans les prétendues fièvres essentielles, le cerveau participe à l'irritation
qu'elle éprouve, ce qui produit du délire, des
douleurs dans les muscles respirateurs et même
dans ceux des membres ; et si le sujet est très
irritable, des convulsions. Ces phénomènes
sont quelquefois si intenses qu'ils détournent
l'attention du médecin de la cause qui les détermine. C'est ainsi qu'ils négligent la gastrite dans ce qu'ils appellent les fièvres ma-

lignes, pour ne s'occuper que du délire, du malaise, des mouvements convulsifs; et je dois, à cette occasion, vous rappeler la maladie de mon père, où je commis cette erreur. Voilà pour l'état aigu.

Dans les gastrites et les gastro-entérites chroniques, l'influence des voies digestives sur le cerveau n'est pas moins remarquable : lorsqu'une personne fort irritable est attaquée de ces inflammations, leur effet sur le moral se manifeste par l'inquiétude, la tristesse, les pressentiments funestes, comme on l'observe chez tous les hypocondriaques. Elle va même quelquefois jusqu'à faire perdre entièrement la raison, ainsi qu'il est arrivé à madame votre épouse. Mais les muscles ne sont pas moins modifiés; l'irritation que le cerveau reçoit des voies digestives cause des douleurs dans le dos, dans les lombes, dans les parois de la poitrine, dans celles du bas-ventre et dans les membres. Ces douleurs sont rarement fixes; elles changent de place, ce qui fait croire à l'existence d'un rhumatisme concomitant. On sent dans ces parties des tressaillements, des mouvements comme ceux d'un petit animal qui s'agiterait dans le milieu des chairs; quel-

quefois on y éprouve des crampes ou de véritables convulsions ; d'autres fois, des alternatives de force et de faiblesse qui rendent les
malades tantôt confiants et joyeux, tantôt pusillanimes au point de se croire hors d'état d'exécuter aucun mouvement. Les sens ne peuvent
manquer de participer à l'irritation du cerveau
stimulé par l'inflammation gastrique ou intestinale ; de là, des lésions de la vue qui s'obscur-
cit, des tintements d'oreille, des perceptions
plus ou moins bizarres et incommodes de froid,
de chaud, de la présence d'un corps étranger
dans la peau de la tête, de la face et des autres régions du corps. Si vous ajoutez à ces
phénomènes nerveux sympathiques, c'est-à-
dire provoqués par l'influence des voies digestives, ceux qui dépendent de la névrose
de ces organes, comme les douleurs aux différentes époques de la digestion, les faims extraordinaires, les rots, les vomissements, les dis-
tensions, les resserrements, les vents, les sensations d'une boule, d'un ver, d'un animal,
du feu, de l'eau, d'une main ou d'une griffe
qui déchire les entrailles, d'un poids qui les comprime, etc., vous aurez l'explication de l'hypocondrie, dont nous avons parlé ailleurs, et qui

n'est en effet autre chose qu'une phlegmasie gastro-intestinale chronique chez un sujet dont le cerveau et les nerfs sont très irritables.

Désirez-vous maintenant prendre une idée de l'asthme? Figurez-vous une inflammation dans la membrane interne du canal ou tuyau bronchique qui fait suite à la trachée pour conduire l'air au poumon, et dans les divers rameaux qui se détachent de ce canal pour se plonger dans ces organes; eh bien! il n'en faudra pas davantage, chez un sujet nerveux, pour qu'il y ait sentiment de suffocation, élévation pénible de la poitrine, sensation d'un lien qui la comprime, respiration sifflante, efforts continuels et vains pour tousser et pour expectorer, palpitations fortes du cœur. Voilà les phénomènes locaux: d'autres dépendent de l'influence des poumons sur l'estomac; tels sont les vents et quelques autres symptômes de l'hypocondrie. Quant à ceux qui résultent de l'action portée sur le cerveau par les bronches et les poumons, ils sont ici bien moins marqués que dans l'hypocondrie: ils se bornent à l'angoisse, à la tristesse; mais on ne voit jamais s'y ajouter le délire et les convulsions, à moins d'une prédominance d'irritation gastrique ou intestinale. Après cette cause de l'asthme, l'irritation des bronches, on doit placer, sans hésiter, celle de tous les autres tissus qui composent les poumons, les épanchements qui rétrécissent l'espace qui leur est destiné dans la cavité de la poitrine, les irritations de l'estomac, enfin les maladies du cœur. L'influence de ces dernières sur les accès d'asthme est si considérable et si fréquente que plusieurs médecins d'Allemagne, de Genève, d'Angleterre, et, à leur imitation, quelques médecins français, ont osé soutenir que tous les asthmes étaient l'effet d'une affection quelconque de ce viscère.

Les névroses du cœur sont dues, comme celles des poumons, à une irritation fixée dans son tissu ; de là, des palpitations plus ou moins fortes, et quelquefois la suspension de l'action du cœur pendant quelques secondes, ce qui cause une angoisse insupportable avec suspension de l'acte respiratoire, immobilité douloureuse de la poitrine, épouvante et frayeur de la mort. Quelquefois la douleur qui résulte de ces constrictions spasmodiques du cœur semble partir du bas du sternum et se propager à l'épaule, au bras, et même à la main du côté gauche, ce qui oblige le malade de s'arrêter.

On a fait de cette nuance de l'irritation simultanée du cœur, des poumons et des muscles voisins, une maladie particulière, sous le nom d'*angine de poitrine*. L'irritation du cœur qui produit ces différents genres de souffrance est-elle aiguë, inflammatoire, violente, de celles, en un mot, que l'on appelle cardites ou péricardites aiguës? le malade est menacé d'une mort subite, que justifie assez la désorganisation du cœur. Cette irritation est-elle moins vive, ne s'élève-t-elle pas au degré de l'inflammation? on l'appelle nerveuse, parcequ'elle peut céder et revenir. Mais le médecin physiologiste, qui sait que toute irritation souvent répétée devient à la fin continue, et amène tôt ou tard la désorganisation du tissu affecté, ne s'étonnera point de voir *l'hypertrophie* du cœur, l'anévrisme de ce viscère, son endurcissement, sa dégénération tuberculeuse, l'ossification de ses artères, la déchirure de ses colonnes, les végétations de ses orifices, et autres altérations, succéder aux prétendues névroses du cœur. Il considérera tous ces désordres comme des effets de l'irritation; il se dira : « Pendant que l'irritation agissait dans cet organe, elle y produisait un double effet : celui d'y appeler du sang, de la lymphe, et d'en altérer la nutrition à la manière des inflammations chroniques ; celui de déranger la régularité de ses battements, et par là celle de la respiration. »

« Or, ajoutera-t-il, tant que les médecins ordinaires n'ont égard qu'à ce dernier effet, ils appellent la maladie névrose du cœur, asthme, palpitation, angine de poitrine ; quand enfin ils aperçoivent les résultats du premier effet, ils prononcent les mots d'*anévrisme*, de *vice organique* : telle est la cause de la divergence de leurs opinions. »

Je pourrais développer davantage ce sujet, mais je vous en ai dit assez pour vous faire sentir les rapports qui associent les névroses de la poitrine avec les inflammations des organes renfermés dans cette cavité.

LE SAVANT.

Non, monsieur. Vous m'avez parlé des anévrismes du cœur ; je désirerais quelques éclaircissements sur cette maladie, devenue très célèbre depuis l'ouvrage du docteur Corvisart.

LE JEUNE MÉDECIN.

Vous serez satisfait, monsieur ; mais permettez que j'achève de vous tracer le tableau des névroses des fonctions intérieures, et de vous faire apercevoir leurs rapports avec les névroses cérébrales. Nous venons de voir celles des principales fonctions viscérales, la digestion, la respiration et la circulation : il me reste à vous donner une idée des névroses qui appartiennent à la fonction reproductive ; je me contenterai de vous parler de l'hystérie, cette maladie propre aux femmes, si commune dans les classes les plus élevées de l'ordre social, et que les personnes du monde désignent communément sous le nom de *vapeurs* et d'*attaques de nerfs*. Elle sera parfaitement placée ici, car cette névrose se compose de phénomènes communs à toutes celles dont nous avons parlé.

LE SAVANT.

Je vous entendrai volontiers discourir sur ce chapitre, car cette maladie m'a souvent paru bien suspecte.

LE JEUNE MÉDECIN.

Elle n'est que trop réelle, monsieur; mais comme elle se compose de phénomènes nerveux des deux espèces, il en est quelques uns qui sont susceptibles d'être simulés. Vous en jugerez vous-même après avoir jeté un coup d'œil sur le tableau que je vais avoir l'honneur de vous tracer.

LE SAVANT.

Je vous attendrai donc demain à la même heure.

ONZIÈME DIALOGUE.

HYSTÉRIE; CONVULSIONS SIMULÉES.

LE SAVANT.

Vous arrivez fort à propos. Je sors de chez un ami dont la femme est des plus vaporeuses ; mais, entre nous, je soupçonne un peu de supercherie, car je remarque que les attaques la saisissent toujours lorsqu'elle veut obtenir quelque chose de son mari. Je voudrais que tous les époux fissent une étude particulière de l'hystérie.

LE JEUNE MÉDECIN.

Les attaques d'hystérie sont produites absolument comme tout ce que l'on appelle *attaques de nerfs*. C'est toujours un organe irrité qui trouble les autres. Ici, c'est l'utérus ; mais il faut établir une distinction : l'utérus peut être irrité et même enflammé chez une femme peu nerveuse, sans qu'il y ait hystérie ; la malade se plaint seulement de douleurs plus ou moins fortes dans les parties sexuelles, et peut avoir un écoulement quelconque. Il n'en est pas ainsi des femmes dont les nerfs sont irritables et mobiles ; toutes les fois que l'appareil génital est dans un état de souffrance chez ces dernières, les autres organes y participent : il n'est même pas nécessaire pour cela d'une véritable inflammation ; la congestion sanguine qui précède et prépare le flux menstruel, les désirs non satisfaits, l'abus des plaisirs, en un mot toute espèce d'orgasme extraordinaire suffit pour irriter l'utérus au point qu'il réagisse sur les nerfs et produise les accès.

La première influence de l'utérus irrité s'exerce sur les viscères du bas-ventre et de la poitrine ; la seconde, agissant d'abord sur le cerveau, retentit dans les nerfs locomoteurs. Ces influences sont elles-mêmes des irritations : celle du bas-ventre produit des phénomènes qui ont beaucoup d'analogie avec ceux de l'hypocondrie ; ainsi, sentiment d'une boule qui roule plus ou moins vite dans l'abdomen, et s'élève en se dirigeant vers la poitrine ou la gorge. Cette boule semble comprimer le diaphragme, le cœur, les poumons ; elle serre la gorge, et fait craindre la suffocation. Les femmes ont des vents qu'elles rendent souvent avec bruit ; elles poussent des soupirs, ont des hoquets, se sentent gonflées, étouffantes ; elles cherchent l'air avec empressement, et se hâtent de faire relâcher les vêtements qui compriment la poitrine et l'estomac. Chez quelques unes, le ventre se dilate et se resserre, s'élève et s'abaisse avec la rapidité d'un soufflet, ou se meut circulairement à l'instar d'une meule de moulin ; elles ont de violentes palpitations, et souvent portent la main sur le cœur comme pour contenir cet organe, qui semble s'élancer hors de la poitrine.

Ces phénomènes nerveux sont produits de la manière suivante :

Vous savez que le nerf grand-sympathique est composé d'une foule de cordons répandus dans tous les viscères, et communiquant entre eux par un certain nombre de points centraux que l'on appelle *ganglions*. Or, les cordons qui sont dans l'utérus transmettent l'irritation de cet organe à tout le reste du nerf, et font participer tous les viscères à la souffrance de l'un d'entre eux. Jusqu'ici l'on ne voit encore qu'une névrose des fonctions intérieures ; mais voici la complication :

Cette irritation tumultueuse des viscères inférieurs étant perçue par l'âme au moyen du cerveau, il en résulte d'abord un état de malaise et d'angoisse qui tient ces femmes immobiles et les empêche de parler. Comment parleraient-elles, lorsqu'elles peuvent à peine respirer? Mais bientôt l'irritation transmise au cerveau s'élève à un tel degré, que la volonté perd toute son influence sur les muscles; ils n'obéissent plus qu'à cette irritation, et la femme s'agite convulsivement dans tous les sens, à la manière des épileptiques : c'est alors que l'on observe des contractions violentes dans les membres et surtout dans les bras; la torsion de l'épine du dos, la roideur tétanique qui rend le corps dur et inflexible, la flexion du torse en divers sens, le roulement des yeux, les contorsions de la face, de violentes secousses ou des espèces de bonds qui soulèvent tout le corps, et mille autres mouvements convulsifs plus ou moins extraordinaires. Qui peut ici méconnaître la complication des névroses de relation avec celles des fonctions intérieures?

Vous pouvez maintenant, monsieur, juger avec facilité jusqu'à quel point il est donné à la femme de simuler les attaques d'hystérie. Elle peut imiter tout ce qui dépend de la volonté :

elle est donc la maîtresse d'agiter sa poitrine, son ventre et de contracter ses membres avec plus ou moins de force ; mais un médecin exercé distinguera toujours ces mouvements des véritables convulsions : ils n'en ont ni la force ni la durée. Ce qu'il est impossible de simuler, dans la série des convulsions musculaires , c'est la torsion de l'épine et les raideurs tétaniques.

Quant aux phénomènes nerveux appartenant aux viscères , comme la volonté n'exerce aucun empire sur ces organes , la femme ne peut que les accuser, ou feindre de les éprouver; elle peut bien dire qu'elle sent la boule hystérique , et qu'elle suffoque ; mais elle ne saurait gonfler et rétrécir ses intestins, se créer des gaz , exécuter le mouvement circulaire imitant la meule de moulin, dont j'ai parlé. Il ne dépend pas non plus de son vouloir de présenter un point de gonflement et de chaleur , soit au col utérin , soit dans la cavité du bassin, ni d'avoir des flueurs blanches ou des pertes.

Dans quelques cas, les désordres nerveux de l'abdomen , au lieu de provoquer des convulsions , produisent une cessation totale des fonctions du cerveau, et la torpeur de plusieurs viscères. La femme reste immobile , perd l'usage de ses sens ; sa respiration est suspendue, et les mouvements de son cœur sont si peu prononcés qu'on ne peut plus les sentir, et que le pouls disparaît entièrement.

Plusieurs femmes réduites à cet état déplorable ont passé pour être mortes, et leur retour subit à l'état de santé a dû paraître une résurrection ; d'autres ont été ensevelies et même inhumées, et l'on s'est aperçu trop tard de la méprise ; d'autres ont été fécondées, et leur grossesse a pu leur sembler à elles-mêmes miraculeuse.

Il arrive assez fréquemment que les attaques d'hystérie se terminent par des cris, par des pleurs, par des éclats de rire immodérés et par des flux d'une urine limpide et très abondante. Il est inutile d'ajouter que ce dernier phénomène n'est nullement susceptible de simulation.

Vous avez vu que l'irritation de l'utérus produisait celle de tous les autres viscères : sachez présentement que l'influence est réciproque, et vous comprendrez pourquoi les affections morales, les indigestions, en un mot toutes les irritations de la tête, de la poitrine et des organes digestifs, réveillent l'activité assoupie de l'utérus et déterminent des attaques, cet organe réagissant aussitôt sur ceux qui l'ont mis en jeu. Les premiers accès viennent toujours de l'utérus; mais quand les femmes en ont contracté l'habitude, toute espèce d'irritation peut les provoquer : aussi les voit-on souvent paraître après l'usage des aliments excitants, des boissons spiritueuses et du café, surtout si l'estomac est aussi très irritable.

LE SAVANT.

Voilà des documents précieux sur l'affection hystérique. Ils me paraissent extrêmement propres à donner une idée des névroses de toutes espèces; car cette maladie se compose de tous les phénomènes nerveux imaginables, et j'entrevois, par la distinction que vous venez de faire des phénomènes susceptibles de simulation, jusqu'à quel point les enthousiastes et les fanatiques ont pu pousser la feinte dans quelques circonstances particulières.

LE JEUNE MÉDECIN.

Il est utile aussi, monsieur, de vous apprendre qu'en s'excitant vivement le cerveau par la volonté, et simulant les convulsions, on peut bien s'en donner de véritables, qui deviennent habituelles, et dont la cure peut offrir autant de difficultés que celle des spontanées. Vous jugez jusqu'à quel point ce fait peut éclairer ces espèces de contagions convulsives dont les temps de fanatisme et de barbarie ont offert des exemples si multipliés.

LE SAVANT.

Et quels moyens avez-vous pour combattre toutes les névroses que vous venez de me décrire ?

LE JEUNE MÉDECIN.

Ce sera, si vous voulez, le sujet d'un nouvel entretien.

DOUZIÈME DIALOGUE.

LE SAVANT.

Vous devez aujourd'hui me parler du traitement des névroses. Je présume que vous allez développer des vues nouvelles ; car, si je vous ai bien saisi, il y aura autre chose que de l'éther, de l'eau de fleurs d'orange et de l'eau de tilleul à opposer à des irritations aussi graves que celles dont vous m'avez offert le triste tableau.

LE JEUNE MÉDECIN.

Il faut d'abord s'assurer du siége de l'irritation ; lorsqu'on l'a reconnu, il doit être attaqué par les moyens appropriés. Si l'organe irrité est dans un véritable état d'inflammation, on le traite d'abord par les émollients, les saignées locales, le régime dit antiphlogistique, en un mot par les mêmes moyens qui conviennent aux inflammations sans névroses. Ce simple traitement réussit toujours, s'il est adopté franchement dans le début de ces maladies. Si l'irritation ne s'élève pas au degré de l'inflammation, les mêmes moyens conviennent encore, mais il faut moins de saignées ; les émollients et le régime suffisent ordinairement.

Lorsque l'inflammation ou l'irritation locales ont été détruites, on attaque l'habitude convulsive qui leur survit quelquefois par certains irritants particuliers que les médecins appellent *antispasmodiques ;* tels sont le camphre, l'éther, le musc, l'opium, l'assa-fœtida, la valériane, le zinc, et une foule d'autres substances dont le détail et le mode d'administration nous entraîneraient beaucoup trop loin : mais il importe d'ajouter que ces moyens sont rarement d'une utilité permanente et décisive ; que la plupart du temps ils ne font que dissimuler le mal en exerçant une révulsion passagère ; que très souvent ils l'augmentent ; enfin, qu'après les antiphlogistiques, les moyens les plus efficaces sont l'exercice des muscles, la distraction, les voyages, et surtout la ferme et constante volonté de ne plus se laisser aller aux impulsions qui déterminent les convulsions.

LE SAVANT.

Comment l'exercice du corps peut-il être le remède des douleurs et des convulsions?

LE JEUNE MÉDECIN.

En forçant les muscles à agir sous l'influence de la volonté, on les rend moins susceptibles d'obéir aux stimulations des viscères ; on rend ceux-ci moins irritables ; on augmente la digestion, la nutrition, la dépuration du sang, tout en émoussant l'activité nerveuse ; car il est bien prouvé que lorsqu'un individu dépense beaucoup d'action vitale pour le mouvement volontaire, il lui en reste peu pour la sensation et pour le mouvement involontaire ; en un mot, les exercices du corps en plein air rapprochent l'homme de sa constitution primitive, et donnent moins de prise aux causes qui tendent à lui créer cette incommode sensibilité, mère commune de toutes les névroses.

Lorsque l'état de paralysie a succédé à la surexcitation nerveuse, les stimulants, tels que les vésicatoires, l'application du feu, etc., conviennent sur les parties qui ont perdu le mouvement et la sensibilité ; mais si la branche de nerf paralysée peut être excitée avec avantage, il n'en est pas ainsi du tronc désorganisé, ni du cerveau, lorsque c'est lui qui est le siége du mal. Nous avons vu qu'il était, alors altéré par suite d'une inflammation prolongée. Cette désorganisation consiste dans le ramollissement, la suppuration ou l'endurcissement d'un point de sa substance, quelquefois dans une déchirure occasionée par l'extravasion du sang, etc. Lorsque ces désordres ne sont pas fort étendus, la nature travaille à leur guérison; mais il lui faut, pour cela, beaucoup de temps : il importe donc de ne pas la troubler en irritant le cerveau, en provoquant un nouvel épanchement, une nouvelle irruption de fluides, en un mot une nouvelle inflammation dans les endroits dont la cicatrice allait s'opérer. Or, tous les prétendus spécifiques que l'on administre à l'intérieur ne manquent jamais de produire ces fâcheux effets; et lorsqu'une paralysie se guérit pendant leur usage, c'est malgré eux, et non par eux, que ce bonheur est obtenu. Ainsi, point d'élixirs anti-apoplectiques, d'eau des Carmes, de décoction d'arnica, de noix vomique, d'eaux minérales, sulfureuses ou ferrugineuses. En irritant l'estomac, les drogues irritent le cerveau et empêchent la guérison de se consommer; souvent même elles déterminent une rechute. Nous bannissons aussi les eaux salines et purgatives, les pilules aloétiques, les grains de santé, et toutes les préparations drastiques destinées à entretenir une légère diarrhée, sous prétexte qu'il faut appeler les humeurs de la tête sur le canal intestinal. Le résultat de ces pratiques est de produire une inflammation chronique de l'estomac et des intestins, sans diminuer en rien celle qui opère la dissolution du cerveau, et de préparer les malades à une attaque d'apoplexie, contre laquelle on n'aura plus aucune ressource. Le plus sûr est de n'user à l'intérieur d'aucun irritant, de s'en tenir à un régime léger qui puisse soutenir le malade sans lui causer de sur-excitation, de l'éloigner des travaux intellectuels, et de le faire jouir du bénéfice du grand air, secondé par un exercice proportionné aux forces qui peuvent lui rester. L'intempérance et l'abus des boissons fermentées ne manquent jamais de procurer, au bout d'un certain temps, une rechute toujours mortelle aux paralytiques que l'apoplexie avait épargnés.

Les révulsifs appliqués près du cerveau, à la nuque, par exemple, sont utiles après l'emploi des antiphlogistiques; on peut donc y pla-

cer un séton, un cautère, y brûler un moxa.
Ces mêmes moyens conviennent, avec les mêmes précautions, auprès d'un tronc nerveux
que l'inflammation chronique menace de désorganiser ; c'est ainsi qu'on les applique à la
hanche dans les sciatiques nerveuses ; au bras,
au coude. à l'avant-bras, dans les névralgies
de ces parties ; aux tempes, dans celles des
yeux, des paupières, et ainsi de suite.

Les praticiens savent encore opposer à ces
dernières maladies certains stimulants énergiques dont l'action peut être regardée comme
révulsive ; tels sont les frictions mercurielles
poussées jusqu'à salivation, les ventouses sè-
ches, les scarifications, les douches, et plusieurs topiques plus ou moins irritants et rubéfiants.

LE SAVANT.

Je suis tout étonné de voir tant de rapports
entre les inflammations et les névroses : toutefois, la manière dont vous avez enchaîné les
faits relatifs à ces deux ordres de maladies
me paraît fort naturelle, du moins je ne me
sens pas assez instruit en médecine pour l'attaquer ; mais parlez-moi franchement : sup-
pléez à mon ignorance, et faites-vous à vous-

même les objections qu'un médecin pourrait vous faire.

LE JEUNE MÉDECIN.

La seule qui pourrait être faite avec quelque apparence de fondement, quoiqu'elle ne soit que spécieuse, c'est que plusieurs névroses étant mobiles, on ne saurait les attribuer à un point d'inflammation. Mais remettons à demain la solution de cette objection; car, pour vous y conduire, j'ai besoin de vous rappeler une bonne partie des questions que nous avons traitées précédemment.

TREIZIÈME DIALOGUE.

LE SAVANT.

Eh bien ! docteur, comment allez-vous vous tirer de l'embarras où vous voulûtes bien vous mettre hier par compassion pour ma chétive ignorance ?

LE JEUNE MÉDECIN.

Je m'en tirerai, monsieur. en vous disant que l'irritation, qui exalte le mouvement, le sentiment, et qui appelle les humeurs dans une partie quelconque de notre corps, n'est pas toujours de nature à poursuivre ses ravages jusqu'à la suppuration, la gangrène, l'induration, la désorganisation en un mot. Lorsqu'elle a ces caractères, on l'appelle *inflammation* ou *sub-inflammation*, suivant notre langage : c'est celle qui nous occupe depuis le

commencement de nos entretiens. Mais quelquefois l'irritation est mobile ; de sorte qu'a-
près avoir agi un certain temps sur un tissu ,
elle le quitte pour se manifester dans un autre,
ou bien elle revient constamment dans le
même, après l'avoir laissé dans un état analogue à celui de la santé, ou état normal. Eh
bien ! ces irritations mobiles, ambulantes, ou
affectant toujours le même siége, ne diffèrent
que fort peu des irritations fixes ; elles sont
produites par les mêmes causes, elles cèdent
aux mêmes moyens curatifs ; et, si elles sont
exaspérées par les stimulants, elles se confondent entièrement avec elles.

LE SAVANT.

J'entrevois confusément une nouvelle série
de propositions qui découlent de votre doctrine physiologique ; mais je ne sais à quels
faits il faut les rattacher : veuillez donc, je vous
prie, vous exprimer dans un langage qui soit
à ma portée.

LE JEUNE MÉDECIN.

Ces irritations, que je vous dis susceptibles
de se transporter d'un tissu à un autre, paraissent sous différents noms dans les auteurs. Je

choisis, pour vous en donner une idée, la goutte et le rhumatisme : vous savez que les médecins les regardent comme des inflammations, malgré leur extrême mobilité, parceque, pendant le séjour qu'elles font dans une articulation, on y remarque de la rougeur, de la chaleur et de la douleur. Eh bien! cette irritation mobile devient quelquefois fixe dans un des siéges qu'elle avait coutume d'abandonner, ou dans un lieu nouveau; et dès lors elle se comporte comme si elle n'eût jamais été mobile. Mobile ou fixe, l'irritation goutteuse dépend toujours des mêmes causes; mobile ou fixe, elle doit être combattue par les mêmes moyens. Vous voyez donc qu'il existe une grande analogie entre les irritations fixes et les mobiles ; observez maintenant les rapports de ces dernières avec les névroses. Lorsqu'une pareille irritation change de place, elle produit des phénomènes nerveux différents, selon les divers tissus qu'elle affecte. Soit la goutte, encore pour exemple : dans un pied, l'irritation causera des douleurs, des tressaillements nerveux de tous les muscles du membre ; se portera-t-elle à la tête? vous aurez une ou plusieurs des névroses cérébrales ; passera-t-elle dans le tissu de l'estomac? attendez-vous aux névroses des fonctions intérieures, et ainsi de suite.

LE SAVANT.

Je vous suis sans difficulté. Mais, pourquoi me ramenez-vous aux phénomènes de la goutte, dont nous nous sommes déjà tant occupés?

LE JEUNE MÉDECIN.

Pour vous faire partir d'un fait qui vous est connu, afin de vous rendre l'inconnu plus facile à saisir, et pour vous prouver qu'il n'y a rien d'isolé dans les phénomènes des maladies dont l'ensemble constitue ce qu'on appelle la pathologie : vous allez me comprendre.

Il n'est pas nécessaire qu'une irritation ait commencé par les articulations, et porté le nom de goutte, pour être mobile et pour pouvoir devenir fixe après avoir été ambulante. Il se déclare, tous les jours, sous l'influence du froid, du chaud, des passions, des aliments, des boissons et des médicaments stimulants, à la suite de la disparition des dartres, de la suppression des hémorrhagies, etc., etc. ; il se déclare, disons-nous, des irritations qui débutent comme une gastrite, et, peu de jours après, sont remplacées par les apparences d'une inflammation du cerveau, qui fait place à son tour à celle des reins, de la vessie, de l'utérus, auxquelles succèdent les symptômes déjà observés de la gastrite. Or, comme ces irritations sont légères, disparaissent promptement, et qu'on n'a point sous les yeux l'organe qu'elles occupent, on cesse bientôt de les considérer comme on le faisait d'abord; on n'y voit plus des inflammations. Certes, si les praticiens avaient pu voir l'organe qu'elles occupent comme ils voient l'articulation qui souffre de la goutte, nul doute qu'ils n'auraient dit, « Cet organe est enflammé, » puisqu'ils l'ont bien dit d'un orteil goutteux. Mais, enfin, n'ayant point cet organe sous les yeux, ils n'ont pu y reconnaître, par la vue et par le tact, le gonflement, la rougeur et la chaleur; ils n'ont pu estimer son état que par la douleur et par les mouvements convulsifs spasmodiques. Mais une douleur placée dans un viscère est rarement bien vive : obtuse ou vive, elle est toujours accompagnée d'autres douleurs que l'on rapporte à des organes plus ou moins éloignés, et souvent à l'extérieur du corps, dans les muscles, dans la peau, dans les os ; à ces autres douleurs, qui sont ordinairement beaucoup plus fortes que celles du vis-

cère malade, se joignent souvent des mouvements convulsifs dans les muscles du voisi-
nage : tout cela forme un groupe de symptômes
qui ne donne point l'idée du véritable état de
l'organe primitivement attaqué. Le médecin
qualifie la maladie de névrose. Le lendemain,
si le point d'irritation intérieur n'est plus le
même, les douleurs, les convulsions, les sensations extraordinaires des malades ont changé, parceque chaque viscère et chaque partie
même d'un viscère sont liés par des rapports
particuliers avec certains autres viscères et avec
différentes régions de l'extérieur du corps. A
cet aspect, le praticien, qui ne voit pas plus
ce second point d'irritation viscérale qu'il n'a
vu le premier, croit avoir affaire à une seconde
névrose : il s'habitue ensuite à cette mobilité,
à cette variation de symptômes ; il considère
ceux-ci d'une manière collective, et il en fait
une maladie de douleurs et de mouvements,
qu'il place dans les nerfs en général, et qu'il
appelle *névrose*.

LE SAVANT.

J'ai bien suivi le fil de votre raisonnement ;
mais je sens qu'il est prêt de m'échapper, et
que je ne retiendrai rien de votre théorie, si

vous ne me la rend**ez** plus sensible par des
exemples.

LE JEUNE MÉDECIN.

En voici ; ce sont des faits analogues à ceux
de la goutte, que je viens de vous remettre sous
les yeux. L'irritation, non précédée ici d'attaque de goutte, s'établit dans l'intérieur de
l'estomac ; ce viscère est chaud, rouge, tu-
méfié, sensible comme l'orteil d'un goutteux ;
alors, douleurs au front, dans les bras, entre
les épaules ; fatigue dans les membres : l'*irri*-
tation de ce viscère prédomine au pylore (extrémité droite de l'estomac) ; douleur sous le
sein droit, à l'épaule, apparence d'une maladie
au poumon droit : elle passe au cardia (extrémité gauche de l'estomac) ; douleur sous
l'hypochondre correspondant, propagée à l'é-
paule, à l'omoplate gauches ; apparence d'une
pleurésie de ce côté : l'irritation est située dans
le premier intestin qui fait suite à l'estomac
(le duodénum) ; douleur dans le foie, elle se
propage aussi à l'épaule ; la bile ne coule plus ;
jaunisse ; le foie finit en effet par s'affecter si
ce point d'irritation persiste : l'irritation se
transporte sur le cœur ; il se gonfle de sang,
il fait éprouver de la douleur, de l'angoisse ;

palpitations, difficulté à marcher; elle occupe
les bronches; ces canaux deviennent rouges,
chauds; ils se resserrent; la respiration est
haletante; accès d'asthme: l'irritation prédomine dans le cerveau; étourdissements, douleurs diverses, mouvements convulsifs des
muscles correspondants au point le plus affecté,
comme nous l'avons vu; délire, et, si cela continue, folie: l'irritation saute tout-à-coup sur
les reins; colique néphrétique avec vomissements; douleur propagée à la cuisse, convul-
sion du crémastère correspondant; retention
d'urine, et, si cela continue, la gravelle: l'irritation va se fixer dans la vessie; celle-ci rougit, se gonfle, devient si irritable qu'elle oblige
le patient d'uriner à chaque instant; douleurs,
démangeaison à l'extrémité du pénis. Est-il
question d'une femme, si l'irritation se jette
sur l'utérus, celui-ci développera les phénomènes nerveux qui lui sont propres, et l'on
observera des attaques d'hystérie. Figurez-
vous ensuite l'irritation revenant plusieurs fois
aux mêmes siéges, variant d'intensité à chacun de ces retours, et vous aurez une idée des
névroses mobiles, de ces maladies auxquelles
les médecins n'assignent aucun siége particulier, qu'ils placent vaguement dans les nerfs, et

que, surtout, ils se gardent bien de comparer avec les inflammations.

LE SAVANT.

Maintenant, je vous entends à merveille; et
je crois pouvoir vous faire une objection de
mon crû. Qui vous assure que tous ces phénomènes nerveux dépendent d'un point d'irritation des viscères, puisque vous n'avez pas ces
viscères sous les yeux? Comment y voyez-vous
plus clair que les médecins qui vous ont précédé?

LE JEUNE MÉDECIN.

Je m'attendais à cette question. C'est par la
comparaison des cas semblables, l'observation
des effets des moyens curatifs et l'ouverture
des corps, que nous sommes arrivés à ces
conclusions. Par exemple, nos adversaires, en
irritant le viscère que nous soupçonnons être
déjà trop irrité, et que nous regardons comme
le mobile de la névrose, nos adversaires, dis-je,
augmentent tous les jours les accidents nerveux, tandis qu'en rafraîchissant et calmant le
viscère irrité, les nôtres font disparaître cette
même névrose: enfin, toutes les fois que la
mort nous en procure la faculté, nous con-
statons les traces de l'inflammation présumée.

17

LE SAVANT.

Mais ne m'avez-vous pas dit que les inflammations mobiles, telles que celles qui produisent les névroses, étaient légères? Elles ne peuvent donc devenir mortelles?

LE JEUNE MÉDECIN.

Elles sont légères dans le principe; mais, lorsqu'au lieu de les guérir on les exaspère par les toniques, les antispasmodiques et autres moyens inconvenants, elles ont le sort de la goutte, elles deviennent fixes : je veux dire qu'une irritation légère, après avoir long-temps changé de place, devient plus forte, dans un viscère, et ne peut plus en être déplacée; elle le désorganise donc d'une manière lente ou chronique, en produisant les phénomènes nerveux qui dépendent des rapports ou des sympathies de ce viscère avec les autres organes.

LE SAVANT.

Et les anciens médecins ne s'apercevaient pas de cela?...

LE JEUNE MÉDECIN.

Tant que l'irritation était légère et mobile,

ils ne pensaient qu'aux différents groupes de symptômes nerveux qu'elle occasionait, et ne traitaient qu'une névrose, c'est-à-dire les effets de l'irritation locale, et presque toujours par des moyens propres à l'augmenter. Lorsque l'irritation était devenue fixe et désorganisatrice, ils disaient que la névrose avait produit un vice organique; ou, s'ils étaient plus subtils, qu'il y avait seulement coïncidence d'un vice organique avec une névrose.

LE SAVANT.

Voilà des choses fort étonnantes; vous me faites redouter d'acquérir la certitude que la médecine méritait les reproches que lui ont toujours adressés ceux qui cultivent les sciences exactes.

LE JEUNE MÉDECIN.

J'aurais encore bien d'autres preuves à vous fournir de la futilité de l'ancienne médecine. Permettez-vous que je continue le développement de mon sujet, en vous parlant des irritations mobiles qui affectent de revenir dans le même siége?

LE SAVANT.

Je le désire beaucoup, car j'espère que vous

vous exprimerez de manière à ne laisser aucun
vague dans mon esprit.

LE JEUNE MÉDECIN.

Je ferai tout mon possible pour être clair.

LE SAVANT.

A demain donc, s'il vous plaît.

QUATORZIÈME DIALOGUE.

LE SAVANT.

C'est vainement que j'ai fouillé dans ma mémoire : mon érudition médicale ne m'a fourni aucune donnée sur ce que vous appelez des irritations mobiles qui affectent de revenir dans le même siége. Veuillez donc me tirer d'embarras.

LE JEUNE MÉDECIN.

Vous avez pourtant une idée des fièvres inter-mittentes.

LE SAVANT.

Assurément : il me suffit, pour cela, de me rappeler que j'en ai souffert long-temps dans ma jeunesse. Mais votre question me rappelle aussi ce que mon docteur m'a dit de ces maladies : il prétend qu'elles déconcertent entièrement le nouveau système de médecine. Si je l'en crois, les partisans de la doctrine physiologique n'en ont pas donné une explication satisfaisante; de sorte que plusieurs personnes qui ont adopté leur système sur les autres points n'ont point été convaincues sur celui-ci, et suivent encore les anciens errements.

LE JEUNE MÉDECIN.

Tous ceux qui ont suivi les leçons du professeur du Val-de-Grâce, ou qui seulement ont médité ses ouvrages, ont été convaincus sur ce point comme sur tous les autres. Les médecins qui n'ont examiné que superficiellement sont les seuls qui fassent encore des objections; mais elles sont bien faciles à réfuter, comme vous allez en juger vous-même.

LE SAVANT.

Seraient-ce donc les fièvres intermittentes que vous voudriez désigner par les irritations mobiles dont il s'agit?

LE JEUNE MÉDECIN.

Précisément, monsieur; c'est cela même. Cependant on les voit dans quelques cas changer de place; mais je vais m'expliquer.

Puisque vous avez eu une fièvre intermittente, vous savez que chaque accès commence par les bâillements, l'alongement des membres avec sentiment de lassitude, que nous nommons *pandiculations*, et le frisson... Vous n'ignorez pas que, pendant le frisson, on éprouve une sensation de compression et de malaise à l'intérieur, surtout au creux de l'estomac, ou du moins au point central du torse, au-dessous de la poitrine.

LE SAVANT.

Oui, sans doute; j'ai éprouvé tout cela.

LE JEUNE MÉDECIN.

Eh bien! cela signifie que le sang s'accumule avec abondance dans les viscères de la poitrine et du bas-ventre, principalement à la région de l'estomac, et qu'il diminue d'autant dans les membres et dans toute la périphérie. Or, ce qui appelle le sang dans les viscères, c'est l'irritation : je veux dire que l'action vitale augmentant tout-à-coup dans les organes intérieurs, le sang s'y précipite et abandonne les parties extérieures, qui deviennent plus sensibles à l'action du froid, et doivent par conséquent se refroidir et trembler comme si effectivement l'air n'était pas assez chaud pour en-

tretenir la température ordinaire de la peau.
En d'autres termes, cette congestion viscérale,
en dérobant le sang à la peau, rend l'homme
frileux, et lui cause le tremblement.

LE SAVANT.

Mais n'est-ce pas là une explication hypothétique?

LE JEUNE MÉDECIN.

La preuve que ce n'en est pas une, c'est que,
toutes les fois que cette même congestion a
lieu, par exemple dans le début des inflammations continues, à la suite d'un grand repas,
dans certaines affections morales violentes,
comme la peur, le même frissonnement se
manifeste.

LE SAVANT.

Je conçois bien cela ; mais si votre explication est juste, les frissonnements dont vous
parlez ne doivent pas avoir lieu quand la température de l'air est fort élevée.

LE JEUNE MÉDECIN.

Dites quand le milieu où la peau se trouve
placée est d'une température fort élevée; par

exemple, si l'on veut annuler la période de froid d'une fièvre intermittente, il suffit de plonger le malade dans un bain fort chaud ; quant à l'air, il l'est rarement assez pour empêcher entièrement le frisson fébrile ; mais on observe toujours que ce phénomène est incomparablement plus intense en hiver qu'en été ; le matin et le soir, que dans le milieu du jour ; dans un lit froid, que dans un lit bien bassiné. Il en est ainsi du frisson de la digestion : il est presque toujours nul en été ; et si, durant l'hiver, on reste dans un lieu bien échauffé, on ne l'éprouve point, tandis qu'il est très fort si l'on s'expose à l'air frais aussitôt que le repas est terminé. Tout cela tend à vous prouver que le frisson fébrile dépend d'une congestion de sang dans les viscères ; et comme le sang ne se meut pas de lui-même, mais se rend constamment où l'irritation l'appelle, ces faits vous prouvent également que la congestion dont il s'agit est produite par une irritation viscérale. Voyons ce qui succède à cette première modification.

L'irritation des organes intérieurs, et surtout des voies gastriques, excite vivement le cœur : la circulation est accélérée beaucoup plus que dans l'état naturel, qu'il est plus convenable d'appeler *normal*. Le sang est repoussé vers l'extérieur, et le sentiment de froid disparaît pour faire place à une sensation tout opposée ; la peau devient colorée, brûlante jusqu'à ce que la violence de l'impulsion sanguine ait forcé ses pores à s'épanouir, et à laisser couler la sueur, qui emporte toute l'irritation et termine l'accès. Vous comprenez maintenant comment cette terminaison peut être hâtée par l'application immédiate de la chaleur sur la peau.

LE SAVANT.

Oui, monsieur, je conçois cela : mais je ne conçois pas pourquoi l'irritation, que vous dites survenir tout-à-coup dans les viscères au début des accès, ne réchauffe pas d'abord la peau , puisqu'elle fait battre le cœur avec plus de célérité.

LE JEUNE MÉDECIN.

C'est parceque le sang obéit à la première irritation qui se développe : or c'est celle des viscères ; donc les premières ondées de sang qui sont poussées par le cœur irrité doivent s'y porter ; mais lorsque les viscères en sont remplis, ce sang, toujours poussé avec plus de violence par le cœur, reflue dans les parties extérieures et les réchauffe peu à peu. Il faut aussi tenir compte de l'influence sympathique, transmise par le moyen des nerfs des surfaces viscérales, surtout de celle des voies digestives, à la peau ; car il est démontré en pathologie que les irritations de ces surfaces se répètent bientôt dans le tissu cutané.

LE SAVANT.

Pourquoi placez-vous les voies digestives au premier rang dans la production des phénomènes des fièvres intermittentes?

LE JEUNE MÉDECIN.

C'est parceque l'estomac est plus vivement affecté que les autres viscères dans les intermittentes ordinaires ; en effet, aussitôt l'accès commencé, l'appétit disparaît et la soif se manifeste : or cela prouve que la surface de l'estomac s'échauffe et éprouve un commencement d'inflammation. C'est ensuite parceque, dans les cas où les fièvres intermittentes ordinaires deviennent continues, elles se confondent avec les gastrites aiguës ou fièvres continues des auteurs ; c'est enfin parceque, lorsque les fièvres intermittentes durent long-temps .

les fonctions digestives se détériorent, et l'estomac, ainsi que les intestins, sont dans le même état où ils se trouvent à la suite des gastrites chroniques.

LE SAVANT.

Mais les autres viscères n'éprouvent-ils point aussi des modifications analogues?

LE JEUNE MÉDECIN.

Dans les cas les plus ordinaires, leurs fonctions se trouvent peu dérangées; mais il est quelques fièvres intermittentes dans lesquelles la congestion est plus forte dans les poumons ou dans la tête que dans les organes digestifs. Ces cas sont très faciles à reconnaître par la douleur, l'ardeur, la plénitude que l'on ressent dans ces organes; et, si la marche de ces fièvres n'est point arrêtée, la congestion devient permanente dans ces mêmes organes, et ils éprouvent, comme je viens de vous le dire des voies gastriques, une véritable inflammation continue: alors la fièvre intermittente se change en pneumonie, en pleurésie, en inflammation du cerveau, comme elle se change en gastrite ou gastro-entérite aiguë, lorsque

la congestion se perpétue dans les organes digestifs.

LE SAVANT.

Qui est-ce qui justifie cette manière de voir?

LE JEUNE MÉDECIN.

Ce sont les succès de la saignée et des antiphlogistiques, ou bien ce sont les ouvertures
de cadavres, qui font voir ici les mêmes désordres qu'à la suite des inflammations qui n'ont
point été précédées d'intermittence d'irritation.

LE SAVANT.

J'entends parfaitement cela; mais dites-moi,
je vous prie, comment les fièvres pernicieuses
se rattachent aux explications que vous venez
de donner.

LE JEUNE MÉDECIN.

Permettez-moi de vous demander d'abord
quelle idée vous avez prise de ces fièvres dans
vos lectures.

LE SAVANT.

On me les a données pour des fièvres dont
les accès sont accompagnés de symptômes nerveux si graves, que les malades succombent

ordinairement un troisième accès, si la maladie n'est combattue par le quinquina.

LE JEUNE MÉDECIN.

Cette théorie est inexacte, et vous allez le voir.

Toutes les fois que l'irritation qui détermine un accès de fièvre est excessive, l'organe qui en est le siége éprouve une congestion considérable ; les fonctions de cet organe sont très dérangées ; le malade y ressent de grandes douleurs, ainsi que dans les tissus qui sympathisent le plus avec lui ; la réaction vers l'extérieur, qui doit amener la solution de l'accès, a beaucoup de peine à se faire. Si les accès se répètent, elle finit par ne plus avoir lieu ; l'organe affecté garde l'irritation : il passe à un état de congestion inflammatoire continue ; si celle-ci est violente, l'organe est détruit ; s'il est très important, sa destruction amène celle de tous les autres, et la mort s'effectue avant que l'inflammation ait eu le temps de parcourir toutes ses périodes ; mais si l'irritation est moins intense ou l'organe moins important, cette inflammation se prolonge et se confond encore avec celles qui n'ont point manifesté d'intermittence dans leur début.

Je vais vous rendre tout cela sensible par des
exemples : une congestion trop vive dans l'estomac donne des nausées, des vomissements,
des douleurs horribles à l'épigastre ; sur les
intestins, elle produit des coliques atroces, de
la diarrhée ; partagée par le foie, elle occasione des douleurs dans cette région, des flux
ou des vomissements de bile ; trop forte dans
les poumons, cette congestion donne de la
toux, des symptômes de catarrhe ou de fluxion
de poitrine ; dans la tête, elle occasione le délire, la fureur, les symptômes de l'apoplexie ;
dans le cœur, elle retient le cours du sang et
donne des syncopes, un froid glacial de la peau
avec angoisse à la région du cœur. Prédomine-
t-elle dans le mode hémorrhagique ? cette congestion fournit des pertes de sang par le nez
ou par les organes dont je viens de faire mention. Ce n'est pas tout : l'irritation d'un accès
peut sortir des tissus où elle est le plus ordinaire, et se manifester dans d'autres, ce
qui donne des symptômes différents ; par
exemple, dans la plèvre, ceux d'une pleurésie ;
dans le péritoine, ceux d'une vraie péritonite ;
dans le tronc nerveux d'un membre, des douleurs névralgiques, etc. Or, tels sont les phénomènes qui caractérisent les fièvres perni-

cieuses des auteurs; vous voyez qu'elles ne diffèrent des bénignes que par un plus haut degré d'intensité dans l'irritation périodique des viscères ou des autres tissus : concevez ces congestions permanentes, le malade y succombera ou aura une inflammation continue.

LE SAVANT.

Mais comment concilier cette théorie, qui est toute fondée sur l'inflammation, avec les succès si vantés du quinquina dans les fièvres dont il s'agit?

LE JEUNE MÉDECIN.

Ces grands succès, monsieur, sont loin d'être constants. Il arrive bien souvent que le quinquina change l'irritation intermittente en irritation continue, en véritable inflammation aiguë; ou bien le quinquina, en supprimant les accès, laisse une inflammation chronique qui a toutes les conséquences de celles de cette espèce qui n'ont point été intermittentes.

LE SAVANT.

Ah ! vous vous inscrivez contre l'observation des médecins les plus éclairés.

LE JEUNE MÉDECIN.

Pourquoi non? puisque les faits parlent contre eux. Les histoires qu'ils nous ont laissées des épidémies de fièvres intermittentes fourmillent de cas où ces maladies sont dégénérées en fièvres putrides, malignes, en inflammations très dangereuses de la tête et des poumons; et si l'on examine la plupart des malades qui ont été guéris des fièvres pernicieuses à force de quinquina et d'autres moyens toniques, on les voit pâles, cacochymes, ayant de grosses rates, un foie énorme, de l'oppression, de la toux; ou bien on les rencontre dans un état d'hydropisie et de scorbut. Or, toutes ces infirmités sont le produit des inflammations chroniques des viscères, que l'action stimulante du quinquina a substituées aux irritations périodiques du commencement. Ces maladies ont toujours fait le désespoir des médecins; et, depuis l'antiquité la plus reculée jusqu'à nos jours, ils se sont donné la torture pour expliquer les engorgements des viscères, pour déterminer s'ils étaient les effets de ces fièvres ou des fébrifuges, et s'il ne valait pas mieux abandonner une fièvre intermittente à elle-même que de la supprimer; ils se sont également évertués à chercher des remèdes pour les reliquats de ces fièvres ; et leurs peines ont toujours été perdues.

LE SAVANT.

Mais vous, à quoi attribuez-vous ces obstructions du foie, de la rate, du poumon, du mésentère ?

LE JEUNE MÉDECIN.

Lorsque l'irritation intermittente devient continue avec fièvre dans l'état d'acuité, c'est-à-dire aigu, elle se change, avons-nous dit, en inflammation aiguë ; quand elle devient continue sans fièvre, ou dans l'état chronique, c'est une inflammation ou une subinflammation chronique, qui perpétue les congestions viscérales autrefois passagères, et les change en ce qu'on appelle *obstructions*. En effet, le sang et la lymphe restent accumulés dans le foie, dans la rate, dans le mésentère, dans les tissus du poumon, non plus avec une vive chaleur, mais avec une irritation obscure dont la destruction est alors très difficile ; et tout cela n'arrive que parcequ'au lieu d'apaiser l'irritation dans son début, on l'a laissée se fixer, ou bien on l'a fixée dans les viscères, par le quinquina.

LE SAVANT.

Vous voulez donc traiter toutes les fièvres
intermittentes, sans en excepter les pernicieuses, par la saignée, la diète et les émollients?

LE JEUNE MÉDECIN.

Nous sommes bien loin, monsieur, de dé-
daigner les fruits de l'expérience. Nous savons
que le quinquina peut réussir dans ces fièvres,
lorsqu'il est administré dans des circonstances
favorables : mais il s'agit de faire naître ces
circonstances, et nous nous flattons de surpas-
ser en ce point nos prédécesseurs. Nous avons
encore cet avantage, que les moyens dont
nous nous servons pour cela nous dispensent
bien souvent d'avoir recours à ce remède.
Je vais vous développer notre théorie, et j'ose
croire que vous en serez satisfait.

Je remonte d'abord aux causes de l'intermittence d'irritation :

Je vous ai démontré que toutes les irritations développées subitement dans les viscères
produisaient le frisson, et, consécutivement,
par une vraie réaction, la chaleur de l'extérieur du corps; eh bien! sachez maintenant

que tout ce qui refroidit directement la peau engorge aussi les viscères, et vous comprendrez que le froid doit produire les fièvres intermittentes et les phlegmasies. En effet, l'état d'engorgement une fois produit, s'il persiste, c'est une inflammation; s'il se termine par la sueur, et s'il revient au bout d'un, de deux ou de trois jours, c'est une fièvre intermittente. Or, parmi les causes nombreuses des congestions viscérales inflammatoires, il en est une qui les donne plus souvent intermittentes que toutes les autres : ce sont les vicissitudes fréquentes du froid au chaud, et du chaud au froid. Les fièvres intermittentes seront donc très fréquentes dans les saisons du printemps et de l'automne; dans les pays marécageux, où l'air se charge durant la nuit d'une humidité qui fait contraste avec la chaleur du jour. Or, avant d'être attaquées de ces maladies, les personnes qui les éprouvent ont été plusieurs fois soumises à l'influence de ces vicissitudes : plusieurs fois elles ont été refroidies après avoir eu chaud, et réchauffées subitement après avoir été refroidies. D'abord, elles ont supporté ces alternatives sans en souffrir; mais, à la fin, ces alternatives deviennent morbides. La congestion viscérale, inséparable

de tout refroidissement, se change en une irritation maladive qui produit un frisson de
même nature ; et le réchauffement qui lui succède cesse d'être celui de la santé, pour se
changer en une chaleur vraiment fébrile. Si
cette chaleur continue, c'est une phlegmasie ;
si elle cède pour revenir, c'est une fièvre intermittente. La chance est incertaine au premier
abord , car il n'y a point d'épidémie de fièvre
intermittente qui ne soit accompagnée d'un
grand nombre de phlegmasies. Vous voyez
que, dans ce cas, les causes de toutes ces
maladies sont les mêmes ; vous avez vu plus
haut que l'irritation fébrile intermittente se
changeait souvent en coutume, c'est-à-dire en
inflammation : l'analogie qui existe entre ces
deux modes d'irritation ne peut donc désormais vous échapper. Cela posé, nous arrivons
au mode de traitement.

Le premier soin du médecin doit être de
soustraire les malades à l'influence des vicissitudes atmosphériques ; et telle est la puissance
de ce premier secours, que la moitié, pour le
moins, des personnes qui sont devenues fébri-
citantes dans un marais se trouvent guéries si
on les fait quitter ce lieu aussitôt qu'elles ont
contracté leur maladie.

La seconde attention que doit avoir le médecin, c'est de s'assurer si, à la suite de l'accès,
c'est-à-dire après la sueur, il reste de l'irritation dans les viscères. S'il n'y en a point du
tout, et que la congestion ne soit pas trop
violente, trop rapprochée de l'inflammation,
il peut donner le quinquina dans l'intervalle
des accès, que nous nommons l'*apyrexie;* de
cette manière. il produit une irritation artificielle qui prévient celle. de l'accès à venir :
c'est une révulsion. Il peut aussi combattre le
premier accès qui se présente, par la saignée
pratiquée durant le stade de chaleur, le plus
près possible du viscère sur lequel se fait la
congestion ; et, dans les cas les plus communs,
c'est l'estomac. Aussi voit- on souvent les fièvres intermittentes céder à une première application de sangsues à l'épigastre. Plusieurs
médecins physiologistes y reviennent autant
de fois que la congestion se répète, et guérissent parfaitement la maladie. Toutefois, si ce
moyen ne réussit pas, on doit en venir au
quinquina, qui a d'autant plus d'effet, que le
traitement antiphlogistique a été plus hardiment administré. Voilà pour les fièvres intermittentes les plus légères.

Si, quoique l'apyrexie soit bien complète,

les congestions se font avec une extrême violence, le traitement antiphlogistique mérite
encore d'avoir l'initiative. C'est le cas d'une
foule de fièvres qui passent pour pernicieuses,
et pourtant cèdent fort bien aux saignées; tandis que, si le praticien les accueille avec le
quinquina, il en fait des fièvres putrides et
malignes, en s'étonnant d'avoir été déçu par
les auteurs qui lui ont servi de modèles. Si,
après la terminaison de l'accès, c'est-à-dire
après la sueur, il reste de l'irritation dans les
viscères, il n'y a point à choisir; les saignées
et les antiphlogistiques sont de rigueur. Le
quinquina pourrait changer l'irritation périodique en continue; exposons ces cas. Ce qui
s'observe le plus souvent alors, c'est une irritation du système gastrique, qui persiste après
l'accès, et qui se marque par des symptômes
qui vous sont déjà connus: ce sont l'amertume
de la bouche; la rougeur de la pointe de la
langue, qui est ordinairement sale et muqueuse à son centre; le dégoût pour les aliments; de la douleur à la tête, de la fatigue
dans les membres, de la faiblesse, du découra-
gement; un teint pâle et jaunâtre, mêlé quelquefois d'un rouge livide. Ne sont-ce pas là les
signes de l'embarras gastrique des auteurs?

LE SAVANT.

Sans doute, et je les réunissais tous après mon premier accès de fièvre; mais on les enleva par un émétique.

LE JEUNE MÉDECIN.

Eh! qu'en résulta-t-il?

LE SAVANT.

Que j'éprouvai de la douleur à l'estomac, de la soif, et que les accès devinrent plus violents; ce qui obligea de laisser marcher la fièvre pendant sept jours avant de me donner le quinquina.

LE JEUNE MÉDECIN.

Et, quand on vous le donna, enleva-t-il subitement la fièvre?

LE SAVANT.

Il l'enleva; mais je ne recouvrai point l'appétit. Les accès revinrent plusieurs fois après avoir cédé au fébrifuge, et je ne fus guéri qu'en allant à la campagne prendre le lait. La maladie dura six mois.

LE JEUNE MÉDECIN.

Hé bien, monsieur, si, au lieu de vous donner un émétique, on vous eût appliqué une trentaine de sangsues au creux de l'estomac, que nous appelons l'*épigastre*, ou la fièvre aurait été enlevée, ou elle aurait cédé aux premières doses de quinquina qu'on vous eût administrées. Vous auriez encore eu l'avantage de recouvrer l'appétit à la suite de la saignée locale.

LE SAVANT.

Je n'ai aucune raison pour affirmer le contraire ; cependant j'ai vu des personnes chez qui le vomitif a réussi.

LE JEUNE MÉDECIN.

Il faut bien qu'il y en ait quelques unes chez qui ce traitement réussisse, autrement l'émétique aurait été abandonné depuis long-temps ; mais ce sont celles dont l'estomac n'est que faiblement irrité. La guérison, dans ces cas, a lieu par révulsion ; mais il n'est aucun praticien qui puisse la garantir au premier abord, même dans les cas où l'estomac ne se trouve pas dans un état d'inflammation. Quant

aux cas où cet état existe réellement, le moindre
mal qui puisse arriver aux malades émétisés,
c'est une prolongation de la maladie souvent
bien plus considérable que vous ne l'avez
éprouvée. Si encore les médecins s'étaient
bornés à ne donner l'émétique que dans les
premiers cas, on n'aurait pas de graves reproches à leur faire; mais, comme ils ignoraient
que les embarras gastriques sont des irritations inflammatoires de l'estomac, ils leur op-
posaient indistinctement le même traitement,
et c'est ainsi qu'ils rendaient la cure des fièvres
intermittentes si difficile.

Vous venez de voir ce qu'il faut faire toutes
les fois que les signes de l'embarras gastrique
sans fièvre se présentent dans les intervalles
des accès ; mais il est une foule de cas où l'irritation qui produit cet embarras est portée à
un degré assez considérable pour entretenir
un mouvement fébrile. Les malades réunissent
à l'inappétence, à la mauvaise bouche, etc.,
la fréquence du pouls, la chaleur de la peau,
le brisement des forces ; en un mot, l'apyrexie
n'est pas complète ; ce qui n'empêche pas qu'au
bout d'un ou deux jours le frisson ne repa-
raisse, suivi d'une augmentation très considérable de la chaleur, et d'une sueur à la suite

de laquelle les malades conservent encore,
comme la première fois, la fréquence du pouls
et les signes de l'irritation inflammatoire des
premières voies.

LE SAVANT.

Voilà des cas singulièrement compliqués.

LE JEUNE MÉDECIN.

Ils peuvent encore l'être davantage ; car
dans la nuance que je viens de vous décrire
il n'y a que l'irritation gastrique qui entretient
la fièvre entre les accès : mais il en est quelques autres où la tête, le poumon ou quelque
autre viscère se trouvent aussi, durant la rémission, dans un état de véritable inflammation,
qui se joint à celle des voies gastriques pour entretenir la fièvre entre les accès. Vous jugez bien
qu'en pareilles circonstances ces accès doivent
acquérir un très haut degré d'intensité. Au surplus, les signes qui font connaître ces différentes congestions ne doivent pas m'arrêter,
puisqu'ils sont toujours, soit dans l'accès, soit
durant l'apyrexie, les mêmes que ceux des
inflammations viscérales continues, que nous
avons déjà examinées.

LE SAVANT.

Je n'ai jamais entendu parler de ces sortes
de complications.

LE JEUNE MÉDECIN.

Je vous demande pardon, monsieur; vous
les avez trouvées, dans les auteurs, sous le
titre de fièvres *rémittentes, hémitritées, sub-
intrantes.* On leur donne ces noms, parceque
la fièvre ne cesse pas complètement : elle se
borne à éprouver une diminution, que l'on appelle *rémission.* Les auteurs ont supposé qu'il
y avait, dans ces cas, complication d'une fièvre
intermittente avec une continue des genres
bilieux, muqueux, putride ou malin ; et,
comme le traitement qu'ils leur appliquaient
n'était rien moins que propre à les amener à la
guérison, ils les redoutaient beaucoup, et les
rapportaient le plus souvent aux pernicieuses.

LE SAVANT.

Effectivement, j'ai trouvé des fièvres rémittentes dans les auteurs : j'étais même fort
étonné que vous ne m'en eussiez pas parlé ;
et j'allais vous demander ce que vous en pen-
siez, lorsque je m'y suis trouvé conduit sans

m'en douter. Eh bien ! ces maladies, comment les traitez-vous?

LE JEUNE MÉDECIN.

Leur traitement fait naturellement suite à celui des prétendus embarras gastriques ; mais il doit être plus énergique. Il faut saigner largement en ouvrant la veine, si la pléthore est considérable, et si le sang est accumulé dans la tête ou dans la poitrine. On achève, après cela, d'enlever l'irritation des viscères par les sangsues placées auprès de ceux qui souffrent le plus ; on retranche tout aliment, pour se borner aux boissons aqueuses et émollientes. et l'on écarte tout médicament irritant. Cette méthode est ordinairement suivie d'un prompt succès, lorsque l'irritation n'a pas duré assez long-temps pour désorganiser les viscères ; mais si elle ne réussit pas à faire cesser les accès, du moins rend-elle bientôt la rémisssion beaucoup plus douce. Alors, le médecin ayant constaté qu'il n'y a plus de trace d'inflammation permanente entre les accès ; s'étant assuré, par la pâleur et la largeur de la langue, le retour de l'appétit, la cessation du malaise, que, malgré la fréquence du pouls, la muqueuse de l'estomac n'est point phlogosée dans la rémission, le

médecin, disons-nous, administre avec har-
diesse le quinquina ou tout autre stimulant, et
la guérison se fait rarement attendre plus de
deux ou trois jours.

LE SAVANT.

Cette théorie me paraît fort rationnelle : je
ne me serais jamais douté que l'on eût pu porter ce degré de précision et de clarté dans le
chaos des fièvres intermittentes et rémittentes ;
ce que j'en avais lu m'avait laissé beaucoup à
désirer. On attribuait, je crois, la résistance
de ces maladies à la malignité de certains
miasmes qui s'exhalent des marais ; et quand
le quinquina tardait à en triompher, on se
trouvait dans le plus grand embarras. Mais
dites-moi, je vous prie, quels sont les fébrifuges que l'on peut substituer au quinquina?

LE JEUNE MÉDECIN.

Le quinquina est le remède le plus efficace
que l'on puisse opposer à la périodicité d'irritation, surtout quand on l'administre sous
la forme de sulfate de kinine ; mais il est loin
d'être le seul. Les anciens, qui ne le connaissaient point, traitaient ces fièvres par les
amers. On leur oppose avec succès le vin, les
liqueurs alcoholiques, les aromates, l'opium,

l'éther, l'émétique combiné avec l'opium; en un mot, tout ce qui peut stimuler l'estomac. On les attaque aussi par les irritants extérieurs, tels que les sinapismes, les vésicatoires, les frictions avec la teinture spiritueuse de quinquina, avec l'opium, avec l'émétique, etc. Ces topiques sont réservés pour les cas où l'irritabilité de l'estomac repousse les stimulants; alors il faut se borner à faire prendre à l'intérieur des adoucissants, et à prescrire un régime approprié. On se trouve bien aussi, en pareilles circonstances, de dissiper le froid par les bains ou les vapeurs chaudes, et de modérer la période de chaleur par les applications de glace, d'eau froide sur l'épigastre: mais il faut pour cela que le poumon ne soit pas trop irrité; car, s'il l'était, le froid engendrerait une péripneumonie ou une pleurésie.

LE SAVANT.

Et qu'arriverait-il si, au lieu de calmer les inflammations des viscères qui persistent entre les accès, et qui produisent la rémittence, on administrait de suite le quinquina?

LE JEUNE MÉDECIN.

Il arriverait que la fièvre rémittente se changerait en continue, et voici pourquoi : la fièvre n'éprouve de la rémission que parceque l'irritation viscérale diminue pour quelque temps d'intensité. Mais vous stimulez les viscères qui en sont le siége ; alors vous élevez leur irritation à un degré d'activité qui ne lui permet plus d'éprouver une diminution périodique, c'est-à-dire que vous en faites une inflammation continue consécutive, qui ne diffère en rien des inflammations également aiguës qui n'ont jamais offert ni intermission ni rémission : ce fait atteste l'analogie qui existe entre ces deux espèces d'irritations. Il est pourtant des cas où la phlegmasie viscérale intermittente ou rémittente qui n'a point été combattue par les antiphlogistiques perd son état aigu sous l'influence du quinquina, mais c'est pour se convertir en une phlegmasie chronique continue, qui amène bientôt l'engorgement du foie, de la rate, du poumon, et même celui des parois du canal digestif. Ce double résultat est extrêmement fréquent dans la pratique des ontologistes : on l'observe également dans les fièvres où l'apyrexie est complète, c'est-à-dire dans les intermittentes parfaites de tous les types, lorsque le quinquina est donné à trop faibles doses pour faire cesser la périodicité d'irritation, parcequ'on est obligé d'en prolonger l'emploi pendant long-temps. Les voies gastriques, à force d'être stimulées par ce médicament, contractent une phlegmasie chronique qui rend la nutrition languissante, qui se répète souvent dans les autres viscères, et qui cause même à la fin l'hydropisie. Pour bien guérir les fièvres à redoublements périodiques, il faut donc se hâter de dissiper l'état inflammatoire qui persiste entre les accès, et puis donner le quinquina à doses pressées, pendant la durée des apyrexies. Cette méthode dissipe la fièvre avant que le médicament ait eu le temps d'enflammer les voies digestives; et si les causes déterminantes sont écartées, on n'a point à redouter de récidive.

LE SAVANT.

C'est fort bien; mais dites-moi, je vous prie, comment vous vous conduisez lorsqu'une fièvre intermittente, mal traitée, a produit des engorgements, des obstructions et cet état de langueur dont vous m'avez parlé. Si je me rappelle bien mes auteurs, je crois qu'ils ont recours aux fondants, aux apéritifs et même aux toniques.

19

LE JEUNE MÉDECIN.

Votre mémoire vous a très bien servi, monsieur; ils employaient effectivement toutes ces drogues : mais comme elles sont irritantes, elles ne réussissaient jamais. Les affections dont vous parlez étant toujours des phlegmasies chroniques, c'est par les antiphlogistiques qu'il faut les combattre, sauf à y joindre les frictions sur la peau avec la teinture de quinquina et les autres moyens externes que je vous ai indiqués, si la périodicité d'irritation n'est pas encore entièrement détruite.

LE SAVANT.

De tout ce que je viens d'entendre je conclus que si votre théorie est vraie pour les maladies dont nous avons parlé précédemment, elle doit l'être également par rapport aux fièvres intermittentes ; car je vois clairement qu'elle est toujours la même : j'y trouve au moins les éléments d'une science, ce qui n'existait pas dans les anciens systèmes. Mais je n'ai pas oublié que vous m'avez promis de me donner une idée des anévrismes du cœur : j'y tiens beaucoup, tant à cause de la gravité de ces maladies, qu'afin de voir si vous pouvez les

rattacher à celles dont nous nous sommes entretenus jusqu'à présent.

LE JEUNE MÉDECIN.

Dès demain je vous entretiendrai des maladies du cœur.

QUINZIÈME DIALOGUE.

MALADIES DU COEUR.

LE SAVANT.

Soyez le bienvenu, mon cher docteur. J'ai parcouru l'ouvrage de Corvisart, depuis notre dernière entrevue : il m'a rempli d'effroi. J'ai besoin que vous me rassuriez, s'il est possible. Son épigraphe est toujours présente à mon esprit : *Hæret lateri lethalis arundo.* J'ai quelquefois ressenti des palpitations : ne serais-je pas déjà frappé de la flèche mortelle ?

LE JEUNE MÉDECIN.

Vous en jugerez vous-même après notre entretien. Le cœur est un gros muscle situé dans le milieu de la cavité de la poitrine, et creusé de quatre cavités. Il est alternativement en contraction et en relâchement. Relâché, il reçoit le sang que lui apportent les veines ; à peine l'a-t-il reçu, qu'il se resserre, se condense en rétrécissant ses cavités (c'est ce que nous appelons sa *contraction*), et le pousse dans les artères, qui le distribuent aux différentes parties du corps. De plus amples détails sur la structure de ce viscère seraient inutiles pour notre objet ; mais il est bon d'ajouter que ce muscle est rempli de nerfs : il en reçoit qui lui sont communs avec toutes les parties du corps ; il en a du cerveau, il en a du grand sympathique. Or, comme les nerfs sont destinés à transmettre l'irritation des organes des uns aux autres, vous concevez que le cœur doit participer à toutes celles qui se développent dans l'économie. Vous ne serez donc pas étonné d'apprendre que toutes les inflammations réveillent l'activité du cœur, le forcent de précipiter ses contractions, et d'accélérer beaucoup le mouvement du sang, ce qui augmente la chaleur de toutes les parties. Voilà ce qui constitue le phénomène fondamental de l'état qu'on appelle *fièvre*.

LE SAVANT.

Le cœur doit donc être tourmenté prodigieusement chez les personnes qui ont souvent des maladies inflammatoires.

LE JEUNE MÉDECIN.

Aussi l'est-il; et c'est une des principales causes de ses maladies. Remarquez d'abord que les mêmes influences qui produisent les inflammations du poumon, de la plèvre, du péritoine et des muscles, je veux dire le passage subit du chaud au froid, et les violences extérieures, peuvent y faire naître une inflammation aiguë qui l'attaque d'ordinaire par sa surface externe, et qu'on nomme *péricardite.* Cette phlegmasie se caractérise par la douleur, la chaleur du lieu malade, l'irrégularité du pouls ; la crainte de la suffocation, de la syncope et même de la mort ; le tout avec fièvre ardente, quoique le pouls soit peu développé. Elle ne tarde pas à devenir mortelle, si elle n'est arrêtée dans son début : elle accompagne quelquefois les pleurésies du côté gauche ; moins intense, elle peut devenir chronique et entretenir une suffocation qui est suivie d'accidents analogues à ceux de l'anévrisme complet, dont je vais bientôt parler.

Dans les cas où le cœur n'est pas d'abord enflammé par les causes de phlegmasies, il finit, à force de participer à l'irritation des autres organes, par contracter lui-même l'irritation. Après l'avoir reçue d'emprunt, il la conserve, et quelquefois il ne peut plus s'en défaire. Voilà donc une seconde cause des maladies du cœur. En voici d'autres :

Le cœur est vivement irrité par les affections morales, puisqu'il reçoit des nerfs du cerveau, et surtout par certaines passions, comme la peur, la colère, l'amour, etc. Tout cela produit des palpitations, et les palpitations supposent l'irritation de cet organe. Il l'est encore par les exercices violents qui lui font arriver une quantité de sang extraordinaire, par la toux, les cris, les chants forcés, et par tous les efforts soutenus qui retiennent le sang dans les poumons et, par suite, dans les cavités du cœur ; enfin par ces convulsions qui sont si fréquentes dans certaines névroses.

A cette troisième série de causes irritantes du cœur il faut ajouter le transport de l'irritation chronique des autres organes, comme la goutte, le rhumatisme, les dartres etc., qui souvent abandonnent les articulations, les muscles, la peau, pour se transporter sur le tissu du cœur, d'après la loi très notable en pathologie, que toutes les irritations qui se prolongent à l'extérieur du corps tendent à se porter vers les organes internes les plus actifs et les plus vivants.

Le cœur, ayant contracté l'irritation par l'influence qu'exercent sur lui les autres organes, doit nécessairement éprouver le sort de tous les tissus irrités : il a ses vaisseaux propres, sa circulation particulière; il attire donc plus de sang qu'à l'ordinaire, et peut d'abord éprouver une péricardite consécutive plus ou moins semblable à la primitive dont j'ai déjà parlé. Lorsqu'il évite cette inflammation, il est affecté d'autres manières; il se gonfle, devient tellement irritable, qu'il s'agite, se débat, palpite, cause des suffocations, de l'angoisse, de l'inquiétude chaque fois que l'individu éprouve quelque émotion physique ou morale.

Les désagréments que ces désordres occasionent dans la circulation du sang produisent des accidents encore plus extraordinaires; quelquefois ils arrêtent subitement la marche, avec une douleur au côté gauche de la poitrine, plus ou moins prolongée à l'épaule et au bras; ce qui porte le nom d'*angine de poitrine*. D'autres fois, il en résulte des rêves pénibles, des réveils en sursaut, ou la perte entière du sommeil. Enfin, un des accidents les plus communs de cette gêne de la circulation, c'est un accès d'asthme, comme j'ai eu l'occasion de vous le dire en parlant des névroses de la poitrine.

Le cœur, étant un organe très robuste, peut supporter long-temps l'irritation sans être désorganisé : aussi arrive-t-il fort souvent que les symptômes dont je viens de vous entretenir se dissipent lorsque l'on a diminué la quantité du sang par une saignée, ou lorsqu'on vient à bout de faire cesser l'irritation de l'organe qui produisait et entretenait la sienne. C'est ainsi que les hypochondriaques, les femmes hystériques, sont délivrés de leurs palpitations, de leurs étouffements, recouvrent un sommeil paisible, et peuvent marcher avec facilité, lorsque, par un traitement sagement conduit, on a fait disparaître les inflammations de l'estomac et de l'utérus qui dérangeaient les fonctions du cœur. Cette circonstance est importante à noter, afin de dissiper les inquiétudes d'une foule de malheureux qui se croient attaqués de l'anévrisme du cœur, parcequ'ils éprouvent, depuis un certain temps, une partie des symptômes que je viens de rapporter.

Mais si pourtant aucun remède n'est apporté à l'irritation du cœur, ce viscère finit par éprouver des dérangements organiques. Quelquefois ces dérangements commencent par l'inflammation de sa membrane interne, qui s'épaissit, se durcit, devient osseuse, et se couvre de végétations qu'on appelle *polypes*. Ces productions rétrécissent les ouvertures du cœur, et retiennent dans ses cavités le sang qui les irrite continuellement. Dans d'autres cas, c'est l'inflammation lente des grosses artères voisines du cœur qui les épaissit, rétrécit leur calibre, et oppose de la résistance au sang que le cœur leur envoie, ce qui produit encore l'irritation des parois de ce viscère. La stimulation permanente du cœur produit aussi l'inflammation chronique de ses artères propres, dites *coronaires*, qui finissent par s'ossifier.

Tourmenté par toutes ces causes d'irritation, le tissu musculaire du cœur acquiert d'abord plus de force et d'énergie qu'à l'ordinaire : il est ce qu'on appelle *hypertrophié;* ensuite il se ramollit, perd de son énergie, et se dilate : il ne peut plus se contracter avec assez d'efficacité pour entretenir la progression régulière du sang. Ce fluide reste en stagnation dans le tissu des poumons; et les attaques d'asthme, qui jadis étaient passagères, deviennent permanentes. Les malades sont tourmentés par la toux; quelques uns crachent des matières semblables à du pus, quoiqu'il n'aient aucun ulcère dans les poumons : c'est l'irritation de la membrane muqueuse bronchique, engorgée par le sang, qui fournit ce produit, semblable à celui du catarrhe. D'autres expectorent du sang en plus ou moins grande abondance; ils perdent entièrement le sommeil, quoiqu'ils en sentent le besoin continuel; ils ne peuvent plus exécuter aucun mouvement sans éprouver un surcroît de suffocation, attendu que toute contraction musculaire fait aborder un surcroît de sang vers le cœur. Leur face devient livide, ce qu'on remarque surtout aux lèvres, qui paraissent souvent presque noires; leur corps se bouffit, et ils deviennent hydropiques; leur appétit se perd, ou bien, s'ils le conservent, ils ne peuvent le satisfaire, chaque bouchée d'aliment ajoutant à l'angoisse qui les tourmente. Ils périssent enfin dans l'état le plus déplorable; car ce genre de mort est, sans contredit, le plus affreux de ceux auxquels notre espèce est exposée. L'endurcissement des parois du cœur, le développement des tubercules dans son épaisseur, sont encore des résultats de subinflammations chroniques, qui entraînent les mêmes conséquences que l'anévrisme. Il en faut dire autant des hernies et des ruptures de ce viscère.

LE SAVANT.

Ah! quel lugubre tableau! Est-ce ainsi que vous prétendez rassurer les personnes que l'ouvrage de Corvisart avait effrayées?

LE JEUNE MÉDECIN.

Rappelez-vous, monsieur, que le cœur peut conserver long-temps l'irritation sans se désorganiser, et revenir ensuite à son état normal. Voilà précisément ce qui n'est pas assez exprimé dans l'ouvrage dont vous parlez. Les affections du cœur y sont considérées comme le premier degré de l'anévrisme ou des autres altérations de ce viscère ; de sorte que celui qui les éprouve n'a d'autre perspective que la mort. On vous parle pourtant d'affections nerveuses du cœur susceptibles de se dissiper, mais c'est avec une telle confusion que vous ne pouvez les reconnaître. Il n'y a que la guérison qui les caractérise : le lecteur n'est point consolé par l'idée que l'irritation du cœur ressemble à celle des autres organes, qu'elle peut céder et revenir aussi bien qu'elles ; ni par l'idée que cet organe, bien ménagé, résiste, par sa constitution vigoureuse, aux désorganisations pendant le cours d'une très longue vie. Ce point est cependant de la plus haute importance. Corvisart savait bien que plusieurs asthmes dépendent de l'anévrisme du cœur ; mais il ne savait pas que la plupart des asthmatiques, sans avoir le cœur anévrismatique, l'ont très irritable, et que cette irritabilité, et même l'hypertrophie qui l'accompagne le plus souvent, peuvent persister jusqu'à la vieillesse, sans produire l'état anévrismatique ; il ignorait également que l'inflammation chronique des viscères de la digestion et celle de l'utérus entretiennent une irritabilité excessive du cœur, qui peut se dissiper avec ces phlegmasies ; et, certes, rien n'est plus commun que ces sortes de guérisons. Une désorganisation, chose mortelle ; une névrose du cœur, chose mal définie, sorte d'entité inexplicable, et qui ne leur paraissait qu'un subterfuge, un prétexte pour dissimuler la vérité et pour les rassurer : voilà tout ce que ces malades avaient sous les yeux en étudiant l'ouvrage du docteur Corvisart. Vous devez sentir maintenant quelle prodigieuse différence il y a entre cette théorie et celle de la doctrine physiologique. C'est donc avec beaucoup de raison que nous disons avoir rectifié les notions que l'on avait sur les affections du cœur, et fourni aux personnes qui en sont tourmentées des motifs très réels de consolation et d'espoir. Rappelez-vous que notre doctrine a rendu le même service aux personnes qui se croient dévouées à la phthisie pulmonaire; apprenez en même temps que celles qui craignent le cancer lui seront redevables des mêmes obligations, et vous serez forcé d'avouer que cette doctrine est un des plus grands bienfaits que le ciel ait accordés à l'espèce humaine.

LE SAVANT.

Je conviendrai de tout cela, si vous me donnez les moyens de connaître que les affections du cœur ne sont pas arrivées à la désorganisation, et si vous m'apprenez à les guérir.

LE JEUNE MÉDECIN.

Comme le cœur, à moins d'éprouver une inflammation aiguë, résiste fort long-temps à la désorganisation, celle-ci n'est probable que lorsque l'on a souffert pendant plusieurs années. Mais il y a d'autres moyens de s'assurer que le cœur n'a pas encore dégénéré : lorsque les palpitations, les suffocations pendant la marche, et, dans le lit, les insomnies, les attaques d'asthme, ne sont pas continues et cèdent facilement à la saignée, au repos, aux révulsifs; lorsqu'il n'y a pas encore d'hydropisie, ou qu'elle se dissipe en peu de jours par les mêmes moyens, on doit croire que le tissu du cœur n'est pas essentiellement altéré. Souvent l'irritation de cet organe est entretenue par celle de l'estomac ou de l'utérus; dans ces cas, les symptômes propres au cœur se dissipent aussitôt que l'on a fait cesser la maladie qui les produisait, et l'on peut être rassuré sur l'article des altérations ou vices organiques du cœur.

LE SAVANT.

Ah! je me reconnais à ce tableau; car j'ai bien observé que je ne souffre du cœur qu'après avoir fait usage des excitants, et surtout du café. Croyez-vous que cette boisson puisse déranger les fonctions du cœur?

LE JEUNE MÉDECIN.

N'en doutez pas, monsieur; le café stimule d'abord l'estomac, et, si l'on a des gastrites. il les empêche de guérir: mais il porte également l'irritation sur le cœur; il l'agite, il le fait palpiter, et c'est ainsi qu'il *fouette le sang,* pour me servir du langage vulgaire. C'est aussi par cette excitation, qui suppose celle du genre

nerveux, qu'il interrompt le sommeil et cause
de l'inquiétude durant la nuit. Il n'est aucune
personne nerveuse, sensible ou attaquée d'une
inflammation interne, qui puisse impunément
faire usage du café. On doit surtout le regar-
der comme très nuisible aux fonctions du
cœur ; et puisque vous avez cet organe un peu
sensible, vous ferez parfaitement de vous en
priver pour toujours.

LE SAVANT.

C'est dommage, car la saveur du café est
délicieuse ; et sa première impression produit
une excitation très agréable, qui rend l'esprit
actif, et facilite le travail intellectuel. Aussi
l'a-t-on nommé *la boisson des gens de lettres.*
Mais, puisque ce nectar attaque le cœur, je
suivrai votre conseil, et j'aurai soin de m'en
abstenir. Dites-moi maintenant quelles sont
les autres précautions qu'il faut prendre pour
empêcher les progrès des affections du cœur.

LE JEUNE MÉDECIN.

N'user que d'aliments légers, de crainte d'engendrer une trop grande quantité de sang, car
tous ceux qui sont en pléthore ont le cœur
irrité ; éviter les efforts et les exercices violents ;

se modérer dans tous les plaisirs, et notamment dans ceux de l'amour; se préserver du froid comme de l'excessive chaleur, et fuir les lieux où beaucoup de personnes sont réunies dans un espace trop resserré; enfin, se faire saigner lorsque les signes de l'irritation du cœur deviennent continus.

LE SAVANT.

N'avez-vous point de spécifique qui puisse agir directement sur cet organe? J'aime les spécifiques, moi, et je suis tenté de vous en vouloir pour n'en avoir point admis dans le traitement des maladies qui ont fait le sujet de nos différents entretiens.

LE JEUNE MÉDECIN.

Pour cette fois, monsieur, vous serez satisfait. Il est une plante que l'on appelle *la digitale pourprée :* l'influence que ce médicament exerce sur le cœur est diamétralement opposée à celle du café; car elle ralentit les battements de cet organe presque aussi promptement que le café les accélère.

LE SAVANT.

Quel bonheur! Je n'aurai donc plus rien à

craindre sous le rapport des maladies du cœur.
Avez-vous vu opérer quelques guérisons solides
avec la digitale pourprée?

LE JEUNE MÉDECIN.

Il est bien entendu qu'elle ne peut rien sur
les désorganisations déjà consommées. On ne
saurait y recourir sans danger lorsque le cœur
éprouve une inflammation aiguë : les saignées,
les antiphlogistiques et les révulsifs sont alors
les seules ressources qui nous restent. Mais,
dans les cas où le cœur est irrité sans être ni
enflammé ni désorganisé, la digitale, secon-
dée d'un régime approprié, opère des cures mer-
veilleuses, et dont j'ai vu bien des exemples.

LE SAVANT.

Je suis enchanté de cette découverte : je
vais conseiller la digitale à tous ceux de ma
connaissance que je soupçonnerai d'avoir un
mauvais cœur.

LE JEUNE MÉDECIN.

Arrêtez, monsieur, arrêtez : je n'ai pas eu
le temps de vous dire qu'il faut que l'estomac
soit exempt d'inflammation pour que la digitale agisse convenablement sur le cœur; car,

toutes les fois qu'il existe une nuance de gastrite, ce remède accélère les battements du cœur au lieu de les ralentir. Son effet est le même lorsque le cœur est ému par une autre inflammation, surtout par celle des poumons. Dans tous ces cas, la digitale est un poison, et vous rendriez un très mauvais service à vos amis en leur persuadant d'en faire usage. Je puis vous en dire autant de l'acide hydrocyanique, appelé autrefois *acide prussique*, et de quelques autres narcotiques assez généralement usités. Il faut être médecin, et même médecin physiologiste. pour manier avec sécurité de pareils moyens : l'expérience l'a bien prouvé ; car, avant que le fondateur de notre doctrine eût expliqué le mode d'action de la digitale, les praticiens ne cessaient de se disputer entre eux sur les effets de ce puissant médicament : il a fait le sujet de plusieurs volumes, dans lesquels on se fatiguait inutilement à expliquer pourquoi son usage était suivi chez les uns d'un effet sédatif du cœur, et chez les autres d'une action tout-à-fait contraire.

LE SAVANT.

Je trouve beaucoup d'accord dans vos principes. Vous combattez d'abord les irritations du cœur par la saignée, le régime sévère et les boissons rafraîchissantes : cette méthode doit calmer l'inflammation des viscères ; après quoi la digitale, loin d'être dangereuse, devient utile, et achève la guérison sans aucun inconvénient.

LE JEUNE MÉDECIN.

Vous avez parfaitement saisi mon idée. Il s'agit de calmer l'irritation du cœur pour l'empêcher de produire la désorganisation ; mais, lorsqu'elle est opérée, il ne reste autre chose à faire que d'appliquer aux malades du cœur cette médecine palliative dont je vous ai déjà parlé, qui convient à tous les cas désespérés, et dont je crois devoir vous épargner les détails.

LE SAVANT.

Vous avez raison, docteur ; je ne veux pas devenir praticien, mais seulement bien connaître la théorie de la doctrine physiologique ; c'est pourquoi je vous prierai de me dire si les hémorrhagies, dont vous ne m'avez point encore parlé, ne dépendent pas d'une impulsion trop violente communiquée au sang par le cœur. Cette explication me paraît toute natu-

relle ; et je me féliciterais d'avoir fait, de moi-
même, une juste application de votre doctrine.

LE JEUNE MÉDECIN.

Il y a bien quelque chose de semblable dans
certaines hémorrhagies ; mais comme d'autres faits se rattachent à celui-là , nous devons
remettre ce sujet à un nouvel entretien.

SEIZIÈME DIALOGUE.

DES HÉMORRHAGIES CHEZ LES DEUX SEXES.

LE SAVANT.

Les derniers mots que vous prononçâtes hier, mon cher docteur, m'ont mis l'esprit à la torture. Aucune humeur, me suis-je dit, ne se meut par sa propre force ; on me l'a prouvé : or, puisque c'est le cœur qui pousse le sang dans toutes les parties du corps, je ne vois pas pourquoi son impulsion trop violente ne pourrait pas rompre les vaisseaux et causer les hémorrhagies.

LE JEUNE MÉDECIN.

Pour vous convaincre que cette cause n'est pas la seule, il suffit d'observer ce qui se passe en vous lorsque vous faites un exercice un peu fort : ne sentez-vous pas votre cœur se contracter avec précipitation ? votre pouls battre avec une extrême violence ? Cependant vous n'éprouvez pas d'hémorrhagie.

LE SAVANT.

Dans ma jeunesse, j'en éprouvais en pareil cas : l'exercice me causait quelquefois des saignements de nez.

LE JEUNE MÉDECIN.

Je n'en doute pas ; mais n'en aviez-vous pas également lorsque vous étiez dans le repos ?

LE SAVANT.

Cela m'est arrivé assez souvent.

LE JEUNE MÉDECIN.

Il y a donc une autre cause que l'impulsion violente du cœur qui provoque les hémorrhagies. Ne voyez-vous pas le flux menstruel reparaître chez les femmes à des époques déterminées, sans qu'il survienne d'augmentation dans la force des pulsations du cœur ?

LE SAVANT.

Cela est vrai. Mais quelle est donc cette autre cause ? Vous allez sans doute me dire que c'est l'irritation ; mais pourquoi l'irritation agit-elle plus fortement sur le tissu qui fournit l'hémorrhagie que sur tous les autres ?

LE JEUNE MÉDECIN.

Mais pourquoi agit-elle aussi plus fortement sur un tissu enflammé que sur le reste de l'économie? C'est toujours par la même raison: et cette raison est que nos tissus ne peuvent pas être tous irrités au même degré. Les forces de la vie ne sont jamais exaltées en même temps dans tous les organes. S'il en était ainsi, nous ne serions pas ce que nous sommes, et nous ne pouvons pas nous concevoir différents de ce que le ciel nous a faits. Toutes nos fonctions présentent cette inégale répartition des forces ; mais quand elle est poussée trop loin, il en résulte des irritations morbides ou maladives. Or les irritations, non pas du sang, mais des vaisseaux sanguins, peuvent exister dans tous les points du cercle circulatoire. Si elles résident dans son centre, qui est le cœur, il en résulte les maladies dont nous parlions hier ; si elles siègent dans les troncs et les branches artérielles ou veineuses, ce sont des anévrismes, des varices qu'elles produisent. Mais si leur siége est dans les petits vaisseaux qui composent ce que nous appelons le système capillaire, ces irritations y appelleront le sang en si grande quantité qu'il ne pourra plus être contenu dans ces mêmes vaisseaux : il s'extravasera donc. Si l'extravasation n'a lieu que dans l'intérieur du tissu qui éprouve l'irritation , et qu'il ne s'y joigne pas une chaleur inflammatoire , on lui donnera le nom d'ecchymose ; si cette chaleur existe , la congestion sera une véritable inflammation , dans laquelle il pourra encore se faire ou une effusion copieuse de sang, qui portera le nom d'apoplexie , ou une matière purulente qui formera un abcès si la partie est celluleuse et assez flexible pour se prêter à la collection du pus ; enfin , si le sang accumulé dans les capillaires sanguins sur-irrités se fait jour à l'extérieur, ce sera une hémorrhagie.

Mais ne vous figurez pas que l'effusion se fasse par la rupture des vaisseaux : c'est par la dilatation des tissus , par une véritable exsudation , que le sang est expulsé. Stahl avait annoncé ce mode ; il a été constaté par d'autres observateurs, qui ont en vain cherché dans l'utérus les cicatrices des prétendues déchirures. M. Pinel adopta formellement cette théorie dès 1798 ; Bichat l'enseignait à ses élèves , et la doctrine physiologique n'a pu que se conformer à cette explication. L'irritation détermine l'inégale répartition du sang , et la partie qui en est surchargée s'en débarrasse par une véritable exhalation. Ce n'est donc pas la violence de l'action du cœur qui brise les vaisseaux, comme le croyaient les anciens.

LE SAVANT.

Ainsi les causes des hémorrhagies seraient toujours celles des inflammations.

LE JEUNE MÉDECIN.

N'en doutez nullement. Mais nous ne nous flattons pas de vous expliquer pourquoi une congestion sanguine, provoquée par l'irritation, produit chez l'un une hémorrhagie, et chez l'autre une inflammation. Nous savons seulement que, dans la jeunesse, les congestions aboutissent souvent à des effusions sanguines dirigées vers l'extérieur du corps, et qui préservent ces sujets des inflammations ; que, vers l'âge du retour, la disposition aux hémorrhagies ayant disparu, à quelques exceptions près, pendant que celle aux congestions persiste encore, celles-ci, au lieu de se guérir spontanément par des pertes de sang, se convertissent en phlegmasies. Nous observons aussi que, dans toutes les époques de la vie, les hémorrhagies et les inflammations se

succèdent et se remplacent réciproquement,
soit dans le même organe, soit dans des organes différents. Enfin, si nous examinons
sous quelles influences extérieures les hémorrhagies paraissent être produites, nous recon-
naissons que ces influences sont exactement
celles qui donnent naissance aux inflammations.

LE SAVANT.

Mais enfin quelles sont ces influences?

LE JEUNE MÉDECIN.

Un régime trop succulent, qui fournit une
quantité de sang surabondante ; l'abus des liqueurs, du café, des mets épicés, qui sur-irri-
tent l'estomac et avec lui le cerveau, et tous les
tissus par où se font ordinairement les hémorrhagies ; la chaleur, qui pousse ou, si vous aimez mieux, qui attire le sang vers la tête ; les
passions violentes qui l'accumulent, par une
congestion subite, dans la tête, dans les poumons, dans les organes digestifs ; certains
plaisirs qui l'appellent constamment vers les
organes sexuels ; le froid, qui le repousse de
l'extérieur et le précipite dans les organes pro-
fonds ; en un mot, tout ce qui peut irriter

une partie , ou deux , ou trois des plus actives , et augmenter leur somme de vitalité en
diminuant celle des autres , c'est-à-dire rompre l'équilibre et porter hors des limites de l'é-
tat normal cette inégale répartition de forces
dont je vous parlais tout à l'heure : telles sont
les causes des hémorrhagies ; telles sont aussi
celles des inflammations et des névroses.

LE SAVANT.

Est-ce que le cœur reste étranger à tous ces
dérangements , à toutes ces ruptures d'équilibre ?

LE JEUNE MÉDECIN.

Le cœur reçoit aussi des irritations qui lui sont
propres , ainsi que j'ai eu l'honneur de vous le
dire. Mais , lorsque la colère provoque une congestion de sang dans la tête, et que vous voyez la
face rougir, se tuméfier, et le sang sortir par les
narines, ce n'est point le cœur qui accumule ce
fluide dans ces parties , c'est l'irritation cau-
sée par la passion, qui l'attire et qui le retient
de force dans le cerveau , dans la face , dans
les narines , d'où il s'échappe quelquefois à
travers les pores extérieurs de la membrane
muqueuse. Il en est ainsi des expectorations et

des vomissements de sang, des hémorrhoïdes, etc. Dans tous ces cas, l'irritation arrive par les nerfs dans un tissu rempli de capillaires sanguins ; elle y attire et y amasse le sang ; et la manière dont le tissu engorgé réagit sur ce liquide détermine ou l'inflammation, ou l'hémorrhagie, ou une extravasation des molécules sanguines, qui produit la désorganisation : le cœur n'est donc nullement la cause première de l'engorgement sanguin, encore moins celle des différents résultats qui en découlent. Et en effet, par quelle prédilection le cœur enverrait-il du sang dans une partie plutôt que dans une autre ? Son action est générale ; il pousse le sang aveuglément dans toutes les artères, sans le diriger vers aucune de leurs branches en particulier ; si les hémorrhagies étaient en raison directe de son impulsion, elles auraient toujours lieu dans les artères qui sont les plus rapprochées du cœur, et dans les lieux où ces artères sont le plus multipliées, tandis qu'on les voit se manifester, aussi bien que les inflammations, dans toutes les parties qui ont des vaisseaux sanguins.

LE SAVANT.

Ainsi vous admettez que le sang peut être

attiré de côté et d'autre par une irritation nerveuse, et y produire tous les désordres dont
vous m'avez parlé, sans que le cœur y prenne
la moindre part.

LE JEUNE MÉDECIN.

Je ne dis pas précisément cela ; je dis que
l'irritation ou, si vous l'aimez mieux, la stimulation produite par une cause irritante, accumule le sang dans une partie douée de vaisseaux sanguins ; mais cela suppose que ce fluide
se trouve à proximité de la partie irritée, et il
ne peut y être qu'autant que l'action du cœur
l'y fait parvenir. Car si, par exemple, le cœur
était retenu dans un état de constriction par
une passion dépressive, telle que la peur, ou
s'il se trouvait dans une inertie momentanée,
comme dans la syncope, en un mot, s'il n'en-
voyait point de sang dans les vaisseaux de la
partie que je suppose soumise à l'influence
d'un agent d'irritation, cet agent ne pourrait
y faire naître une congestion sanguine.

LE SAVANT.

Je pense bien que personne ne s'avisera de
vous contester cette vérité.

LE JEUNE MÉDECIN.

Eh bien , cette vérité va nous en produire une autre que voici: toutes les fois qu'il y aura beaucoup de sang dans les vaisseaux voisins du lieu irrité, la congestion sera plus facile ; et, si l'on suppose que ce sang soit dans un mouvement rapide et promptement refourni par les vaisseaux d'où l'irritation l'aura soutiré, la congestion deviendra encore plus aisée à effectuer. Il résulte nécessairement de ces deux vérités que, plus le cœur aura d'énergie et jouira d'un mouvement précipité, plus les causes locales d'irritation, qui agissent sur les capillaires sanguins, auront de facilité à produire des congestions sanguines et, par suite, les phlegmasies et les hémorrhagies. Vous voyez maintenant pourquoi je vous ai dit que l'impulsion du cœur n'est pas la seule cause des hémorrhagies. Elle y concourt assurément ; et c'est pour cette raison que les jeunes sujets et ceux qui ont le cœur trop volumineux, hypertrophié, sont plus exposés aux hémorrhagies que tous les autres, lorsque les causes d'irritation agissent sur leur système sanguin.

LE SAVANT.

Je vous comprends : dans votre manière de

voir, l'irritation jouerait le rôle principal, et
l'impulsion du cœur le rôle secondaire pour la
production des congestions sanguines, qui, selon vous, sont la source des inflammations
comme des hémorrhagies. C'est fort bien, cher
docteur ; mais moi je trouve encore une petite
difficulté. Vous dites que ce sont toujours des
causes irritantes perturbatrices qui produisent
les hémorrhagies, et que celles-ci sont, à l'effusion du sang près, la même chose que les
inflammations ; mais quelles sont donc, je
vous prie, les causes irritantes qui provoquent
la première menstruation chez la jeune vierge
innocente?... et pourquoi, au lieu d'une hémorrhagie menstruelle, ne voit-on pas de
temps en temps paraître une inflammation
chez un grand nombre de femmes ?

LE JEUNE MÉDECIN.

La cause irritante dont vous vous enquérez,
monsieur, c'est la vie même de l'organe. En
le développant, elle y appelle plus de sang
qu'il n'en faut pour sa nutrition ; et ce sang,
qui transsude à travers les pores de la membrane interne, produit la première hémorrhagie, c'est-à-dire la première menstruation.

LE SAVANT.

Ceci me paraît, ne vous en déplaise, docteur, tant soit peu hypothétique.

LE JEUNE MÉDECIN.

Point du tout, monsieur. Tant que l'appareil génital doit rester inactif chez la femme, il ne reçoit que la dose d'action vitale et de fluides qui est indispensable à sa nutrition ; mais lorsque son développement est parvenu au terme, cette même action vitale, ce même sang, qui ne peuvent plus servir à son accroissement, ont alors une autre destination : ils fournissent des matériaux disponibles pour la formation d'un nouvel être ; et ce qui servirait à l'alimenter est rejeté comme superflu jusqu'au moment où le vœu de la nature sera rempli.

LE SAVANT.

Cela paraît très rationnel ; mais pourquoi tant de femelles, dans la série des animaux, sont-elles dénuées de ce superflu si nécessaire dans notre espèce ? et pourquoi ce superflu, quand il existe, n'est-il rejeté que d'une manière périodique, et même à des distances si considérables ?

LE JEUNE MÉDECIN.

Permettez-moi, monsieur, de vous faire observer que voilà des pourquoi hors de saison...Si
pourtant vous n'en trouvez pas encore assez, je
me joindrai à vous pour demander à l'auteur
des choses pourquoi un animal est plus sanguin
qu'un autre; pourquoi l'un sue par la peau,
tandis qu'un autre, tel que le chien, ne trans-
pire que par la bouche; pourquoi, parmi les
singes, il est quelques espèces dont les femelles ont l'honneur de payer un tribut pareil à
celui de nos dames; pourquoi il ne nous est
pas donné de nous débarrasser à chaque instant,
comme un très grand nombre d'animaux qui
vivent sous nos yeux, de plusieurs excrétions
infiniment plus incommodes que celles des
femmes; pourquoi la gestation, l'enfance, la
virilité, la vieillesse, et la vie en un mot,
sont circonscrites dans des limites déterminées. La solution de toutes ces questions, et
de mille autres pareilles que je pourrais y ajouter, serait sans doute fort curieuse; mais,
comme nous ne connaissons personne qui
puisse nous la donner, nous nous contente-
rons de noter les faits et d'en tirer des conclusions qui tournent à notre avantage.

Ainsi donc, pour le cas dont il s'agit, nous nous souviendrons que, tous les mois, l'irritation se développe dans l'utérus ; qu'elle y appelle plus de sang qu'il n'en peut contenir ; que ce sang doit s'épancher au dehors ; enfin que, si l'organe est animé par un surcroît d'irritation, c'est-à-dire par l'action des causes perturbatrices dont je vous ai parlé, l'hémorrhagie se change en perte, ou bien est remplacée par une véritable inflammation. Observons également que, lorsque l'utérus a cessé d'être propre aux hémorrhagies, il doit, selon l'ordre de la nature, perdre l'aptitude aux congestions sanguines, qui ne manqueraient pas de se terminer par des phlegmasies ; et, de toutes ces remarques, nous tirerons les conséquences suivantes, qui ne seront pas une théorie hypothétique, mais le résultat des faits réduit en principe :

1° Qu'il faut, pour se préserver des hémorrhagies, comme de tant d'autres maladies, proportionner la quantité de sa nourriture aux exercices corporels auxquels on est livré ;

2° Que, lorsque l'on manque à ce précepte, on engendre plus de sang qu'il n'en faut pour la nutrition ;

3° Que ce sang superflu est attiré par les

causes irritantes dans les principaux organes,
qui sont toujours les plus sanguins, et qu'il y
détermine des congestions ;

4° Que les femmes, les jeunes gens et certains adultes ont la faculté de s'en débarrasser
par des hémorrhagies, ce qui les préserve d'accidents plus dangereux ; mais que cette faculté
cesse avec le temps chez les deux sexes, et
qu'alors, au lieu d'être exposés aux hémorrhagies, ils deviennent sujets à des inflammations
plus ou moins graves, selon l'importance de
l'organe affecté, la violence de l'impulsion irritative et la manière dont on la traite ;

5° Que le traitement des hémorrhagies repose sur les mêmes bases que celui des inflammations ; ce qui explique pourquoi la saignée,
qui détruit les congestions, est le remède le
plus efficace des hémorrhagies, et pourquoi la
révulsion est si utile après les évacuations sanguines artificielles ;

6° Qu'enfin la sobriété est une chose indispensable pour les personnes qui ont été sujettes aux hémorrhagies pendant leur jeunesse,
afin que les congestions, qui ne peuvent plus
produire des hémorrhagies extérieures et salu-
taires, n'en produisent pas d'intérieures, qui
sont toujours dangereuses, telle que l'apo-

plexie, et ne donnent pas lieu à des inflammations qui ne sont pas moins funestes.

Ce dernier point nous explique comment les hémorrhagies paraissent se changer en goutte, en rhumatismes, en dartres, en gravelle, en jaunisse, en hypocondrie, en hystérie, en engorgements lymphatiques, dits obstructions, en phthisies pulmonaires, etc. En effet il faut voir, dans tous ces changements, non pas, avec les humoristes, la dégénération du sang; encore moins, avec les ontologistes, la transformation d'une entité inexplicable en une autre également incompréhensible; mais le transport de l'irritation d'un organe sur un autre qu'elle modifie suivant son degré de vitalité.

LE SAVANT.

Votre théorie me plaît: je vois qu'il en découle, pour le traitement, des préceptes qui ne peuvent être que très favorables aux bonnes mœurs.

LE JEUNE MÉDECIN.

N'en doutez pas, monsieur: il en résulte que le meilleur moyen de préserver les femmes de tous les maux qui suivent la cessation normale du flux menstruel, c'est de les assujettir à l'exercice et à la sobriété, au lieu de leur inspirer, par l'établissement des cautères, une fausse sécurité qui les encourage à se livrer à la bonne chère et à l'oisiveté; que les jeunes gens qui sont sujets aux saignements de nez et aux crachements de sang ne peuvent éviter des maladies plus graves, telles que la phthisie et les gastrites chroniques, qu'en renonçant de bonne heure aux excès de table et à la vie dissipée dont ils avaient l'habitude; que les hommes habitués au flux hémorrhoïdal ne doivent pas compter sur la régularité de cette évacuation pour maintenir leur santé, mais qu'ils doivent s'attendre à la voir se supprimer, s'ils ne renoncent aux excès de la table et à la vie sédentaire.

LE SAVANT.

Ah! docteur, ces derniers ont au moins l'avantage de se débarrasser de leurs infirmités en provoquant le retour de leurs hémorrhoïdes.

LE JEUNE MÉDECIN.

C'est fort bien pour un certain temps : quelques sangsues appliquées à l'anus peuvent en effet les délivrer quelquefois de leurs infirmités ; mais ils ne doivent pas compter que ce moyen réussisse constamment.

LE SAVANT.

Je vous entends : lorsque l'âge leur aura fait perdre l'aptitude au flux hémorrhoïdal, ils devront, comme les femmes d'un certain âge, prévenir la pléthore pour éviter les congestions des grands viscères.

LE JEUNE MÉDECIN.

Cette raison est excellente ; et, en me la donnant, vous me prouvez qu'en effet vous m'avez bien compris ; mais elle n'est pas la seule qui doive les engager à la sobriété : veuillez encore me prêter un peu d'attention.

LE SAVANT.

Je vous écoute avec d'autant plus d'intérêt que je suis moi-même hémorrhoïdaire.

LE JEUNE MÉDECIN.

Eh bien, rappelez-vous monsieur, que, lorsque nous sommes exposés à des causes puissantes d'irritation, celle-ci tend à se développer dans les organes qui ont le plus de vitalité : or ces organes, ce sont les viscères, le cerveau, les poumons, le cœur, l'estomac. Tant que l'irritation de ces tissus importants n'est pas excessive, la puissance vitale la réfléchit sur ceux de la périphérie, et nous sommes tirés d'affaire par des hémorrhagies et des inflammations extérieures; mais si cette irritation des grands viscères est portée à un haut degré, ou si, sans être intense, elle prend un caractère d'opiniâtreté, ce qui arrive toujours lorsque nous persistons à abuser des stimulants, la nature ne peut plus rien produire d'efficace à la périphérie; nos hémorrhagies et nos inflammations extérieures cessent : et ces attaques de goutte, ces clous, ces érysipèles, par lesquels nous avions coutume de recouvrer l'équilibre, n'ont plus lieu; ou, si ces phlegmasies paraissent encore, elles ne réussissent plus à déplacer les irritations viscérales, et, dès la fleur de l'âge, nous nous trouvons en proie à des infirmités qui préparent notre destruction.

C'est ici que l'ancienne médecine se trouvait souvent en défaut relativement aux hémorrhagies dont nous nous occupons. Elle conseillait aux hémorrhoïdaires que l'âge ne semblait pas condamner à perdre le flux, aux femmes encore jeunes dont les périodes étaient arrêtées, des excitants pour faire reparaître l'hémorrhagie supprimée. L'aloès était prescrit aux premiers ; le safran, les ferrugineux et les prétendus emménagogues aux personnes de l'autre sexe. Mais, comme ces médicaments ne peuvent agir sur l'anus et sur les organes sexuels qu'en irritant d'abord les grands viscères, ceux-ci, qui l'étaient déjà trop, gardaient l'irritation au lieu de la réfléchir vers l'organe indiqué par l'étiquette de la formule, et tous les accidents redoublaient d'intensité. La doctrine physiologique a déjà appris aux médecins qu'en cas pareil, leur premier soin doit être de combattre l'inflammation de la tête, de la poitrine ou du bas-ventre ; et que ce n'est qu'après en avoir triomphé, ou du moins l'avoir affaiblie, qu'ils peuvent tenter le rétablissement de l'hémorrhagie habituelle. Mais les personnes du monde, qui n'ont pu suivre les progrès de la science, se conforment encore à l'ancienne routine, et s'administrent des excitants pour pousser le sang vers ses voies accoutumées, sans songer qu'elles emploient les moyens les plus propres à le fixer plus fortement dans l'intérieur : car vous n'avez pas oublié, j'espère, que le sang se porte toujours dans les organes qui sont les plus irrités.

LE SAVANT.

Voilà des conséquences rigoureuses de vos principes ; et j'aurais dû les tirer moi-même des antécédents, si je n'avais été prévenu par les anciens préjugés. Je sens que vous devez avoir raison ; et je vois maintenant pourquoi tant de médecins perdent leur temps à prescrire quelques applications de sangsues, soit au siége, soit aux parties sexuelles, dans les suppressions d'hémorrhagies : c'est parcequ'ils n'ont pas eu la patience de détruire l'irritation prédominante qui retient le sang à l'intérieur. Heureux les hémorrhoïdaires dont le flux, parfaitement régulier, les dispense de réclamer l'assistance de ces docteurs ! ils peuvent se donner un peu plus de latitude dans leur régime : il leur suffit de se préserver des irritations intérieures un peu trop vives. J'ai l'avantage d'être de ce nombre ; mais vous pouvez compter que je n'en abuserai pas, je redoute trop ces formidables irritations ; et mes hémorrhoïdes me deviennent plus chères que jamais.

LE JEUNE MÉDECIN.

Le flux hémorrhoïdal le plus abondant, le

plus régulier, ne dispense pas ceux qui s'en
louent des précautions hygiéniques, et surtout
de la sobriété. N'oubliez pas que l'hémorrhagie
est fondée sur l'irritation : avant que le sang
coule, une congestion à la marge de l'anus est
indispensable ; chaque flux en est donc nécessairement précédé ; mais si elle se fait avec trop
d'impétuosité, elle peut se changer en inflammation, et c'est ce qui n'arrive que trop souvent : voilà pourquoi la plupart des hémorrhoïdaires finissent par avoir des tumeurs inflammatoires autour du siége. Il en résulte
d'abord de la douleur, de la constipation, des
fentes ou fissures qui rendent la défécation très
laborieuse ; quelquefois l'inflammation s'em-
pare du tissu cellulaire voisin, et il se forme
un dépôt qui aboutit à une fistule ; d'autres
fois la phlegmasie remonte dans l'intestin et
y produit des désorganisations fort étendues,
sans parler des varices qui peuvent fournir des
pertes trop copieuses, et des fongosités qui
deviennent si incommodes qu'on est obligé de
les extirper. En général, on peut poser en principe que le flux hémorrhoïdal est un pis aller
dont on serait fort heureux de pouvoir se passer : il ne faut donc jamais le fomenter par
un régime intempérant. Ce flux est rare chez les

paysans, les soldats, les hommes qui vivent sobrement et qui font beaucoup d'exercice ; preuve certaine qu'il n'est autre chose qu'un effort pénible de la nature pour expulser un surcroît de sang dont la constitution aurait à souffrir. La plupart de ceux qui y sont assujettis ont en même temps à se plaindre d'une certaine irritation des voies digestives , qui se dissipe périodiquement par son moyen. J'en conclus que les personnes qui ont le plus à se féliciter de leurs hémorrhoïdes doivent éviter la pléthore qui les rend nécessaires. A plus forte raison cette précaution est-elle indispensable pour celles qui n'ont que l'irritation et la congestion hémorrhoïdales, sans jouir des avantages attachés à l'effusion sanguine : les gonflements, les chaleurs, les démangeaisons qu'elles éprouvent ne manquent jamais d'amener quelques unes des désorganisations locales dont je viens de parler, si ces personnes persévèrent dans le genre de vie surexcitant dont elles ont l'habitude.

LE SAVANT.

Comment! ce n'est pas assez de préserver les principaux organes? Mais qu'exigez-vous donc des malheureux hémorrhoïdaires? Expli-

quez-vous, de grâce ; ajoutez quelques détails,
et tirez-moi d'embarras.

LE JEUNE MÉDECIN.

J'exige, monsieur, que tout homme qui est
sujet à une irritation de cette espèce, soit avec
flux, soit sans flux, se regarde comme trop
nourri et trop stimulé ; qu'en conséquence il
diminue la quantité des viandes dont il fait
usage ; qu'il se contente des moins irritantes,
comme celles de veau, de poulet, et qu'il
prenne fort peu de celles qu'on appelle viandes faites ; qu'il mange beaucoup de végétaux
et de fruits, afin de se tenir le ventre libre ;
qu'il se prive des préparations culinaires de
haut goût, des épices, des salaisons ; qu'il
évite le vin pur, les liqueurs spiritueuses ; qu'il
boive de l'eau entre ses repas, ce qui contri-
buera à rendre la défécation plus facile ; qu'il
fasse un exercice modéré, en plein air, le plus
souvent qu'il lui sera possible ; qu'il remédie,
par le traitement antiphlogistique, à tout excès
d'irritation qui se manifesterait soit dans les
principaux viscères, soit au podex ; qu'il se préserve ainsi d'une obésité incommode et d'une
pléthore sanguine toujours dangereuse ; enfin,
qu'il fasse en sorte de diminuer peu à peu, et

de faire enfin cesser la désagréable nécessité d'être assujetti à l'irritation hémorrhoïdale. Mais ce que je lui recommande avec le plus d'instance, c'est de ne jamais recourir à l'aloès et aux autres purgatifs violents, qu'on nomme drastiques, pour faire reparaître les hémorrhoïdes supprimées. Ce que je vous ai dit sur l'importance de calmer les irritations viscérales doit lui servir de règle dans ces sortes de cas.

LE SAVANT.

Je ne m'attendais pas, je vous l'avoue, à vous voir transformer un flux hémorrhoïdal bien régulier en maladie. Mais vous m'avez donné de si bonnes raisons que je ne trouve rien à vous répliquer : le flux hémorrhoïdal n'est pas naturel, c'est un pis aller ; oui, je conçois cela... Mais, au moins, vous ne ferez pas ce reproche au flux périodique des femmes.

LE JEUNE MÉDECIN.

Non, monsieur ; mais je formerai le vœu qu'elles ne se mettent pas, par leur intempérance, leur oisiveté, et par certains excès, dans la nécessité d'avoir des règles trop abondantes : car la congestion sanguine qui précède toujours l'éruption et qui s'annonce par les signes ordinaires de l'irritation, pourrait s'élever à un si haut degré qu'elle ne fût pas entièrement dissipée par l'effusion, qu'elle persistât entre les époques et devînt le noyau d'une inflammation dangereuse. Je suis bien aise de vous dire que les squirrhes et les cancers de nos dames sont toujours préparés par une irritation du col utérin, que l'on avait méconnue ou négligée pendant un certain nombre d'années ; et celle que je vous signale aujourd'hui est beaucoup plus commune que bien des gens ne le pensent.

LE SAVANT.

Je vous ai bien suivi, docteur ; votre système sur les hémorrhagies me paraît séduisant : toutefois il me reste un doute que je vous prierai d'éclaircir. J'ai bien vu figurer activement l'énergie vitale dans la production des effusions sanguines dont vous m'avez entretenu, mais je n'y ai point distingué les effets du défaut de cette même énergie. J'ai lu, dans plusieurs auteurs, que l'on avait partagé les hémorrhagies en actives et en passives : vous ne m'avez parlé que des premières ; n'en est-il donc aucune qui doive se rattacher aux secondes ?

est-ce toujours par un excès de vitalité que nous éprouvons des pertes de sang?

LE JEUNE MÉDECIN.

Toutes les fois que les hémorrhagies sont spontanées, elles ne peuvent dépendre que de cette inégale répartition de forces sur laquelle j'ai cru devoir fixer fortement votre attention. On voulait, d'après Brown, qu'il y en eût de passives, et on les attribuait à la faiblesse, au relâchement des vaisseaux qui n'avaient plus la force de retenir le sang qui les pénètre. Certes, il est bien évident qu'un tissu relâché laissera bien plus tôt suinter le sang que celui qui est plus serré; mais il faut toujours admettre une cause stimulante qui appelle le sang dans la partie : car si la débilité suffisait pour produire des hémorrhagies, on verrait ce fluide s'échapper de tous les vaisseaux au moment de la mort, et les membres paralysés, durant le cours de la vie, éprouveraient d'abondantes hémorrhagies, s'ils venaient à être blessés. Or c'est précisément le contraire que l'on observe : le sang s'éloigne des tissus à mesure que leur vitalité diminue, pour se retirer dans les parties qui conservent le plus d'énergie. Mais voici d'autres faits : les hé-

morrhagies passives des auteurs sont les pertes
des femmes à la suite des couches ; celles qui
accompagnent le squirrhe et le cancer de l'utérus ; les expectorations sanguines (hémoptysies) des personnes qui ont des ulcères dans
le poumon ; les vomissements de sang que l'on
qualifie d'hématémèses, de mélæna, et qui se
rencontrent parfois chez les hypocondriaques
et les mélancoliques ; les flux sanguins trop
copieux des hémorrhoïdaires, dont nous avons
déjà parlé ; les saignements de nez incoercibles
de quelques sujets cacochymes ; les hémorrhagies, quelles qu'elles soient, des personnes que
ces auteurs croyaient être affectées d'une fièvre dépendante de la débilité (fièvre adynamique) ; les pertes de sang des scorbutiques.
Or toutes ces hémorrhagies sont fondées sur
une inflammation : c'est l'irritation de l'accouchement qui produit la congestion sanguine
de l'utérus ; c'est la phlegmasie cancéreuse qui
attire le sang dans l'utérus et détermine son
effusion ; les hémoptysies n'ont lieu que parceque l'inflammation des poumons appelle le
sang dans des vaisseaux où il ne devrait jamais
pénétrer en masse ; les vomissements de sang
(hématémèses) et les mélæna ne paraissent
jamais que lorsque les irritations gastriques

ont duré assez long-temps pour développer les vaisseaux de l'estomac et élargir leurs orifices; le flux hémorrhoïdal ne deviendrait jamais excessif si la répétition des congestions sanguines n'avait dénaturé les vaisseaux des parties par où il se manifeste; les saignements de nez, les selles sanguinolentes des personnes attaquées de prétendues fièvres adynamiques, sont l'effet de la violente excitation produite par la gastro-entérite qui les consume, et souvent elles en deviennent le meilleur remède; les sujets cacochymes qui s'épuisent par des épistaxis répétées (saignements de nez) sont tous, sans exception , porteurs d'une inflammation chronique de la tête . de la poitrine ou du bas-ventre ; enfin, les scorbutiques ne deviennent sujets à d'abondantes pertes de sang que dans les tissus où l'inflammation s'est développée, telles sont les gencives et parfois quelques régions du canal intestinal ; les scorbutiques sont des gens affaiblis par une assimilation imparfaite , cependant il faut toujours ou l'action d'une phlegmasie , ou celle d'une lésion extérieure, pour déterminer le sang à sortir de ses vaisseaux , tant il est difficile de trouver une hémorrhagie spontanée qui soit indépendante de l'irritation.

Mais savez-vous pourquoi toutes les hémorrhagies que je viens de passer en revue ont été
attribuées à la faiblesse ? c'est parceque les personnes qui les éprouvent étaient dans un état de
débilité ; la théorie était la même pour les inflammations et pour les névroses. Voici comme
on raisonnait dans ces époques de ténèbres :
« Cet homme est fort, donc toutes ses maladies
» viennent de sa force ; cet autre est faible, donc
» toutes ses maladies procèdent de sa faiblesse. »
Le chef de notre doctrine a fait sentir toute la
faiblesse d'une pareille argumentation : il a
prouvé que les forts et les faibles pouvaient être
également affectés de maladies par irritation ;
mais il a démontré que cette irritation, soit
qu'elle parût sous la forme de phlegmasie, soit
qu'elle se montrât avec des effusions sanguines,
soit qu'elle se manifestât par des convulsions
et des douleurs, ne cessait point d'être de même
nature, quels que fussent l'âge, le sexe, le
tempérament, la force ou la faiblesse des personnes souffrantes. En effet, dans tous les
cas, les mêmes causes les produisent ; et toujours le traitement qui leur réussit le mieux
consiste à calmer l'irritation locale par des
adoucissants, ou à l'appeler vers une autre partie par les révulsifs ; seulement il faut établir

entre les forts et les faibles cette différence, que les premiers supportent bien les saignées, tandis que les seconds pourraient en souffrir : ce qui fait que, chez eux, on donne la préférence aux calmants, qui ne leur font point perdre de forces, et surtout aux révulsifs, qui donnent à ces forces une direction plus avantageuse à l'équilibre normal.

Ainsi, monsieur, vous voyez qu'en vous traçant la théorie des hémorrhagies actives, je vous ai donné celle des hémorrhagies passives spontanées de nos browniens anciens et modernes. Empêchez en effet qu'un foyer d'inflammation s'invétère et devienne chronique, vous préviendrez les hémorrhagies dites passives.

LE SAVANT.

Mais ne faut-il pas aussi recourir aux astringents pour resserrer les vaisseaux dont le relâchement se prête à l'hémorrhagie ?

LE JEUNE MÉDECIN.

Oui, monsieur. Cette méthode a du succès, au moins pour quelque temps, lorsque l'individu est fort affaibli : car, même en supposant que les astringents augmentassent l'irritation de la partie, et l'élevassent au degré le plus capable de compromettre l'existence, cette inflammation serait toujours moins dangereuse que la perte subite de tout le sang. Dans ce cas, l'art oppose une maladie à une autre; il en donne une moindre pour prévenir les effets d'une plus grave : telle est la véritable explication du succès des astringents et des stimulants appliqués sur les tissus par où se font les hémorrhagies qui nous occupent. Le médecin ne doit jamais la perdre de vue ; car, en donnant une nouvelle impulsion au foyer d'inflammation chronique qui fournit l'hémorrhagie, il se prépare de nouvelles difficultés pour le traitement ultérieur de cette inflammation. Mais je dois vous faire observer que c'est surtout en développant de l'irritation dans un lieu plus ou moins éloigné du siége de l'hémorrhagie que les toniques parviennent à en arrêter le cours, je veux dire en opérant une révulsion : c'est ainsi que l'on stimule l'estomac pour faire cesser les saignements de nez, les hémoptysies, les pertes utérines, et qu'on leur oppose avec encore plus de succès l'application des vésicatoires à la peau ; ce qui concourt à prouver la nature irritative des hémorrhagies dites passives.

LE SAVANT.

Le froid n'arrête - t - il pas aussi les hémorrhagies?

LE JEUNE MÉDECIN.

Les succès de ce moyen sont une nouvelle
preuve de l'irritation des hémorrhagies réputées
passives , puisqu'il ne peut opérer qu'en diminuant la vitalité du lieu où on l'applique. Toutefois, comme la force vitale réagit contre l'action sédative du froid, celui-ci ne réussit à arrêter l'effusion du sang que dans les cas où la violence de la circulation a été très diminuée par
l'hémorrhagie ou par les saignées artificielles.

LE SAVANT.

Ainsi vous n'admettez aucune hémorrhagie
passive?

LE JEUNE MÉDECIN.

Celles qui ne sont point spontanées, mais qui
dépendent d'une violence exercée sur la partie
qui fournit le sang, ou d'un puissant obstacle
au cours de ce fluide, méritent seules d'être
placées dans cette série: ainsi les ecchymoses
déterminées par les contusions , les hémoptysies et les hématémèses produites par les coups,
les chutes , les violents efforts, ou par l'ané-

vrisme du cœur ; les crachements de sang occasionés par la pression que la matrice exerce sur les poumons dans la grossesse, ou par une grande masse de sérosité accumulée dans la cavité du bas-ventre, font partie des hémorrhagies passives, parcequ'elles reconnaissent pour cause une violence exercée sur les tissus qui fournissent le sang. Mais comme ces causes sont en même temps irritantes, elles peuvent laisser à leur suite une phlegmasie ; et, de passive qu'elle était dans le principe, l'hémorrhagie, si elle persiste après la soustraction de sa cause, ne tarde pas à devenir vraiment active. Alors les débilitants, les saignées et les révulsifs sont indiqués, comme dans les hémorrhagies primitivement actives. Je pourrais appuyer ces assertions de nombreux exemples ; mais comme les détails descriptifs et les minuties du traitement n'entrent point dans le plan que je me suis proposé de suivre, je crois devoir vous en faire grâce, et me borner à l'essence de la théorie physiologique.

LE SAVANT.

Je vous rends grâce, docteur, pour tous ces développements. Ils me suffisent, et font briller à mes yeux une lumière d'autant plus agréable que je ne m'y étais nullement attendu. Je vois qu'il faut absolument que toutes nos maladies soient raisonnées, et je sens que votre méthode est très propre à nous en fournir les moyens. Je désirerais maintenant que vous voulussiez bien me donner une idée du cancer; car je vois qu'en ralliant celui de l'utérus aux hémorrhagies de la femme, vous l'avez fait dépendre de l'irritation ; et je pense qu'il doit être de même nature, quels que soient les organes où il puisse avoir son siége.

LE JEUNE MÉDECIN.

Ce sera le sujet de notre prochain entretien.

DIX-SEPTIÈME DIALOGUE.

SQUIRRHES, CANCERS, ET AFFECTIONS ORGANIQUES
EN GÉNÉRAL.

LE SAVANT.

Je vous attends avec l'espoir de vous voir justifier de plus en plus la bonne idée que j'ai prise de votre doctrine.

LE JEUNE MÉDECIN.

D'après les développements que je vous ai donnés sur les maladies d'irritation, une longue dissertation sur le cancer serait tout-à-fait superflue ; je me contenterai de vous dire que le cancer est toujours le produit d'une phlegmasie ou d'une subinflammation chronique occasionée par les causes ordinaires de ces maladies : tels sont les violences extérieures, coups, chutes, l'action des corps irritants, de quelque nature qu'ils soient, l'exagération de la fonction d'un organe ; comme la surabon-

dance du lait pour les mamelles, celle des règles, les excès de jouissance et l'accouchement
laborieux pour l'utérus, l'inflammation accidentelle pour les organes génitaux du sexe
masculin, l'abus des médicaments irritants
dans les dartres, les scrofules, la syphilis, et
dans toutes les phlegmasies de l'extérieur du
corps. L'irritation qui persiste long-temps dans
les tissus y appelle la lymphe, qui les endurcit;
une inflammation secondaire qui s'y développe
après une longue durée y produit à la fin une
ulcération qui les détruit; et la répétition du
mouvement inflammatoire dans les principaux
organes, les voies gastriques, les poumons,
le cerveau, le cœur, amène enfin la mort de
l'individu.

Il résulte de cette théorie, entièrement fondée sur les faits les mieux observés, que, si
les médecins savent enlever par les saignées locales, la diète et les révulsifs, les inflammations
du sein, de l'utérus, de la face, des organes
sexuels, etc., avant qu'elles aient produit des
engorgements lymphatiques très endurcis, le
cancer sera prévenu; il en résulte encore que
ces engorgements sont quelquefois susceptibles
de céder aux mêmes moyens, ou que du moins
en les employant on prévient la propagation

de la phlegmasie aux viscères ; ce qui procure
aux malades l'avantage de porter impunément
leurs tumeurs jusqu'à la vieillesse ; enfin il en
résulte, et c'est un fait bien digne de l'attention générale, que les cancers des parties extérieures, quoique déjà ulcérés, peuvent céder
aux moyens locaux, ou être enlevés avec succès par le chirurgien, pourvu que l'irritation
n'ait point pénétré jusqu'aux viscères.

Mais qu'avions-nous en place de ces données
satisfaisantes? un vague insupportable, une
fatalité désolante. Le cancer provenait je ne
sais d'où ; on l'attribuait à un principe oc-
culte qui agissait sur l'économie je ne sais
comment ; car on n'osait plus, à l'imitation
des anciens, en faire un virus ou une humeur corrompue. Existait-il une tumeur indo-
lente, glanduleuse ou autre à l'extérieur du
corps, on l'attaquait par des stimulants, qui ne
manquaient presque jamais de l'exaspérer. S'a-
gissait-il de déterminer si cette induration deviendrait un ulcère cancéreux, on attendait
l'événement pour vous répondre. Si la tumeur
se dissipait, on vous disait qu'elle n'était pas
destinée à produire un cancer. Sa surface ve-
nait-elle à s'ulcérer, on vous répondait qu'aucun secours humain n'aurait été capable de ré-

soudre cette tumeur. Faisiez-vous la même question sur l'ulcération , on vous satisfaisait de la même manière ; aucun signe tiré de l'aspect de la surface ulcérée ne fournissait des caractères positifs sur sa nature. Si vous guérissiez, on vous assurait hardiment qu'elle n'était pas cancéreuse. Si le malade y succombait , les médecins vous juraient que , quoi qu'on eût pu faire , jamais on n'eût prévenu cette funeste terminaison. Lorsque l'irritation se répétait dans les viscères , on y voyait un être nommé *diathèse* ou *cachexie cancéreuse;* et , loin d'y remédier par les antiphlogistiques , on aggravait cet état , et on le rendait incurable par des spécifiques et des irritants de toute espèce. Tel était l'état déplorable où se trouvait la science sur ces maladies avant l'époque de la doctrine physiologique. Le cancer était vraiment l'effroi de l'humanité , l'opprobre de la médecine , et rien ne faisait espérer qu'on pût jamais sortir de ce dédale , lorsque la théorie de l'irritation vint y porter la lumière , et rallier cette maladie aux principes qui président à toutes les autres.

Je ne vous parle pas des cancers réputés primitifs des organes intérieurs ; ils sont le fruit de leurs irritations prolongées , et je les ai mentionnés en traitant de ces maladies.

Il résulte évidemment de ce que vous venez d'entendre que les paralysies, les apoplexies, les phthisies, les anévrismes et les altérations du cœur, les squirrhes et les altérations des voies digestives, les cancers de l'extérieur du corps, ne sont point des maladies particulières auxquelles on soit dévoué dès la naissance, ou des êtres malfaisants, des génies du mal qui fondent sur les malheureux humains, sans motifs et sans causes appréciables, pour les immoler : ce sont des résultats d'irritations inflammatoires ou subinflammatoires, toujours curables dans le principe, et qui, par conséquent, n'auraient jamais lieu si les malades réclamaient assez tôt les secours de l'art, et si les médecins savaient les administrer conformément aux principes de la doctrine physiologique.

LE SAVANT.

J'ai bien saisi le plan de votre doctrine; je la trouve satisfaisante pour toutes les maladies que vous avez fait passer sous mes yeux : mais il en est bien d'autres dont vous n'avez rien dit. Je conçois que les maladies des organes d'une importance secondaire, comme la gorge, la bouche, les yeux, les oreilles, la trachée-artère, les reins, la vessie, les organes sexuels, doivent se rallier à celles dont vous m'avez parlé, et je craindrais d'abuser de votre patience en vous priant de m'en faire l'histoire. Mais je vous avouerai qu'il me reste des doutes que je crois bien fondés sur la similitude de toutes ces maladies avec la rage. Ne pourriez-vous seulement, dans notre première entrevue, ajouter encore un mot sur cette affection ?

LE JEUNE MÉDECIN.

Je m'y engage avec plaisir.

DIX-HUITIÈME DIALOGUE.

RAGE. — MORSURE DES ANIMAUX VENIMEUX. — VERS.

LE SAVANT.

Je vous ai demandé la théorie de la rage ; mais comme je crains que vous ayez bientôt fini sur ce chapitre, je vous prépare quelques autres questions pour prolonger un peu notre entretien, et me dédommager de la brièveté du dernier, si vos occupations vous donnent le loisir de me répondre.

LE JEUNE MÉDECIN.

Je suis à votre disposition, monsieur ; mes préparatifs de départ sont à peu près terminés, et je ne reste que pour profiter de l'occasion que vous m'offrez de propager les principes de la véritable médecine.

LE SAVANT.

Commencez donc par me parler de la rage.

LE JEUNE MÉDECIN.

La rage est une des maladies des plus formidables; toutefois elle n'a pu échapper aux rapprochements des médecins physiologistes. Depuis dix ans notre professeur ne cesse de méditer toutes les observations que l'on a publiées et que l'on publie chaque année sur ce formidable fléau, et il en a tiré les conclusions suivantes :

La rage est le plus ordinairement, dans notre espèce, le produit d'une irritation particulière communiquée à l'économie par la morsure d'un animal du genre *canis* (chien, loup, hyène, chacal, ou renard) qui en est attaqué. Elle paraît dépendre de l'inoculation de la salive de l'animal : cette salive est devenue vénéneuse par l'irritation excessive des glandes qui la produisent, et qui sont situées autour de la bouche; et cette irritation est elle-même correspondante à celle de la membrane interne de la bouche et de la gorge. Cette dernière irritation, à son tour, coïncide avec celle de l'estomac, et est plus ou moins partagée par le cerveau et les poumons. Il est fort difficile de déterminer quel est celui de ces différents organes qui est affecté le premier, et qui com-

munique aux autres l'irritation. On a pourtant
lieu de croire que celle de la gorge est fonda-
mentale, puisque c'est là que se manifestent
les premiers symptômes, par un sentiment de
constriction et par l'horreur des liquides, phénomènes qui se rencontrent très souvent dans
les phlegmasies ordinaires du gosier, que l'on
appelle *angines* ou *esquinancies*. Le rôle que
joue l'inoculation de la salive dans le développement de cette maladie semble appuyer cette
opinion; elle l'est encore par les effets de la colère exaspérée, puisqu'il est bien avéré que des
personnes furieuses, qui n'étaient point soup-
çonnées de rage, ont communiqué cette maladie par leurs morsures; et l'on sait que la fureur agit fortement sur le pharynx, échauffe
la gorge, agite la mâchoire inférieure de tremblements convulsifs (grincements de dents),
excite la sécrétion de la salive, et remplit la
bouche d'écume. On pourrait donc soupçonner
que la salive, dépravée par cette irritation locale, devient un véritable poison pour celui
qui la reçoit dans la plaie occasionée par la
morsure de l'enragé ou du furieux; qu'elle
porte l'irritation dans les extrémités nerveuses
qui sont situées dans cette plaie, et de là dans
les mêmes organes qui étaient affectés chez

l'homme ou chez l'animal qui a fourni cette sa-live. Toutefois on ne saurait douter que l'irrita-tion du centre épigastrique, et surtout de l'es-tomac, ne coïncide constamment avec celle de la gorge ; il est même permis de mettre en question si, dans certaines circonstances, la gastrite ne peut pas agir assez vivement sur la gorge pour y produire le degré d'irritation qui déprave la sécrétion salivaire et la convertit en poison. Ne sait-on pas que toute irritation d'organe peut être tantôt primitive et tantôt secondaire ?

LE SAVANT.

D'après ce que vous m'avez dit des névroses, il me semble que le cerveau doit intervenir pour beaucoup dans la production de la rage.

LE JEUNE MÉDECIN.

Sans doute, monsieur. Dans les rages com-muniquées, il reçoit la stimulation de la salive inoculée, et la réfléchit sur la gorge ; et lorsque cette dernière est enflammée, elle réagit forte-ment sur lui. Mais dans les cas où la rage est spon-tanée et produite par la colère, c'est le cerveau qui agit sur la gorge comme pour l'échauffer, l'enflammer, exalter à l'excès sa sensibili-té : puis lorsqu'elle est en cet état, il en reçoit l'irritation, qu'il renvoie dans tous les tissus nerveux, notamment dans l'appareil musculaire, d'où résultent les convulsions. Enfin, si la phlegmasie de l'estomac est assez intense pour produire la rage, comme on a de bonnes raisons de le soupçonner en observant son développement chez le chien, cela ne peut avoir lieu que parceque le cerveau, irrité par la gastrite, agit sur la gorge, et y développe de l'inflammation et du spasme, dont la perception contribue ensuite à augmenter sa propre irritation. En général, les stimulations sont continuellement réfléchies et rejetées des autres parties sur le cerveau, et du cerveau sur les autres parties, avec d'autant plus d'énergie que celles-ci sont plus nerveuses et plus sanguines. Or, la membrane interne de la gorge et des voies digestives réunit au suprême degré ces deux conditions; il n'est donc pas étonnant que le cerveau irrité y développe et en reçoive des stimulations continuelles, qu'il réfléchit sur les muscles en produisant des convulsions plus ou moins fortes.

LE SAVANT.

Sait-on comment la rage spontanée prend naissance chez le chien?

LE JEUNE MÉDECIN.

Elle s'y développe durant les chaleurs, et l'on pense qu'elle débute alors par une gastrite, accompagnée de l'irritation de la gorge ; car on observe toujours de l'inflammation dans ces deux parties, lorsque l'on a occasion d'ouvrir un chien enragé. La rage serait donc une des formes de la gastrite chez cet animal : mais, pour en acquérir la certitude, il faudrait donner à ces animaux des gastrites artificielles. On sait que le chien ne sue jamais ; que, lorsqu'il est échauffé, il devient haletant, et que la sécrétion de la salive est augmentée. Cette irritation est sans doute partagée par l'estomac, et la rage pourrait provenir de cette double cause. Mais la conversion de la salive en un virus susceptible d'infecter un autre animal n'en est pas moins un phénomène très surprenant.

LE SAVANT.

Ainsi vous prétendez que la salive peut devenir, par l'irritation de la gorge, assez vénéneuse pour produire la rage. Avez-vous d'autres faits analogues susceptibles d'appuyer cette assertion ?

LE JEUNE MÉDECIN.

Oui, monsieur ; tous les organes qui sont

chargés de fabriquer des humeurs particulières, et que nous appelons *organes sécréteurs* ou *glandes,* peuvent, quand ils sont fortement irrités, donner à leurs fluides un degré de virulence plus ou moins fort, quoique le sang soit aussi pur qu'à l'ordinaire. C'est ainsi qu'un accès de colère, porté jusqu'à la fureur, communique à la bile une âcreté qui la rend susceptible d'enflammer le canal de la digestion, et convertit le lait d'une nourrice en un poison très dangereux pour l'enfant qu'elle allaite. Or tout cela n'a lieu que parceque l'influence que le cerveau exerce sur le foie et sur les mamelles devient excessivement irritante. Toutes les inflammations d'une haute intensité peuvent dépraver le pus d'une surface suppurante, et le changer en un poison capable d'attaquer le principe de la vie, s'il vient à être résorbé, et à rentrer dans les voies de la circulation. Pourquoi donc s'étonner que la colère, qui échauffe la gorge et provoque la sécrétion de la salive, puisse agir sur les glandes qui fournissent cette humeur[1] avec

---

[1] Ces glandes sont placées autour de la bouche. La plus grosse est la parotide, située à la partie supérieure et latérale du cou, derrière la mâchoire inférieure, de chaque côté; les autres sont plus près de la langue.

assez d'énergie pour en faire un poison susceptible de développer de l'irritation chez ceux qui la reçoivent, par inoculation, dans les morsures? Ce qu'il y a d'incompréhensible dans ce fait, c'est, je le répète, que l'irritation aille prédominer dans l'organe salivaire de l'animal mordu, et rende sa salive aussi vénéneuse que celle de l'animal mordant. Vous noterez cependant que la salive n'acquiert pas cette virulence chez tous les animaux : l'homme et les différentes espèces de chiens sont les seuls qui aient offert des exemples de rage non communiquée. La colère et la gastrite ne la produisent point chez les autres animaux ; mais ceux-ci peuvent la recevoir des précédents, du chien surtout, car on n'a pas d'exemples qu'un homme ait communiqué la rage par morsure aux animaux. Mais il n'est pas moins digne d'attention que, lorsque ces derniers ont contracté cette maladie par la morsure d'un chien, leur gorge manque rarement de contracter de l'irritation.

LE SAVANT.

Il est fâcheux que l'on ne puisse pas mieux déterminer quel est l'organe où germe le principe de la rage ; cela pourrait fournir des données pour le traitement de cette cruelle maladie.

Quoi qu'il en soit du siége primitif de la rage, il est toujours certain que les enragés ne succombent jamais sans que l'irritation soit devenue excessive dans les principaux organes, l'estomac, le cerveau, les poumons et le cœur : ce fait peut toujours fournir des bases au traitement ; il est démontré par les ouvertures de cadavres, qui font voir ces organes gorgés de sang et endurcis au degré qui correspond à l'inflammation : preuve certaine que l'irritation de leurs nerfs y a fortement appelé et concentré ce fluide. Les enragés succombent moins à la désorganisation inflammatoire qu'aux d'angoisses et aux efforts convulsifs qu'ils éprouvent. Plusieurs autres maladies offrent la même particularité ; et je citerai surtout le tétanos, les inflammations des membranes du cerveau, et certaines gastrites qui réagissent vivement sur ce viscère. Plus les convulsions sont vives, dans tous ces cas, plus tôt la vie est éteinte ; de là le peu de temps que l'on a pour remédier à ces maladies.

Chacun sait que l'on prévient le développement de la rage, dite *hydrophobie* à cause de l'horreur de l'eau, qui pourtant n'existe pas chez tous ces malades[1], par la cautérisation profonde de la plaie ; mais lorsque les symptômes caractéristiques de cette maladie, l'horreur de l'eau, l'impossibilité d'avaler, la chaleur et le spasme de la gorge, de l'estomac, les terreurs, les transports de fureur, l'agitation convulsive de la face, les convulsions générales, se sont déclarés, il est extrêmement rare que l'on puisse sauver les malades.

LE SAVANT.

Déplorable sentence ! Est-ce que votre nouvelle doctrine ne fournit aucun moyen de la mitiger ?

LE JEUNE MÉDECIN.

Peut-être, monsieur ; vous allez en juger.

Avant l'époque de la doctrine physiologique, on n'opposait à la rage presque jamais autre chose que des stimulants. L'opium, le musc,

---

[1] Elle n'existe que lorsque l'irritation est excessive dans le pharynx. Si elle prédomine dans les autres viscères, l'hydrophobie ou horreur de l'eau n'a pas lieu, et la rage n'en est pas pour cela moins dangereuse.

le camphre, les frictions mercurielles, poussées jusqu'à la salivation ; une foule de préparations pharmaceutiques, composées des aromates et des ingrédients les plus incendiaires ; les boissons alkalines, les bains froids de surprise, les douches sur la tête, tels étaient les moyens, tous excessivement stimulants, auxquels on se croyait obligé d'avoir recours, et les malades succombaient au milieu des angoisses et des convulsions les plus horribles. Si l'on saignait quelques malades, on se hâtait aussitôt après de les stimuler par l'opium, le musc, ou le camphre. Le professeur de la médecine physiologique s'éleva fortement, dès l'année 1814, contre cette pratique furibonde ; il rappela les succès, à la vérité peu nombreux, mais au moins bien constatés, obtenus jadis par Boerhaave, et plus récemment par les Anglais et par quelques médecins européens pratiquant dans les Indes, par le secours des saignées poussées jusqu'à défaillance. Il pensa que ce moyen pouvait avoir des inconvénients, comme trop débilitant ; mais qu'il fallait y suppléer en appliquant force sangsues à l'épigastre, sur le trajet des veines jugulaires qui descendent le long des parties latérales du cou, autour de la gorge, et même dans l'intérieur de la bouche, ainsi qu'on le pratique dans les angines. Il compara, sous ce rapport, la rage à toutes les irritations locales accompagnées de forte névrose : les saignées n'y sont utiles que dans le commencement ; car, lorsque les douleurs et les convulsions ont épuisé les forces, les émissions sanguines sont suivies d'une mort très prompte. Du reste, il fut d'avis que l'on introduisît avec abondance de l'eau froide pure, acidulée ou rendue émolliente avec un mucilage, par la bouche, après avoir enlevé le spasme du gosier; et par l'anus, au moyen des lavements et des douches ascendantes : il voulut que l'on y joignît le séjour constant du malade dans le bain tiède, aussitôt que l'horreur de l'eau serait calmée par les saignées locales et les injections d'eau dans l'estomac et les intestins: il défendit toute espèce de médicament stimulant, de quelque nom spécieux qu'on s'avisât de le décorer, à moins qu'il ne s'agît de procurer une excitation momentanée après les pertes de sang excessives, et engagea fortement ses élèves à saisir les premières occasions qui se présenteraient pour tenter, sans hésiter, ces expériences, assurant constamment que, si l'on parvenait à calmer l'irritation de la gorge et de l'estomac,

on devait s'attendre à des succès inespérés : il
témoigna même plusieurs fois le désir que l'on
pût introduire de l'eau dans la circulation par
une voie plus directe que celle de l'absorption ;
mais, comme il n'a point eu l'occasion de traiter des enragés, il n'a pu nous fournir des
exemples à l'appui de sa théorie.

Tels étaient les préceptes que notre professeur ne cessait de répandre dans le public depuis sept à huit ans, lorsqu'un habile expéri-
mentateur eut l'idée d'injecter de l'eau dans
les veines d'une grosse chienne de combat,
affectée de rage : cet animal devint tranquille ;
mais il ne laissa pas de succomber. Ce succès,
quoique incomplet, était cependant fait pour
en encourager de nouveaux. On vient de trouver une occasion de répéter cette expérience
sur un homme admis à l'Hôtel-Dieu, et soupçonné de rage. Quoique ce nouvel essai n'ait
pas été heureux, je pense que les médecins
ne doivent pas y renoncer. Déjà l'injection de
la solution d'opium dans les veines a réussi à
dissiper de violentes convulsions ; il paraît assez raisonnable de croire que l'eau, en prenant soin de ne l'employer que distillée, à la
température du corps et à petites doses, doit
avoir encore moins d'inconvénients : c'est un

moyen de rigueur à tenter dans le tétanos et dans les violents accès de convulsions.

LE SAVANT.

Ainsi les bienfaits de votre doctrine, relativement à la rage, ne sont encore qu'en perspective : c'est toujours quelque chose quand il s'agit d'une maladie de cette gravité. Mais parlez-moi de la morsure des animaux venimeux.

LE JEUNE MÉDECIN.

Nous pensons que le venin qu'ils introduisent dans les plaies ne peut agir sur l'économie qu'en l'irritant. Les phénomènes qui se développent sont toujours ceux de l'irritation, tels que de l'angoisse, des convulsions, de la douleur à l'épigastre, un sentiment de chaleur âcre avec appel de fluides dans la région qui a reçu le venin. On leur oppose ordinairement des stimulants, l'ammoniaque (alkali volatil) et quelques plantes aromatiques, la racine de serpentaire, celle de contrayerva, etc. : ces substances doivent agir par révulsion. Peut-être les antiphlogistiques y trouveraient-ils leur application ; mais les effets de ces venins sont si rapides, l'irritation qu'ils déterminent dissipe les forces en les exaltant avec tant de

promptitude. que l'on n'a pas encore osé se
hasarder à augmenter la faiblesse des malades
par les saignées locales et les rafraîchissants.
Il faut aussi tenir compte de la décomposition
des fluides ; mais c'est surtout par l'irritation
du système nerveux que ces venins deviennent
funestes. Nous désirons de nouvelles expériences sur cette importante matière. et nous
formons surtout le vœu qu'elles soient faites
par des médecins élevés dans les principes de
la médecine physiologique.

LE SAVANT.

Il est fâcheux que vous n'ayez rien de plus
précis sur ces sortes de maladies. Je désire que
vous possédiez bientôt des faits qui puissent
remplir les vœux des philanthropes. Encore
un mot, de grâce, sur les vers.

LE JEUNE MÉDECIN.

La cause première des vers est difficile à
déterminer : on sait qu'ils habitent l'intérieur
du canal digestif, surtout les intestins grêles.
et qu'ils s'y reproduisent par génération ; mais
tous les hommes n'en portent pas les germes.
L'opinion des anciens était que la faiblesse de
la constitution, en faisant abonder la mucosité

ou pituite dans les intestins, surtout durant l'enfance, était la cause indirecte des vers ; mais le fondateur de la doctrine physiologique enseigne que cette mucosité, si favorable à la génération de ces animaux, est plutôt un effet de l'inflammation que de la faiblesse des intestins. Il se fonde sur ce que les sujets les plus vigoureux ont des vers dans toutes les périodes de la vie, lorsqu'ils sont attaqués de gastro-entérites, soit aiguës, soit chroniques ; mais il ne se flatte pas d'expliquer pourquoi les vers n'existent pas dans toutes ces maladies. Il reste à découvrir quels sont les aliments, les influences atmosphériques qui font que certaines épidémies en offrent en abondance, pendant que d'autres n'en présentent pas. On n'a là-dessus que des données approximatives : par exemple, l'on sait que les vers se rencontrent souvent dans les gastro-entérites des années pluvieuses, et chez des personnes qui ont fait usage d'aliments malsains, de végétaux aqueux qui ne sont pas parvenus à une complète maturité ; mais, encore une fois, il est impossible de dire pourquoi tous les malades n'en sont pas affectés en pareilles circonstances, et pourquoi les vers se présentent chez des sujets qui font usage d'aliments sains et qui vivent dans une atmosphère favorable à la santé. On doit, d'après cela, présumer qu'indépendamment de l'inflammation, il existe chez certains sujets une disposition à nourrir les vers, et chez d'autres une idiosyncrasie ou disposition particulière tout opposée.

Quoi qu'il en soit, la doctrine physiologique a jeté le plus grand jour sur le traitement des affections vermineuses. Jadis, aussitôt que l'on avait constaté ou seulement soupçonné l'existence des vers dans le canal digestif, on s'empressait de prodiguer certains stimulants, décorés du titre de *vermifuges* ou *anthelminthiques*: la rhubarbe, tous les amers, l'absynthe, la tanaisie, la santoline ou poudre à vers, la mousse de Corse, l'ail, l'assa-fœtida, le mercure, les purgatifs les plus violents, étaient administrés à haute dose, sans que l'on daignât avoir égard à l'inflammation de l'estomac et des intestins ; aussi arrivait-il bien souvent que la maladie s'aggravait sous l'influence de pareils moyens, et devenait incurable. C'est ce qui arrivait aux enfants, dont presque toutes les irritations gastriques étaient traitées par les vermifuges ; ce qui les conduisait à l'entérite chronique, que l'on désignait alors par le nom de *carreau*.

Aujourd'hui, tous les médecins qui ont observé dans l'esprit de la doctrine physiologique se gardent bien de commettre pareilles bévues : l'expérience leur a appris que, dans la très grande majorité des cas, les vers sont expulsés par la nature lorsque l'inflammation qui les entretenait a été vaincue. Ils commencent donc par diriger leurs moyens curatifs contre cette phlegmasie, se bornant à associer aux adoucissants qui lui conviennent, quelques vermifuges non irritants, tels que les huiles mêlées avec les acides, et ils réservent les vermifuges irritants pour les cas où les vers persistent malgré la destruction de la phlegmasie intestinale ; encore ne s'opiniâtrent-ils jamais dans leur emploi, s'il survient quelque nouveau symptôme d'irritation. Cette méthode est suivie du succès le plus constant.

LE SAVANT.

Mais le ver solitaire ; est-ce que vous n'avez pas de moyens particuliers à lui opposer ?

LE JEUNE MÉDECIN.

Le ténia, que l'on désigne mal à propos par le nom de *ver solitaire*, est un ver plat, formé d'une réunion d'anneaux assez semblables aux graines du melon : sa longueur est quelquefois de plusieurs aunes ; il habite les intestins grêles, et est si loin d'être constamment unique, que notre professeur en a trouvé jusqu'à sept dans le canal digestif d'un individu. En général, le traitement de ce ver était empirique dans l'ancienne doctrine : on s'efforçait de l'évacuer par des purgatifs violents donnés à très hautes doses, et qui souvent laissaient dans le canal digestif une irritation que l'on avait bien de la peine à détruire. Il faut toute la prudence d'un médecin physiologiste pour guérir cette affection sans porter une atteinte profonde à la constitution des malades. Le plan que l'on doit suivre est celui-ci : après avoir combattu l'inflammation, si elle existe, on doit gorger le malade d'aliments mucilagineux, de lait, de boissons adoucissantes ; ensuite l'on provoque des évacuations copieuses par le moyen des purgatifs huileux. La manière dont les organes de la digestion supportent l'impression de ces derniers moyens sert de guide au praticien ; car jamais il ne doit insister sur leur emploi au point de fomenter une inflammation chronique, qui pourrait se terminer par la désorganisation. De plus amples détails n'appartiendraient qu'à un traité de médecine-pratique : je pense donc que vous voudrez bien m'en dispenser, mon but n'étant que de vous fournir des documents pour juger de l'influence que la doctrine physiologique exerce sur le traitement des maladies. J'espère que maintenant vous êtes bien convaincu qu'il n'en est point dont elle n'ait rectifié la théorie de la manière la plus avantageuse à l'humanité.

LE SAVANT.

Il est encore quelques maladies dont vous ne m'avez point entretenu : je vous fais grâce de celles que je puis rattacher à votre théorie ; mais je vous avouerai que je ne conçois pas comment l'hydropisie peut se coordonner avec les affections que nous avons passées en revue. Le public ne cesse de répéter que le sang est tourné en eau dans cette maladie ; les personnes plus instruites l'attribuent à la faiblesse : je désirerais savoir ce que vous en pensez, et si vous êtes dans le cas de me faire voir quelques rapports entre l'hydropisie et l'inflammation.

LE JEUNE MÉDECIN.

Ces rapports, monsieur, sont extrêmement

multipliés; toutefois les hydropisies ne s'y rattachent pas toutes sans distinction. J'essaierai
de vous donner une idée de ces maladies
dans notre première entrevue.

DIX-NEUVIÈME DIALOGUE.

HYDROPISIES.

LE SAVANT.

Chaque fois que vous me laissez dans l'attente d'une nouvelle maladie, je ne cesse d'y rêver et de chercher dans le souvenir de mes lectures l'idée que je m'en étais d'abord formée. Je vous avoue que je n'en trouve aucune de satisfaisante sur l'hydropisie. En effet, je voudrais, pour me conformer à vos principes, pouvoir la rapporter à l'irritation ; mais le moyen d'expliquer par ce phénomène la formation de ces amas d'eau qui distendent et défigurent toutes les parties du corps ? Après y avoir bien réfléchi, je ne puis y voir d'autre cause que la suppression de la transpiration et des urines; mais je me fatigue en vain la tête pour découvrir comment cette suppression se convertit en hydropisie. Parlez donc ; et voyons ce que votre doctrine a fait de remarquable et de vraiment utile dans cette singulière maladie.

LE JEÛNE MÉDECIN.

Si vous ne concevez pas l'hydropisie, c'est que vous manquez de données sur la structure intime et sur les fonctions des organes. Autrefois la médecine était assez éloignée du corps humain pour que les personnes du monde pussent se flatter de la comprendre sans avoir aucune idée de l'anatomie. Il n'en est plus ainsi à l'époque où nous vivons : les maladies ne sont plus des amas d'humeurs impures ayant leurs correctifs et leurs évacuants dans nos pharmacies, ni des collections abstraites de symptômes, réalisées et considérées comme des puissances qui agissent sur le principe vital ; elles ne sont autre chose que le dérangement des organes, et, pour bien les comprendre, il faut au moins pouvoir se représenter et ces organes et les fonctions qu'ils remplissent.

LE SAVANT.

Je sens que vous avez raison ; et je suis prêt à recevoir une nouvelle leçon d'anatomie, à condition toutefois que vous la mettrez à ma portée.

LE JEUNE MÉDECIN.

Il faut d'abord que vous sachiez quel est le siége des hydropisies. Ce siége est double : il se réduit aux membranes que Bichat, célèbre physiologiste, a nommées *séreuses*, et au tissu cellulaire.

Les membranes séreuses sont des tissus transparents extrêmement ténus et fins, quoique doués d'une assez grande résistance. Elles tapissent toutes les surfaces internes de notre corps qui sont libres, et qui ne communiquent point avec l'extérieur : ces surfaces sont peu connues des gens du monde ; il faut pourtant tâcher de vous en donner une idée. Vous vous rappelez le péritoine, dont je vous ai parlé en traitant de son inflammation, connue sous le nom de *péritonite*.

LE SAVANT.

Je me souviens de vous avoir entendu dire que l'estomac, les intestins, le foie, l'utérus, la vessie, étaient flottants dans la capacité du bas-ventre, et recouverts par une membrane lisse que vous avez appelée le *péritoine*.

LE JEUNE MÉDECIN.

Vous avez parfaitement saisi la chose. La

même membrane, qui les tapisse et les suspend, se replie de côté et d'autre, en les abandonnant, sur la surface interne des muscles et des os qui forment les parois de l'abdomen, en imitant une espèce de sac sans ouverture : ce sac a deux surfaces, une interne, lisse et glissante, toujours libre, qui se correspond partout à elle-même, puisqu'elle couvre les viscères et les parois qui les renferment; une externe, attachée par des filets cellulaires aux viscères et aux parois ; de sorte que ces parties sont toutes situées hors du péritoine. Eh bien ! la même disposition se rencontre dans la poitrine et dans le crâne. Une membrane faite sur le même plan que celle dont nous venons de parler se déploie, d'une part, sur chacun des deux poumons, qu'elle suit jusqu'à sa racine, et qu'elle laisse libre partout ailleurs : rendue à la racine de chaque poumon, cette membrane les quitte et se replie sur la surface interne des côtes et du diaphragme; on la nomme la *plèvre*. Elle est double, puisque les poumons le sont, et celle d'un côté ne communique point avec l'autre. Même disposition pour le cœur : il est enveloppé d'une membrane qui, après l'avoir embrassé, l'abandonne à sa base, et le laisse flottant pour se replier sur la surface interne d'un sac particulier, nommé le *péricarde,* dans lequel cet organe est contenu, et cela sans éprouver aucune perforation. Enfin, le cerveau lui-même, libre dans la très grande majorité de son contour, est aussi contenu dans la surface externe d'un sac sans ouverture qui, après l'avoir embrassé, l'abandonne à sa base, pour se replier sur la surface interne de la boîte osseuse qui le contient. Cette membrane, comparée pour sa finesse à une toile d'araignée, est appelée *arachnoïde.*

De ces différentes membranes, il en est deux qui forment plusieurs replis dont les uns sont libres et les autres suivent les irrégularités et les différentes formes des viscères : ce sont celle de l'abdomen et celle du cerveau. Mais il serait inutile de vous en donner la description minutieuse; il suffit que vous vous fassiez une idée générale de ces membranes. Ainsi, pour me résumer, figurez-vous un bonnet : c'est un sac sans ouverture ; sa surface interne se correspond partout à elle-même, comme la surface libre, glissante d'une membrane séreuse. Lorsque le bonnet est replié et mis en place, une portion de sa surface externe embrasse la tête, comme une portion de la surface externe d'une membrane séreuse embrasse les viscères; l'autre portion du bonnet est libre, mais, dans une cavité viscérale, elle correspond aux parois. Je dois encore ajouter que la surface interne de ces membranes est toujours humectée d'une vapeur séreuse qui est incessamment exhalée et repompée, et qui a pour usage de faciliter le déplacement, le glissement des viscères, soit les uns sur les autres, soit sur les parois qui les renferment. Ces membranes lui doivent le nom par lequel on les désigne aujourd'hui.

Maintenant, vous allez comprendre la théorie des hydropisies des membranes séreuses, et vous allez sentir comment elles se rattachent à leurs inflammations.

LE SAVANT.

Un instant. Dites-moi, je vous prie, d'où vient cette vapeur séreuse qui humecte les membranes dont vous parlez.

LE JEUNE MÉDECIN.

Elle vient du sang : elle transsude, comme une espèce d'exhalation ou de transpiration, des petits vaisseaux qui forment les membranes séreuses; d'autres porosités la repom-

pent à l'instant, et la rendent au torrent de
la circulation.

LE SAVANT.

C'est fort bien. Voyons présentement comment se forment les hydropisies de ces membranes.

LE JEUNE MÉDECIN.

Lorsqu'une membrane séreuse est enflammée, la vapeur qui humecte sa surface interne
s'épaissit et se change en pus. Si l'inflammation guérit, ce pus est condensé, organisé; il
se convertit en un tissu solide qui fait adhérer
les deux surfaces, et produit ainsi leur immobilité. Tel est le mode de guérison des péritonites, des pleurésies et des péricardites; car
c'est ainsi qu'on nomme les inflammations du
péritoine, des plèvres et du péricarde. Si l'inflammation ne guérit pas, la vapeur, devenue
du pus, s'accumule, forme une collection considérable qui constitue la première hydropisie,
celle qui est consécutive à l'inflammation : telles
sont les hydropisies de poitrine, qui prennent ce
nom lorsque la période de fièvre et de chaleur
s'est terminée. C'est ainsi que se forment l'hydropisie du péricarde, à la suite des *péricardites*

ou inflammations de la surface séreuse du cœur; l'hydropisie du cerveau, que l'on appelle *hydrocéphale*, après les arachnoïdites ou arachnitis prolongées ; enfin, l'ascite ou collection de liquides dans la cavité du bas-ventre, à la suite des péritonites devenues chroniques. Vous devez sentir présentement toute l'importance du précepte donné plus haut, à l'occasion des péritonites et des pleurésies, de toujours arrêter, à quelque prix que ce soit, les inflammations des membranes séreuses.

LE SAVANT.

Voilà des choses dont je n'avais nulle idée, et je sens en effet combien sont coupables les médecins qui abandonnent ces inflammations à elles-mêmes, ou qui les traitent par des irritants ; car ils ne peuvent ignorer le mode de formation de ces hydropisies, puisqu'ils savent qu'une inflammation peut suppurer, et que les membranes séreuses n'ont point d'issue. Mais continuez.

LE JEUNE MÉDECIN.

Dans les cas dont je viens de vous entretenir, la collection renfermée dans les membranes séreuses est un véritable pus qui est épais, ou une sérosité purulente qui a déposé ce qu'elle avait de concret sur la membrane ; et comment obtenir la résorption de matières épaisses, tenaces et quelquefois solides?

Mais il est d'autres cas où cette collection n'est autre chose que la vapeur naturelle de ces membranes, accumulée et convertie en sérosité. Ces cas sont de deux espèces : les premiers sont encore dépendants de l'inflammation ; car celle des viscères enveloppés dans la membrane séreuse suffit, quand elle est chronique, pour déranger l'équilibre naturel entre l'exhalation et la résorption de la sérosité. Il en arrive plus qu'il n'en est repompé : cela suffit pour produire des hydropisies séreuses ; c'est ainsi que le ventre se remplit d'eau à la suite des inflammations des intestins, de la rate, de l'utérus, du foie, et ainsi de suite. Vous voyez donc qu'il n'est pas moins important d'arrêter ces inflammations que celles des membranes elles-mêmes. On a pourtant ici l'avantage que la collection, étant plus aqueuse, se dissipe plus aisément par la résorption ; mais la désorganisation du viscère sous-jacent persiste, et reproduit sans cesse l'épanchement.

La seconde espèce de ces hydropisies pure-

ment séreuses est tout-à-fait indépendante de
l'inflammation : j'en indiquerai les causes après
vous avoir fait connaître le second siége des
hydropisies, car ces causes leur sont communes
à toutes indistinctement.

LE SAVANT.

Vous dérangez toutes les idées que j'avais
préconçues sur l'hydropisie ; mais je sens que
vous les rectifiez. Ainsi veuillez continuer.

LE JEUNE MÉDECIN.

Le tissu cellulaire ou aréolaire est le siége
dont je veux parler : ce tissu est formé de petites lames ou feuillets disposés de manière à
former des cellules multipliées qui communiquent toutes les unes avec les autres, et qui
sont humectées par une vapeur analogue à
celle des membranes séreuses. Dans ce vaste
appareil qui réunit entre elles toutes les parties de notre corps pour en faciliter les mouvements, et qui abonde surtout au-dessous de
la peau et dans les intervalles des nombreux
muscles qui forment la masse des membres,
il est beaucoup de cellules destinées à contenir la graisse qui vient aussi du sang : on les
dit isolées les unes des autres, ainsi que des

cellules purement séreuses. Mais cette question ne fait rien à l'objet qui nous occupe ; retenez seulement que la vapeur séreuse qui humecte les cellules du tissu aréolaire peut,
comme celle des membranes dont nous avons
parlé, s'accumuler sous l'influence d'une foule
de causes, parmi lesquelles figure aussi l'inflammation.

En effet, lorsque l'inflammation se développe dans le tissu cellulaire, ce qui porte le
nom de *phlegmon*, le sang s'épanche dans les
cellules de son foyer, la sérosité dans celles qui
l'environnent à une distance plus ou moins
grande ; et si cette inflammation devient chronique, l'hydropisie cellulaire est très étendue.
On en rencontre souvent de cette espèce, qui
occupent toute une extrémité, à la suite de
certains phlegmons qui ont été méconnus ou
mal traités ; par exemple, après les couches,
et chez certaines personnes qui se sont expo-
sées au froid dans un moment où elles étaient
fort échauffées, et dont la transpiration s'est
supprimée. Ces extrémités deviennent mons-
trueuses par leur volume et nuisent beaucoup
à la progression.

Dans d'autres cas, l'infiltration séreuse des
membres, et même celle de tout le corps,

sont la suite des inflammations chroniques des viscères, et spécialement de celles qui ont produit des collections dans les membranes séreuses. C'est ainsi que l'hydropisie générale succède, avec le temps, à celle des grandes cavités, produite elle-même par les inflammations des membranes séreuses et par celles des viscères qu'elles enveloppent. Alors l'inflammation n'existe pas dans le tissu cellulaire général ; elle se borne aux cavités viscérales ; et c'est par une influence sympathique de celles-ci que l'équilibre entre l'exhalation et l'absorption est dérangé dans tout le reste du corps.

LE SAVANT.

Cette influence me paraît une chose hypothétique. Ne pourrait-on pas, pour ces cas, revenir aux théories humorales, et dire que l'humeur de l'hydropisie, par exemple, celle du bas-ventre, se répand d'une partie sur les autres ? Je crois que je comprendrais mieux cela que vos irritations sympathiques.

LE JEUNE MÉDECIN.

C'est, monsieur, parceque vous n'avez pas fait une étude spéciale de la physiologie pathologique. Souvenez-vous d'abord que les membranes séreuses sont sans ouverture, et que, lorsque la sérosité en est résorbée, elle rentre dans le sang, d'où elle sort par les urines et par les sueurs : elle ne peut donc pas glisser et se répandre dans le tissu cellulaire général. C'est donc par l'action vitale qu'il faut expliquer les hydropisies de ce tissu qui sont consécutives à celles des membranes séreuses. En effet, il est démontré que, toutes les fois qu'un mode de lésion s'établit dans un tissu de l'économie, il se répète, au bout d'un certain temps, dans plusieurs autres. N'avez-vous pas vu, dans la goutte, l'inflammation d'une articulation se reproduire dans plusieurs autres, et de là se propager dans les viscères ? L'inflammation ne marche-t-elle pas de la peau vers les membranes muqueuses des organes digestifs, et de celles-ci vers la peau, dans la rougeole, la variole, les érysipèles, les dartres ? L'ophthalmie ne passe-t-elle pas d'un œil à l'autre ? l'angine ou esquinancie, de l'amygdale droite à la gauche ? la gastrite n'enflamme-t-elle pas la gorge, et plus souvent encore le cerveau ? celui-ci, quand il est enflammé, n'agit-il pas sur l'estomac et sur le foie ? Les exemples de cette espèce sont presque infinis : ils sont communs à toutes ces maladies d'irritation.

Les hydropisies inflammatoires sont de ce nombre ; il n'est donc pas étonnant que le transport ou la communication sympathique d'un tissu à un autre s'y rencontre. Ce sont ces transports ou propagations de l'irritation qui ont fait croire à des virus, à des humeurs mobiles, qui se promènent dans le corps, et se jettent, comme on s'exprime vulgairement, d'une partie sur une autre. Mais je vous ai déjà dit que les humeurs n'étaient pas des êtres vivants, qu'elles n'avaient aucun principe d'action, aucune volonté ; qu'elles n'étaient, par conséquent, susceptibles d'aucun caprice ; qu'elles ne se portaient ou plutôt n'étaient portées que là où l'irritation les appelle. Faites attention, d'ailleurs, que ces humeurs sont engendrées par les tissus irrités ou enflammés ; qu'elles ne conservent point, quand elles sont rentrées dans le sang, les caractères qu'elles avaient dans la partie qui les produisait ; qu'aussitôt résorbées, elles sont décomposées et éliminées, et vous comprendrez combien il est chimérique de se les figurer voyageant à travers les tissus, nageant au milieu du sang qui est renfermé dans une foule de tuyaux étroits, sans éprouver d'altération, comme une bande d'insectes ou de poissons qui traversent l'air ou les eaux pour s'aller précipiter de concert sur un lieu de prédilection. Abandonnez toutes ces fausses théories, enfantées par l'imagination dans ces siècles d'ignorance et de barbarie, et ne voyez autre chose dans le transport ou l'extension d'une affection quelconque, que le transport ou l'extension de l'irritation morbide.

Quant au mot *sympathie,* il ne doit pas vous effaroucher ; il exprime, en physiologie, un fait des plus évidents, la liaison qui existe entre les différentes parties d'un individu, l'association qui les unit pour concourir à un but unique, la conservation de la vie. Un organe reçoit la stimulation des agents extérieurs, il la communique à d'autres ; les actes nécessaires à l'entretien du tout organisé, comme l'alimentation, l'exonération du superflu, etc., s'exécutent en vertu de cette correspondance ; les nerfs en sont les agents, ainsi que je vous l'ai dit ailleurs. Voilà le fait considéré dans l'état sain : il persiste, comme de raison, dans l'état de maladie ; mais ici, quoique destiné à rétablir la santé, ce qu'il effectue souvent malgré l'impéritie des médecins, on le voit quelquefois servir à la propagation du mal. Ce n'est pas ici le cas de rechercher comment

cette perversion peut avoir lieu ; il suffit que
son existence soit constatée pour que nous
ayons des bases solides dans l'art de guérir.

Il ne peut y avoir que cela dans les maladies
qui manifestent de l'activité ; et sans la théorie
de l'irritation, je défie tout médecin, quelque
érudit qu'il puisse être, de se comprendre
lui-même, et de diriger le traitement de l'affection la plus simple. Ils l'ont assez prouvé par
la manière aussi ridicule que funeste dont ils
traitaient nos infirmités jusqu'à l'époque de
la doctrine physiologique; par leur patience
ridicule à attendre des crises qui ne se font
bien souvent qu'aux dépens du malade ; par
leurs spécifiques divers appliqués aux nuances
d'une même affection ; par les noms différents
qu'ils imposaient aux mêmes médicaments,
suivant qu'ils les dirigeaient contre telle ou
telle maladie ; enfin, par les ravages qu'ils laissaient faire aux épidémies, tandis qu'il leur
eût été si facile d'en arrêter les progrès.

LE SAVANT.

J'avoue que tous ces rapprochements ne s'é-
taient point présentés à mon esprit lorsque je
vous ai fait cette objection. Mais vous avez un
système tellement régulier et cohérent ; il

vous donne une si grande facilité pour rallier les cas les uns aux autres, et pour les obliger à se prêter un appui réciproque, que je ne me sens pas en état de vous pousser par des objections bien coordonnées : j'abandonne cette tâche aux médecins dont vous avez renversé les doctrines. Continuez donc votre sujet, et parlez-moi des hydropisies étrangères à l'irritation, si toutefois il en existe ; car vous m'avez bouleversé la tête à tel point que je ne vois bientôt plus autre chose que ce Protée dans la prodigieuse diversité des maux physiques qui nous accablent.

LE JEUNE MÉDECIN.

Il ne faut pas, monsieur, pousser les choses à l'excès ; vous me donneriez le droit de vous renvoyer le reproche d'*exclusisme* que vous m'avez si souvent adressé sur parole ; toutefois vous êtes excusable, ne m'ayant encore entendu parler que d'irritations. Mais prenez patience ; il est des maladies auxquelles l'irritation est tout-à-fait étrangère : vous les connaîtrez bientôt. En attendant, je vais rechercher quelles sont, parmi les hydropisies qui nous restent à examiner, celles qui tiennent encore quelque chose de ce phénomène, et celles qui présentent un caractère différent.

L'hydropisie est quelquefois produite sans inflammation, par la suppression subite de l'exhalation transpiratoire, qui est une matière séreuse. Dans ces cas, les vaisseaux qui servent de dépôt à la masse sanguine, et qui ne peuvent se dilater assez pour contenir la sérosité surabondante, l'exhalent subitement dans les tissus dont nous avons parlé ; il se fait une espèce de pluie séreuse dans les membranes de ce nom, dans les tissus aréolaires ; le corps se tuméfie et devient monstrueux. Il est de toute évidence que ces hydropisies, quoique bien indépendantes de l'inflammation, sont très actives, et ne doivent leur existence qu'au transport de l'irritation de la peau dans les membranes et les tissus où se fait la collection. Vous voyez que l'irritation doit être distinguée, selon les tissus ou les vaisseaux sur lesquels elle agit.

Il faut mettre sur la même ligne l'hydropisie qui dépend de ce que l'on a bu, en fort peu de temps, une plus grande quantité de liquide que la transpiration, les urines et l'exhalation pulmonaire ne peuvent en éliminer. Dans cette dernière circonstance, l'irritation se partage entre les organes par où se font ces dépurations, et les tissus chargés d'exhaler la sérosité destinée à faciliter les mouvements.

Ces deux espèces d'hydropisies ont cela de commun et de très remarquable, que la surface du corps, quoique fort tuméfiée, est extrêmement dure et rénitente, sans avoir rien perdu de sa couleur et de sa fraîcheur naturelles.

Nous placerons à côté d'elles celle qui survient après les premiers accès d'une fièvre intermittente, avant que le sujet soit épuisé ou ait les viscères engorgés ; celles qui succèdent au frisson produit par la peur, à la répercussion subite de la gale, des dartres, de l'érysipèle, etc., parceque, dans tous ces cas, nous ne voyons autre chose qu'une cessation de l'action cutanée et le développement d'une action supplémentaire, anormale, dans les tissus séreux et aréolaires, c'est-à-dire un transport d'irritation.

Tel est le tableau des hydropisies actives. Les passives dépendent, ou d'un obstacle offert à la circulation du sang, ou de l'épuisement des forces.

L'obstacle dont il s'agit peut être partiel ou général. Vous savez que le sang parcourt un cercle sans interruption, puisqu'il est poussé

continuellement du cœur dans les diverses parties du corps, et de celles-ci vers le cœur.
C'est ce qui constitue la circulation du *sang*,
dont nous avons parlé plus haut. Les vaisseaux qui le reçoivent du cœur sont les *artères*:
elles se distinguent par des battements qui
correspondent à la contraction de cet organe.
Ceux qui le reconduisent au cœur, après qu'il
a arrosé toutes les parties du corps en parcourant des canaux extrêmement multipliés, sont
appelés *veines:* elles n'ont point de pulsations
appréciables. Or, lorsque ces derniers vaisseaux
sont liés, comprimés ou rétrécis d'une manière quelconque, le sang est arrêté dans sa
marche : il reste en stagnation dans toutes les
branches et dans tous les rameaux des veines
qui se trouvent au-delà de l'étranglement.
Les veines, trop remplies, ne peuvent plus admettre la vapeur séreuse qui a été exhalée
dans les membranes de ce nom et dans les
tissus aréolaires ; et cependant les extrémités
artérielles ne cessent point de leur en fournir.
Alors cette vapeur s'accumule, se condense, se
convertit en sérosité, et l'hydropisie est produite. Elle est *partielle* si l'étranglement ne
porte que sur un tronc veineux : dans le cas,
par exemple, où une tumeur ou bien une li-

gature comprime, au pli de l'aine, la veine fémorale qui rapporte le sang d'une extrémité inférieure; elle est *générale* si l'étranglement ou l'obstacle agit sur le tronc de la veine cave qui verse dans le cœur le sang qu'elle a reçu de toutes les parties du corps, ou si l'obstacle est dans le cœur lui-même.

Vous concevez, d'après cela, comment les maladies du cœur produisent l'hydropisie générale. En effet, lorsque ce viscère est comprimé par un épanchement formé dans son péricarde, il ne peut plus admettre tout le sang qui lui est présenté par la veine cave, ni celui qui vient de la poitrine par les veines pulmonaires. Ces veines restent donc pleines, et les rameaux qu'elles ont dans toutes les parties du corps refusent la sérosité exhalée dans les surfaces séreuses et dans les tissus aréolaires, c'est-à-dire cellulaires. Il en est de même lorsque le cœur est trop dilaté, parcequ'étant en même temps ramolli et affaibli, ce qui constitue l'anévrisme, il est incapable de se contracter assez complètement pour se débarrasser du sang qui le remplit. Celui que lui apportent la veine cave et celles des poumons ne trouve point d'issue; il reste donc en stagnation dans toutes les branches qui débouchent dans ces

veines, et ne leur laisse point de place pour
admettre la sérosité des membranes séreuses et des tissus aréolaires. Le même phénomène a lieu, et par les mêmes raisons.
lorsque les cavités du cœur se remplissent
par quelques productions étrangères, ou lorsqu'elles deviennent dures et perdent leur con-
tractilité.

Il est vrai que cette hydropisie n'arrive pas
aussitôt que l'obstacle commence à se former
dans le cœur : long-temps encore la tonicité
de ce muscle, le plus robuste de tous ceux
du corps humain, suffit, quoique avec peine,
à l'entretien de la circulation ; long-temps aussi
les tissus aréolaires et séreux conservent assez
de faculté contractile pour refuser de se laisser
distendre et forcer les veines à recevoir la sérosité qu'ils contiennent, et les veines assez
d'énergie pour pomper la sérosité et obliger le
cœur à la recevoir. Il arrive même quelquefois que le séjour forcé du sang dans les poumons et dans le cerveau produit la suffocation, l'apoplexie et la mort avant que l'hydropisie soit formée, ou que des hémorrhagies rétablissent pour quelque temps l'équilibre ; mais
enfin il vient un terme où tous ces tissus perdent leur ressort ou mieux leur tonicité, et alors

l'hydropisie devient générale et souvent funeste.

Apprenez maintenant que cette cause d'hydropisie est une des plus fréquentes : c'est par
elle que finissent la plupart des asthmatiques
et presque toutes les personnes qui ont long-
temps souffert du cœur. Voilà sans doute des
hydropisies bien passives ; cependant, si vous
vous rappelez que les maladies du cœur sont
dues à l'irritation, vous serez forcé d'avouer
que ces hydropisies se rattachent encore à ce
grand phénomène.

Quant aux hydropisies qui sont produites
par la grossesse et par les tumeurs volumi-
neuses du bas-ventre, comme les squirrhes
des ovaires, par les épanchements qui dépri-
ment la masse des poumons, elles peuvent dépendre en partie de la compression exercée sur
les grosses veines de l'abdomen, de la poitrine,
sur le cœur, et en partie de l'irritation plus ou
moins inflammatoire des viscères.

Enfin nous arrivons aux hydropisies qui ne
reconnaissent d'autre cause que la faiblesse générale et la perte du ton des parois des veines.
On les rencontre à la suite des pertes de sang
abondantes et prolongées; encore faut-il, pour
que cette cause soit l'unique, que l'effusion

sanguine ne soit pas fournie par un organe enflammé ; on l'observe également à la suite des
longues disettes chez les malheureux qui ont
long-temps souffert de la faim, et chez les convalescents qui ont été très débilités par leurs
maladies. Dans tous ces cas, l'hydropisie commence par les extrémités inférieures, attendu
que les veines de ces parties, obligées de faire
remonter le sang contre son propre poids, ont
de plus grands efforts à exécuter que toutes les
autres, et s'épuisent les premières.

On voit encore survenir des hydropisies
après l'abus du mercure et des autres substances minérales ; mais comme ces médicaments
occasionent presque toujours de l'inflammation dans la membrane muqueuse du canal
digestif, on ne peut pas s'en prendre exclusivement à la débilité.

Certains poisons produisent aussi l'hydropisie ; mais la même observation leur est applicable.

Enfin, les hydropisies qui se déclarent chez
les personnes qui ont long-temps souffert des
fièvres intermittentes, ne sont pas toujours
l'effet de l'épuisement des forces, puisque souvent, ainsi que j'en ai fait la remarque, ces
sortes de malades ont des phlegmasies chro-

niques et des engorgements qui font obstacle à la circulation du sang. C'est au médecin physiologiste à distinguer laquelle de ces deux causes est la prédominante, afin de bien établir les indications curatives.

C'est aux hydropisies occasionées par la débilité, surtout par les pertes de sang et les aliments peu substantiels, que s'adapte l'explication du vulgaire, qui pense que le sang est tourné en eau, parcequ'effectivement ce fluide est appauvri dans ces maladies. La partie rouge, que nous appelons le *cruor*, et cette lymphe plastique qui forme le caillot dans la saignée, ont prodigieusement diminué de proportion ; de sorte que le sang est, pour ainsi dire, réduit à la sérosité : mais vous jugez assez combien cette théorie est fautive, quand on l'applique aux hydropisies qui sont le résultat de l'inflammation ou du dérangement subit de la transpiration cutanée.

LE SAVANT

Oui, monsieur, je conçois cela ; et je vous avouerai que j'avais bien besoin de tous ces documents pour me faire une juste idée des hydropisies. Je n'y voyais qu'une maladie, toujours la même, dont je ne pouvais me rendre compte : et comme la plupart du temps elle est suivie de la mort, il me semblait que son véritable caractère était aussi mystérieux pour les personnes de l'art que pour moi-même. J'attribuais les guérisons à un hasard heureux qui faisait rencontrer, sans que l'on sût trop comment, le spécifique approprié à l'hydropisie. J'avais d'autant plus de raison de penser ainsi, que je voyais vos confrères essayer tour à tour, avec le plus grand embarras, tous les remèdes par lesquels on croyait avoir obtenu quelque succès, et que souvent un malade abandonné par eux guérissait au moyen d'une recette qui lui était communiquée par quelque commère. Maintenant, je conçois que, lorsque cette maladie est consécutive à des désorganisations de viscères, elle doit être incurable, tandis qu'on peut en triompher dans le cas où les principaux organes ont conservé leur intégrité. Vous voyez que je profite de vos leçons, et que déjà je commence à parler votre langage.

LE JEUNE MÉDECIN.

J'en ressens un véritable plaisir. Vous avez en effet saisi l'idée principale du sujet qui nous occupe ; et tout ce que j'ai à vous dire sur le traitement des hydropisies ne peut en être que le développement.

Il est un fait bien curieux, et dont la publication est fort importante, c'est que tous les médecins qui pratiquent selon le véritable esprit de la doctrine physiologique ne voient presque jamais les personnes qu'ils ont traitées depuis le commencement tomber dans l'hydropisie; ils ne la rencontrent guère que parmi les malades qui ont négligé de se faire soigner, ou dont la conduite a été confiée à des ontologistes; mais, en échange, ces derniers comptent toujours un grand nombre d'hydropiques parmi leurs malades. Cette différence est si prodigieuse qu'elle frappe d'abord l'attention des médecins étrangers qui viennent à Paris comparer la pratique des uns et des autres dans les hôpitaux. Je les ai vus souvent s'étonner, en parcourant un service de deux cents malades traités par les émissions sanguines et par la diète, de n'y pas apercevoir un seul hydropique, tandis qu'ils en voyaient en abondance dans les salles des médecins avares de sang et prodigues d'aliments et de médicaments toniques. Leur surprise est une des preuves les plus fortes que l'on puisse donner du vide des anciennes doctrines et du tâtonnement perpétuel des médecins avant l'apparition de la nôtre. L'idée prédominante, dans toutes les sectes, était que les maladies que l'on avait enlevées par des saignées copieuses devaient être suivies d'une très longue convalescence, ou que les malades devaient tomber dans une hydropisie très difficile à guérir; cependant le contraire est aujourd'hui démontré : tous les malades que l'on a débarrassés de bonne heure de leurs inflammations par des saignées précipitées, et pratiquées surtout auprès du foyer d'irritation, guérissent très promptement et sans hydropisie. Si quelques uns de ceux qui ont le plus perdu de sang en éprouvent une légère atteinte, elle se dissipe avec très peu de remèdes, par le seul secours d'un régime approprié à la faculté digestive des convalescents, et par l'emploi de quelques boissons *diurétiques,* c'est-à-dire propres à faire couler les urines; et cela, par la raison très plausible que les viscères sont sains et peuvent supporter avec avantage la stimulation des aliments, du bon vin et des médicaments fortifiants. On trouve la même facilité à guérir les hydropisies occasionées par la disette, par le séjour dans un lieu trop humide, etc. Il n'y a que les personnes affectées d'inflammations chroniques avec désorganisation chez qui les saignées copieuses amènent des hydropisies dangereuses ; mais celui qui commet de pareilles fautes ne mérite pas de figurer parmi les médecins physiologistes. Voilà donc le traitement des hydropisies par débilité ; passons à celles qui dépendent de l'irritation.

Toutes les fois que l'hydropisie est dépendante d'un foyer actuel d'inflammation qui n'a point désorganisé les viscères, on réussit à la faire disparaître en combattant la maladie principale par la saignée et le régime antiphlogistique ; la sérosité est absorbée sur toutes les surfaces qui la contiennent, et l'équilibre se rétablit. J'ai vu nombre de fois notre professeur, et les médecins marchant sur ses traces, opérer ces sortes de cures chez les personnes qui avaient une collection aqueuse dans le péritoine, en plaçant des sangsues sur le bas-ventre pour éteindre un foyer de phlegmasie siégeant dans les intestins, dans le foie ou dans la matrice, toutes les fois que les malades, quoique hydropiques, avaient encore assez de force pour supporter une évacuation sanguine ; il est de toute rigueur d'y joindre la diète la plus sévère. Quant aux boissons, elles ne doivent être qu'adoucissantes jusqu'à l'époque où l'inflammation est enlevée ; plus tard, on se contente de les rendre légèrement diurétiques.

Le même traitement est applicable, dans les mêmes circonstances, aux personnes affectées des hydropisies de poitrine, à la suite des phlegmasies de la plèvre, ce que nous appelons *pleurésies chroniques;* mais lorsque les malades dont il s'agit sont arrivés au degré de désorganisation, ce qui ne peut être constaté que par un habile médecin, les saignées ne sont plus de saison. On est forcé de se réduire à la médecine palliative, qui consiste dans un régime adoucissant, et dans l'emploi de quelques boissons diurétiques ou propres à faire couler les urines. Quelquefois cependant on arrête les progrès d'une désorganisation commençante, qui a déjà produit l'hydropisie, en secondant ces moyens par les cautères, les moxas, les sétons, et autres excitants révulsifs, placés le plus près possible du lieu malade. Ce traitement convient surtout aux pleurésies, aux hépatites (inflammations du foie) et aux péritonites chroniques compliquées de collections aqueuses ou purulentes.

Lorsque l'hydropisie dépend *uniquement* du dérangement de la transpiration ou d'un excès momentané de boissons aqueuses, les malades peuvent supporter de forts excitants, et s'en trouvent bien. C'est dans ces cas que les purgatifs violents, comme le jalap, la scammonée, la gomme-gutte, et les diurétiques très forts, tels que a scille, le vin blanc, les boissons alcooliques, et plusieurs plantes fort âcres, ont procuré des guérisons que l'on avait en vain tentées par des médicaments moins énergiques. Cependant il faut encore craindre l'abus des irritants, qui pourraient communiquer à ces malades une gastrite ou une entérite qu'ils n'avaient pas.

Quelques médecins trop hardis enlèvent, par de forts diurétiques, l'hydropisie des personnes affectées de désorganisations viscérales; mais ils n'y gagnent rien : ces malades succombent bientôt dans l'épuisement, avec une fièvre lente.

Lorsque l'hydropisie est l'effet d'un obstacle à la circulation, situé au cœur, elle guérit par la saignée et par quelques boissons légèrement stimulantes, si ce viscère n'est pas encore désorganisé; s'il l'est déjà, l'on n'a plus que les ressources précaires de la médecine palliative.

LE SAVANT.

Vous ne parlez point de la ponction du bas-ventre, que l'on pratique dans les hydropisies de cette cavité : je n'en suis point étonné, car la plupart de ceux qui subissent cette opération ne tardent point à en être victimes. Toutes les fois que j'ai entendu ordonner cette funeste perforation, j'ai considéré cette sentence comme un arrêt de mort, et certes je ne suis pas le seul de cet avis.

LE JEUNE MÉDECIN.

C'est une erreur, monsieur, soyez-en bien persuadé. Ce qui a tant décrédité la paracenthèse, c'est qu'on a souvent l'occasion de la prescrire à des malades qui ont une désorganisation des viscères de l'abdomen, produite par des phlegmasies méconnues, négligées ou mal traitées : telles sont, assez fréquemment, celles des ivrognes de profession ; mais lorsqu'on la pratique dans les hydropisies indépendantes de pareils désordres, elle est toujours suivie du plus grand succès, si le traitement est d'ailleurs convenablement adapté au caractère de la maladie. En général, la ponction n'a rien de fâcheux par elle-même : la plaie guérit sans difficulté ; le malade est soulagé par l'évacuation des eaux; ses urines, suspendues jusqu'alors, reprennent aussitôt leur cours ; les diurétiques agissent avec beaucoup plus d'efficacité qu'auparavant ; les vaisseaux absorbants et les radicules des veines enlèvent ce qui reste de sérosité dans le péritoine ; et si les viscères ne sont pas trop désorganisés, la guérison ne tarde point à s'effectuer. Je dirai plus : dans les cas même où la désorganisation a lieu, les malades sont toujours avantageusement modifiés par la ponction ; elle les fait respirer, elle les préserve de la suffocation, elle leur donne de l'espoir, et prolonge constamment leur existence. Il est même des cas où les désorganisations sont encore curables ; et c'est par la ponction, réitérée aussi souvent que le besoin l'exige, que l'on procure aux malades le moyen d'en attendre la guérison : car, sans elle, ils périraient infailliblement suffoqués lorsque la collection est très considérable. On a quelquefois répété cette opération avec succès cinq à six fois par an, durant l'espace de plusieurs années. Défaites-vous donc d'une injuste prévention ; n'attribuez la mort qu'aux altérations déjà trop avancées des viscères ; et croyez qu'il est toujours avantageux de joindre la ponction au traitement approprié, dès le commencement des hydropisies de l'abdomen.

LE SAVANT.

Je suis très satisfait de ce que je viens d'entendre : à chaque instant, vous me débarrassez d'un nouveau préjugé. N'avez-vous plus rien à me dire pour achever de me bien faire saisir l'ensemble de votre intéressante doctrine ?

LE JEUNE MÉDECIN.

Je me suis engagé à vous entretenir de la débilité. Cet article est fort important, car on affecte de nous reprocher que nous ne voyons partout que l'irritation. Ainsi, si vous ne redoutez pas une nouvelle dose d'ennui, j'entreprendrai volontiers de vous débrouiller cette grande question, dussé-je m'exposer à rester au-dessous de mon sujet.

LE SAVANT.

Il s'en faut bien que vous m'ayez causé de l'ennui, quoique, dans le principe, j'aie eu besoin de toute mon attention pour ne pas perdre de vue la suite de vos propositions. Maintenant je me sens plus que jamais en état de vous écouter et de suivre votre raisonnement sans éprouver une contention d'esprit fatigante; vous me ferez donc plaisir d'aborder ce nouveau sujet. Je vous avouerai même que je sens un secret plaisir à penser que je pourrai embarrasser un peu mon docteur, lorsqu'il viendra, selon sa coutume, déclamer contre la nouvelle doctrine *prétendue physiologique*.

LE JEUNE MÉDECIN.

A demain donc, puisque vous le désirez.

VINGTIÈME DIALOGUE.

MALADIES QUI DÉPENDENT DE LA FAIBLESSE.

LE SAVANT.

Allons, docteur, la débilité. J'ai besoin que vous m'en donniez une juste idée, pour soutenir votre cause devant vos détracteurs, car ils ne cessent de répéter que vous donnez trop d'extension à vos idées sur les maladies inflammatoires.

LE JEUNE MÉDECIN.

De tous les phénomènes des maladies, celui qui attire le plus l'attention des patients, c'est la débilité. Aussitôt que l'homme commence à souffrir, il se plaint de la diminution de ses forces : c'est parcequ'elle l'affaiblit que la douleur l'affecte. L'homme demande la fin de ses souffrances, afin de récupérer sa vigueur accoutumée ; il la regrette sans cesse, et dans les progrès du mal il ne fait remarquer que ceux de la faiblesse. Ce sentiment est inné,

instinctif, et il ne cède qu'à la puissance de
la réflexion. Si l'homme ne peut digérer, il se
plaint de la faiblesse de son estomac ; si le
mouvement de ses membres est douloureux,
ou qu'en l'exécutant il éprouve une angoisse
qui l'invite au repos, il s'en prend à la diminution générale de ses forces ; si sa respiration
est pénible, il vous dit qu'il n'a pas la force de
respirer ; s'il est constipé, il accuse la paresse,
c'est-à-dire la faiblesse de sa faculté exonéra-
tive, parcequ'il a remarqué que ses efforts
n'ont aucun résultat: il pense et s'exprime
de la même manière sur le dérangement de
toutes les autres fonctions. Il est facile de se
convaincre de cette vérité en observant les
maladies des gens du peuple, qui ne sont pré-
venus d'aucun système de médecine. En général, plus l'homme est rapproché de la nature,
plus il se montre disposé à rapporter tous ses
maux à la faiblesse : il doit donc être porté à
chercher de toute part des fortifiants ; et,
comme il est accoutumé, dans l'état de santé,
à recouvrer ses forces par les aliments et les
boissons fermentées, il a d'abord recours,
dans ses maladies, à ces mêmes moyens.

Après les fortifiants, ce qu'il désire le plus,
c'est l'évacuation ; mais c'est toujours dans

l'espoir secret qu'après l'avoir obtenue, il se trouvera moins faible, et pourra remonter ses forces par l'alimentation. Cette idée lui vient encore des remarques qu'il a faites sur lui-même dans l'état de santé. Le besoin des évacuations naturelles et journalières l'affaiblit, le gêne dans le déploiement de ses forces ; il les recouvre aussitôt qu'il est exonéré : en faut-il davantage pour le porter à désirer ces évacuations lorsqu'il est malade ?

C'est donc pour se fortifier que les malades veulent des toniques et des évacuants ; et, dans les cas où, d'après des théories moins anciennes, ils désirent des fondants, des dépuratifs, des spécifiques de certains maux, c'est encore pour y trouver les fortifiants, soit de tous, soit de certains organes qui leur paraissent affaiblis.

Mais je vous ai démontré que tous ces modificateurs sont des stimulants, et que, puisque les maladies auxquelles on les oppose dépendent de l'irritation, ils ne peuvent que prolonger ou augmenter la faiblesse : vous en conclurez facilement que, toutes les fois que la faiblesse dépend de l'irritation, elle ne constitue point une maladie primitive, essentielle, et que, par conséquent, elle n'a point de remède qui lui soit particulier. Les fortifiants applicables aux faiblesses d'irritation, ce sont donc évidemment les remèdes de l'irritation, c'est-à-dire les saignées, les adoucissants, la diète et les moyens de révulsion.

Il n'en est plus ainsi lorsque l'irritation est tout-à-fait apaisée dans les viscères. La faiblesse est alors la seule maladie qui reste à détruire ; car la convalescence n'est autre chose que la faiblesse qui succède à une maladie quelconque. C'est alors que les fortifiants de l'état de santé, si contraires aux faiblesses d'irritation, sont indiqués. Mais, comme les organes qui viennent d'être irrités sont susceptibles de le devenir encore, il importe beaucoup de procéder à la restauration avec prudence, c'est-à-dire de commencer par les fortifiants les plus légers, pour s'élever graduellement jusqu'aux plus énergiques.

LE SAVANT.

Tout cela me paraît très raisonnable, et je serais fort étonné qu'on eût été si long-temps sans le comprendre.

LE JEUNE MÉDECIN.

On ne l'avait pourtant pas compris, puisque

aussitôt qu'un malade avait fait quelque perte par la saignée ou par toute autre évacuation, on s'empressait de lui donner des fortifiants, sous prétexte qu'il était urgent de réparer ses pertes et de lui fournir les moyens de supporter sa maladie. Vous voyez que celle-ci était réalisée, personnifiée, considérée comme un ennemi aux prises avec l'économie, qui, pour le vaincre, avait besoin de recevoir main-forte. On saignait donc pour affaiblir l'*être maladie;* ensuite on administrait des consommés pour fortifier le *malade.* Qu'arrivait-il? que le prétendu restaurant, en augmentant l'irritation, fortifiait la maladie, et affaiblissait sa victime. On détruisait donc d'une main le bien que l'on avait fait de l'autre; et le résultat définitif était la mort du malade.

On agissait de même dans les convalescences. Si le sujet n'était pas surchargé d'aliments, on lui donnait au moins des vins généreux, du quinquina, des amers; s'il survenait une irritation gastrique, on l'appelait *embarras;* on émétisait, on purgeait, on revenait encore aux toniques, et lorsque le convalescent n'éprouvait pas une violente rechute, il languissait pendant long-temps, et quelquefois perdait la santé pour toute sa vie. Regardez, je vous prie, autour de vous dans la société, vous y verrez une foule de ces victimes de l'ignorance des lois physiologiques. Mais, au lieu d'accuser l'impéritie de leurs médecins, ces malheureux leur témoignent d'autant plus de reconnaissance qu'ils ont eu plus de peine à recouvrer la santé, parcequ'ils attribuent la lenteur de leur convalescence uniquement à la gravité de la maladie.

LE SAVANT.

Vous avez parfaitement raison. Je connais un grand nombre de personnes qui ont été dans ce cas ; je m'y suis trouvé moi-même à la suite de ma fièvre intermittente ; mais j'étais fort éloigné de m'en prendre à la cause que vous venez d'indiquer.

LE JEUNE MÉDECIN.

Après la débilité qui succède aux maladies d'irritation, nous arrivons à celle qui est primitive. Vous en avez vu un exemple dans certaines hydropisies. Ceux qui souffrent de la disette ou qui se nourrissent d'aliments peu substantiels tombent nécessairement dans un état de faiblesse considérable. Cependant telles sont les lois de l'économie vivante, que l'esto-

mac, long-temps privé de ses stimulants na-
turels, les aliments, contracte enfin une irritation qui s'élève jusqu'à l'état inflammatoire.
Il faut donc distinguer, parmi les malheureux
qui ont souffert de la faim, ceux qui ont une
gastrite; et je puis vous certifier que ces derniers sont incomparablement les plus nombreux.

Le froid est, sans contredit, un des plus
grands débilitants auxquels nous soyons exposés, soit qu'il agisse par l'air, ou par l'inter-
médiaire de l'eau. Il ralentit la circulation,
produit l'engourdissement et la faiblesse des
membres; mais, en agissant ainsi, il repousse
le sang dans les viscères, et y provoque des
engorgements accompagnés d'une irritation
qui parvient très souvent au degré de la phlegmasie. Ainsi, quand il s'agit de remédier à la
faiblesse d'une personne qui a été soumise à
l'influence du froid, le premier soin du médecin doit être de s'assurer s'il ne faut pas
d'abord combattre une inflammation viscérale.

Les exercices violents et prolongés, les excès dans les plaisirs de l'amour, les passions
tristes, la peur, doivent sans doute être placés au rang des causes les plus débilitantes;

toutefois, il est peu de cas où l'affaiblissement que déterminent ces causes ne soit accompagné d'une irritation viscérale, et souvent même d'une véritable inflammation. Les précautions indiquées pour les cas précédents sont donc également applicables à ceux-ci. C'est une vérité qui n'était point sentie avant l'époque de notre doctrine. Tous ces malades étaient vigoureusement stimulés : ils languissaient ; et tous leurs maux étaient mis sur le compte d'une débilité essentielle d'une nature si maligne qu'il n'existait aucun tonique assez puissant pour en triompher.

Ceux qui ont éprouvé des pertes de sang abondantes et souvent renouvelées sont, comme nous l'avons vu, sujets à l'hydropisie par débilité ; mais, sans éprouver cette maladie, ils peuvent être affaiblis au point d'avoir un grand besoin des toniques. Il faut pourtant établir entre eux une distinction : ceux qui ont perdu leur sang par une plaie, par des saignées poussées trop loin, les femmes qui ont souffert des pertes considérables à la suite d'une couche, peuvent n'avoir dans les organes digestifs aucune irritation qui contredise l'indication des fortifiants. Il n'en est plus ainsi des personnes qui sont affaiblies par des hémorrhagies non provo-

quées, et qui se répètent spontanément, sans
aucune lésion venant de causes extérieures;
celles-là ont, comme nous l'avons vu, presque
toujours une irritation, ou même une phlegmasie viscérale, qui détermine la perte de leur
sang : tels sont les pulmoniques qui crachent le
sang ; les gens affectés de gastrites ou d'entérites
chroniques, qui le vomissent ou l'évacuent par
la voie des selles ; les femmes affectées de squirrhes, du cancer de l'utérus ou de polype, qui
sont débilitées par des pertes continuelles ; les
jeunes gens qui sont tourmentés par des saignements de nez excessivement copieux ; les hémorrhoïdaires qu'un flux trop abondant entretient dans un état de langueur, etc. Tous
ces malades n'ont pas une débilité essentielle ;
et, s'il est important de soutenir leurs forces
par des bouillons et des aliments légers, il
l'est encore davantage de combattre, par les
moyens appropriés à l'inflammation, l'irritation qui siège dans un viscère particulier et entretient leurs hémorrhagies; souvent même on
a lieu de se féliciter d'avoir osé pratiquer quelques saignées locales dans la région de la peau la
plus rapprochée du point d'irritation. C'est ici
que la révulsion, exercée par le moyen des vésicatoires et des rubéfiants, procure un sou-

lagement que l'on avait inutilement demandé aux autres remèdes.

De toutes les débilités, la plus évidente, la plus essentielle, la plus directe, c'est celle qui est produite par le défaut d'air respirable. L'oxigène est l'aliment par excellence de la vie : aussitôt que l'air atmosphérique en est dépourvu, les personnes qui le respirent éprouvent de l'angoisse ; elles font de vains efforts pour respirer ; l'air qu'elles inspirent ne fournit point de pâture à leurs poumons ; leur sang cesse de se rougir en traversant ces organes ; elles s'affaiblissent, leur chaleur se perd, leur poitrine cesse de se mouvoir, leur cœur ne fait plus sentir ses battements : tous les signes de la vie cessent de se faire apercevoir, et, pour peu que cet état persiste, la mort est bientôt réelle. L'extrême débilité qui résulte de la privation d'oxigène porte le nom d'*asphyxie :* elle est véritablement essentielle ; elle constitue la maladie principale, la seule maladie du patient, et tout doit être dirigé contre elle : les toniques de toute espèce sont donc parfaitement indiqués. Le médecin doit d'abord introduire dans les poumons de l'air pourvu d'oxigène, c'est-à-dire celui d'un lieu sain et bien ventilé : car l'oxigène est le

stimulant particulier et spécifique de ces sortes
de débilités. On a, pour effectuer une respiration artificielle, des instruments fort ingénieux;
un soufflet ordinaire, adapté à un tuyau que
l'on dirige dans le larynx, peut y suppléer. A
son défaut, l'on emploie tous les moyens que
l'on trouve à sa portée ; mais, comme l'irritabilité générale est très diminuée, on doit chercher à la ranimer en stimulant le sujet dans les
régions du corps les plus sensibles. On irrite
donc, par différents procédés, le creux de l'estomac, la paume des mains, la plante des pieds,
la gorge, et l'on fait pénétrer dans les intestins
des lavements stimulants. Par cette méthode,
on réussit bien souvent à rendre à l'asphyxié
assez d'irritabilité pour qu'il sente l'influence
de l'air oxigéné, pour que ses poumons se
l'approprient, l'absorbent, et communiquent
au sang la propriété vivifiante qu'il a perdue.
La chaleur artificielle, appliquée avec prudence à l'extérieur du corps, est un moyen de
stimulation dont on obtient de bons résultats.

Il est encore certains gaz qui jettent les
personnes qui les respirent dans la débilité de
l'asphyxie. Les uns, par cela seul qu'ils sont
privés d'oxigène : tel est l'acide carbonique
pur, l'azote, l'hydrogène pur ; et alors le trai-

tement est absolument le même. Les autres,
parceque, tout en privant les poumons de ce
pabulum vitæ (l'oxigène), ils exercent sur eux
et sur le système nerveux en général une irritation d'une extrême rapidité; on les nomme
gaz délétères: tels sont le gaz hydrogène car-
boné, le sulfuré, le phosphoré, l'acide hydro-
chlorique, la vapeur du soufre en combustion,
l'ammoniaque ou alcali volatil libre, la fumée
qui résulte de la combustion de certains poisons
végétaux, comme le tabac, et en général toutes
les fumées; la vapeur du charbon embrasé, celle
des fosses d'aisance, etc. Dans ces cas, la débilité n'est pas le seul état morbide auquel le médecin soit appelé à remédier; car, lorsqu'il a eu
le bonheur de rétablir la fonction respiratoire ,
il reste une phlegmasie dans les bronches, dans
le poumon, dans les organes digestifs, et une
irritation du cerveau et des nerfs , qui exigent
les mêmes moyens que celles dont nous nous
sommes précédemment occupés.

L'asphyxie occasionée par la strangulation
exige d'abord l'oxigène et les stimulants propres à réveiller l'irritabilité générale ; mais,
aussitôt que l'on a remédié à la débilité, l'irritation des viscères où le sang a été forcé de
séjourner (le cerveau et les poumons), et celle

des parties qui ont été brisées ou contuses doivent appeler l'attention de l'homme de l'art. La
faiblesse n'est donc pas pure et simple dans
cette espèce d'asphyxie.

Celle qui dépend de l'immersion dans l'eau
offre d'abord la débilité au plus haut degré,
puisque l'action du froid se réunit à la privation d'oxigène ; mais, aussitôt que les poumons ont recouvré leur action, l'engorgement
irritatif des viscères présente, comme à la
suite de la strangulation, une indication antiphlogistique qui doit toujours être remplie le
plus tôt possible.

On voit encore de véritables asphyxies à la
suite des convulsions excessivement violentes,
surtout lorsqu'elles ont affecté les muscles du
torse destinés à exécuter les mouvements nécessaires à la respiration. Ce cas a lieu quelquefois dans les violents accès d'hystérie ; les
malades ne respirent plus, le mouvement de
leur cœur paraît anéanti, elles offrent, en un
mot, tous les signes de la mort. Il est bien clair
qu'ici la débilité est devenue l'affection principale, et qu'elle doit être traitée comme dépendante de la privation d'oxigène. Le médecin doit être averti que le spasme hystérique
peut, en accumulant le sang dans le cerveau,

produire une apoplexie qui simule la débilité dont nous parlons : mais alors l'action du cœur et la respiration ne sont pas entièrement interrompues ; il en reste des traces qui, avec la coloration des malades, suffisent pour indiquer les évacuations sanguines. Il peut aussi arriver qu'une hystérique, rappelée de son asphyxie, conserve un engorgement irritatif du cerveau et des autres viscères, qui substitue l'indication des antiphlogistiques à celle des stimulants et des toniques.

Certains gaz provenants de la décomposition des matières animales, tels sont ceux qui s'exhalent des tombeaux imprudemment ouverts, des voiries, et de tous les cloaques infects, peuvent agir avec tant de promptitude sur ceux qui les respirent, qu'ils les jettent à l'instant dans un état complet d'asphyxie. Les stimulants s'offrent ici comme les premiers moyens à employer ; mais, si l'on réussit à rappeler ces malheureux à l'existence, on a souvent à combattre une phlegmasie gastro-intestinale ou céphalique, de la nature de celles que l'on rapporte au typhus.

Il en est de même de l'asphyxie produite par l'acide hydrocyanique ou prussique. Un pharmacien tomba sans connaissance pour avoir flairé un instant un bocal vide qui avait contenu de cet acide. Il pâlit, il se refroidit, il perdit presque le pouls et la respiration. Un médecin lui prodigua force stimulants ; le café, l'huile essentielle de térébenthine, furent administrés à haute dose : le malade fut ranimé ; mais il revint de sa débilité avec une gastrite chronique dont il ne se défit que par un long emploi du régime antiphlogistique. Tant il est difficile de trouver des débilités pures et simples, des maladies dans lesquelles un habile physiologiste ne distingue autre chose que l'indication stimulante.

Enfin, je vous parlerai de la syncope. Cette maladie, en effet, portée à son plus haut degré, équivaut à une véritable asphyxie. Elle dépend du défaut d'action du cœur, qui cesse de fournir au cerveau la dose de sang nécessaire à l'exercice de ses fonctions. Les causes qui peuvent suspendre les mouvements du cœur sont très nombreuses. Parfois, c'est la souffrance de quelque organe attaqué d'ririta-tion, de l'estomac, par exemple, dans les gas-trites : une vive douleur, quelle que soit la partie qui en est le siége, peut produire le même effet. Dans ces cas, la syncope, quoique consé-cutive, n'en exige pas moins l'emploi des stimulants, jusqu'à ce que la circulation soit rétablie ; sauf à combattre ensuite l'irritation, qui redevient encore la maladie principale.

Les affections morales, les odeurs répugnantes, l'aspect d'un objet d'horreur, produisent aussi l'immobilité du cœur : c'est alors le cerveau qui a reçu la première impression ; malgré cela, l'indication stimulante est la première à laquelle on soit obligé de pourvoir. Quand la syncope est produite par les pertes de sang, elle exige les mêmes moyens : en un mot, quelle que soit la cause qui la provoque, le médecin ne doit jamais la laisser long-temps subsister, lorsqu'elle s'élève au degré qui mérite le nom d'asphyxie, je veux dire à la disparition du pouls et de la respiration ; car, pendant sa durée, la mort peut s'effectuer. Mais, lorsque la syncope a été déterminée par une saignée copieuse, dans les violentes inflammations des viscères, elle est extrêmement favorable à l'extinction du foyer de la phlegmasie : on doit donc la laisser subsister pendant un certain temps, pour peu que la circulation et la respiration ne soient pas entièrement abolies ; elle devient alors le remède le plus efficace de l'irritation inflammatoire ; et, si l'on se presse trop de la dissiper par

les stimulants, celle-ci se reproduit avec une
nouvelle énergie.

LE SAVANT.

Je confesse désormais que c'est à tort qu'on
vous accuse de ne pas connaître les maladies par débilité ; il me semble au contraire que vous savez parfaitement les apprécier, puisque vous distinguez avec tant de précision les cas où elles fournissent les indications principales, d'avec ceux où elles n'en
offrent que de secondaires, et que vous avez
l'art de les faire servir de remède aux affections essentiellement irritatives. Les développements dans lesquels vous êtes entré me
prouvent que vous avez un système complet
de médecine ; que vous avez prévu toutes les
objections, résolu toutes les difficultés que
l'on a coutume de vous présenter, du moins
autant que j'en ai pu juger par mes entretiens
avec plusieurs de vos confrères. Je ne vous fa-
tiguerai pas de questions sur les maladies peu
nombreuses, à ce qu'il me semble, dont nous
ne nous sommes point entretenus ; je sens
qu'elles ne peuvent manquer de se rallier à
celles que vous avez pris la peine de m'expliquer. Permettez-moi cependant de vous té-

moigner ma surprise de ce qu'une doctrine aussi claire, aussi satisfaisante, la seule, comme vous l'avez dit, qui fasse de la médecine une véritable science, n'ait point été goûtée des savants médecins dont notre patrie s'honore. Se peut-il que votre chef se voie encore réduit à la propager parmi les seuls élèves ; que les sociétés et les facultés de médecine ne l'aient pas prise en assez grande considération pour nommer des commissaires chargés de la discuter avec l'homme qui l'a fondée, de suivre les expériences de ceux qui la pratiquent, et de rendre publics les résultats de leurs recherches? Malgré tout le talent dont vous avez fait preuve dans nos entretiens, je doute fort, je vous l'avoue, que vous puissiez résoudre ces difficultés aussi facilement que vous avez résolu celles de la médecine proprement dite.

LE JEUNE MÉDECIN.

Sans me flatter, monsieur, de vous satisfaire complètement sur ces divers points, je vous dirai franchement ce que j'en pense dans notre prochain entretien. La suite des temps vous apprendra si j'ai vraiment résolu la difficulté.

DIALOGUE.

NAISSANCE ET PROGRÈS DE LA MÉDECINE PHYSIOLOGI-
QUE. — OBSTACLES QU'ELLE A RENCONTRÉS. —
ÉCLECTISME. — EMPIRISME. — CHIRURGIE. — MÉ-
DECINE VÉTÉRINAIRE. — MÉTHODE POUR ÉTUDIER
LA DOCTRINE PHYSIOLOGIQUE.

LE SAVANT.

J'aime votre exactitude, docteur ; vous allez sans doute me fournir des arguments pour
répondre à mon médecin, qui prétend, entre
autres choses, que votre doctrine ne doit ses
succès qu'à ce silence des corps savants dont
je vous témoignais hier toute ma surprise.

LE JEUNE MÉDECIN.

Je pense tout le contraire, monsieur. Jamais elle n'a fait autant de progrès que depuis que les professeurs des écoles de méde-

cinc se sont mis à chicaner les candidats qui leur en présentaient la substance dans leurs thèses inaugurales. La facilité avec laquelle les objections étaient réfutées donnait aux récipiendaires un avantage qui excitait leurs condisciples, témoins de leur triomphe, à étudier la nouvelle doctrine. Les professeurs, battus par le raisonnement, s'emportaient, se livraient aux invectives, et témoignaient par là toute leur faiblesse. En fallait-il davantage pour donner de l'importance à la médecine physiologique ?

LE SAVANT.

Je crois que vous avez raison ; mais je reviens à ma première question : Pourquoi les corps savants ont-ils négligé de vérifier les dogmes que vous professez ?

LE JEUNE MÉDECIN.

La raison en est fort simple ; c'est que, dans le commencement, ils ne les connaissaient pas : leurs flatteurs (car tous les hommes en place en sont entourés) les leur représentaient comme des choses absurdes et ridicules qui ne méritaient pas de fixer leur attention. Lorsque, plus tard, les réponses victorieuses des candidats eurent fait sentir à ces messieurs l'importance de notre doctrine, leur amour-propre, déjà piqué, ne leur permit plus de changer de ton, et de chercher les moyens de vérifier les nouveaux principes ; ils prirent donc le parti d'affecter un dédain qu'ils étaient loin d'éprouver, et se constituèrent ainsi en état de guerre vis-à-vis de notre professeur et de ses élèves.

LE SAVANT.

Cela ne me surprend point. Votre chef aurait dû en effet commencer par soumettre sa doctrine au jugement des facultés et des sociétés savantes : il eût ainsi provoqué des discussions qui auraient éclairé les anciens médecins ; ceux-ci se seraient empressés de lui rendre justice ; après s'être mis ainsi en avant, ils n'auraient plus été maîtres de rétrograder, et votre doctrine se serait propagée sous leurs auspices, sans aucun obstacle.

LE JEUNE MÉDECIN.

Permettez-moi, monsieur, d'être d'un avis différent : je me fonde sur des faits, et vous allez les connaître.

Notre chef n'a commencé à enseigner sa doctrine qu'en 1814 ; mais dès l'année 1808 il en

avait jeté les fondements dans un ouvrage in-
titulé : *Histoire des phlegmasies chroniques.* Un
savant professeur de la faculté, feu Hallé, dont
la mémoire sera toujours chère aux philanthropes, fixa sur cet écrit l'attention de ses
collègues, les membres du juri choisi dans
l'institut, en 1811, pour juges du concours des
prix décennaux ; mais cet appel fut insuffi-
sant. L'auteur était alors au sein des armées, il
ne pouvait plaider sa cause ; les professeurs de
médecine dégoûtèrent leurs élèves de la lecture
de son ouvrage, et ce livre resta dans les magasins du libraire jusqu'à l'époque du retour de
son auteur, qui eut lieu en 1814. Surpris de
voir qu'un ouvrage recommandé par le premier
corps savant du royaume n'était point devenu
classique, il profita de la chaire de professeur
qu'il venait d'obtenir à l'hôpital militaire d'instruction du Val-de-Grâce, pour se livrer à
l'enseignement particulier de la médecine. Son
cours étant fondé sur des principes d'une éter-
nelle vérité, ne tarda pas à inspirer beaucoup
d'intérêt, et attira les meilleurs élèves de la faculté. Dès l'année 1816, M. B.... possédait
un corps de doctrine qui aurait pu être soumis
aux corps savants ; mais comment aurait-il
osé le leur présenter, lorsqu'il voyait les profes-

seurs de la faculté, dont l'opinion faisait loi dans l'académie, tourmenter ses élèves dans les examens et les tourner en ridicule? Il ne lui restait donc d'autre moyen que celui de plaider sa cause devant le public, et c'est ce qu'il fit, dans cette même année, par la publication d'un second ouvrage qui a pour titre : *Examen de la doctrine médicale généralement adoptée, et des systèmes modernes de nosologie.* Cet ouvrage fit grand bruit ; il exaspéra tous les membres des facultés ; mais il fut goûté du public : les élèves se multiplièrent, la pratique de l'auteur fut observée de près à l'hôpital du Val-de-Grâce, malgré les menées sourdes de ses ennemis, qui parvinrent jusqu'à trois fois à lui faire fermer sa clinique. On compara les résultats des différentes méthodes, et la doctrine physiologique se répandit avec une étonnante rapidité, en dépit de l'opposition des corps enseignants.

LE SAVANT.

Il devait, ce me semble, se rendre dans leurs assemblées, et y lire des mémoires en développement de ses principales propositions.

LE JEUNE MÉDECIN.

Y pensez-vous, monsieur! comment aller signifier à des hommes qui ont consacré trente ou quarante années de leur vie à étudier les anciens classiques, qui font consister toute leur gloire à savoir les interpréter et à faire l'application de leurs principes au traitement des maladies ; comment, dis-je, signifier à de pareils personnages que ces classiques étaient dans l'erreur, que l'idée qu'ils se formaient des maladies était fausse, que la pratique qui en résultait était dangereuse, que la médecine faisait, terme moyen, plus de mal que de bien à l'espèce humaine, et que, pour être en état de faire quelques progrès, il fallait oublier tout ce que l'on savait, et recommencer, selon le précepte de Bacon, à construire l'édifice de la science sur nouveaux frais ?

Ces propositions auraient paru autant de blasphèmes. Pour les prouver il aurait fallu dérouler lentement tout le plan de la nouvelle doctrine, c'est-à-dire faire un cours complet de médecine, et en justifier les préceptes fondamentaux par la pratique. Mais le moyen de transformer une société savante en un auditoire bénévole, assez patient pour écouter l'orateur jusqu'à la fin, c'est-à-dire pour le suivre à peu près durant le cours d'une année scolaire ? Comment traîner de pareils hommes

à la visite d'un hôpital , et les forcer à observer dans le silence les résultats d'un traitement qui, choquant toutes leurs idées, les
aurait d'abord révoltés? Convenez que tout
cela n'était pas possible. C'était à la génération
nouvelle qu'il fallait s'adresser, à des jeunes
gens qui n'eussent pas la prétention d'en savoir
plus que le maître ; qui, n'ayant point encore
exercé la médecine, ne fussent point enor-
gueillis par de prétendus succès, et n'eussent
en un mot d'autre intérêt que celui de leur
instruction. Or voilà ce qu'a fait le fondateur
de la doctrine physiologique. En attendant
qu'il pût composer un traité complet de médecine , il a dû publier ses propositions fonda-
mentales , comme il l'a fait dans la seconde édition de son *Examen,* qui parut en 1821, et former, par l'enseignement théorique et pratique,
des hommes qui pussent les entendre, les expliquer dans les conférences particulières, dans
les consultations, aux vieux médecins qui en
étaient révoltés, et leur en faire voir l'application au lit des malades. Eh bien! tout cela a
été exécuté. Les anciens docteurs ont crié ;
mais les jeunes, qui sortaient chaque année de
l'école physiologique et qui se répandaient dans
la société , les ont fait taire tout doucement

en leur expliquant nos corollaires, et surtout en guérissant des malades qu'ils avaient abandonnés comme incurables. Chacun des anciens médecins avait un fils, un neveu, un protégé parmi les élèves de la nouvelle doctrine; il recevait de lui des documents qu'il aurait rougi d'aller chercher en essuyant la poussière des bancs; après s'être fâché, il s'apaisait; il essayait la nouvelle méthode, et les succès qu'il obtenait opéraient insensiblement sa conversion. Voilà, monsieur, le tableau fidèle de ce qui se passe depuis dix ans dans la société. Les professeurs de nos écoles, qui ne daignent pas nous lire, apprennent la doctrine des élèves qu'ils interrogent dans les examens publics, et les autres médecins s'en pénètrent par les rapports qu'ils ont incessamment avec les jeunes docteurs. Ce qui vous en donnera la preuve la plus convaincante, c'est que tous les médecins, sans aucune exception, ont modifié leur pratique et changé leur langage.

LE SAVANT.

Je conviens de tout cela : les médecins se rendent comme hommes privés, mais ils résistent comme corps savants; et cette opposition doit nuire encore long-temps aux progrès de votre doctrine.

LE JEUNE MÉDECIN.

Les corps savants, monsieur, se composent d'hommes privés ; lorsque la conviction sera devenue générale, on ne pourra plus la dissimuler. Les facultés de médecine ont beau faire, il s'introduit journellement dans leur sein des élèves de la doctrine physiologique : un jour, et ce jour n'est pas désormais bien éloigné, ils auront la majorité, et la nouvelle doctrine sera publiquement enseignée.

LE SAVANT.

Ne vous faites pas illusion, mon cher docteur ; quoique entièrement convaincus, les professeurs tiendront par esprit de corps, et votre triomphe sera bien plus reculé que vous ne pensez.

LE JEUNE MÉDECIN.

Je conviens que plusieurs professeurs affecteront de suivre l'ancienne routine ; mais ils prêcheront dans le désert ; ils se dégoûteront, et laisseront parler leurs antagonistes.

LE SAVANT.

Il suffit d'un homme éloquent et entêté pour soutenir encore long-temps les anciens systèmes.

LE JEUNE MÉDECIN.

L'éloquence, monsieur, n'est qu'un vain cliquetis de mots lorsqu'elle ne repose pas sur la vérité : le creuset de la pratique est là, et les préceptes mensongers d'une science tout illusoire n'y résisteront pas. Est-il un Cicéron, un Démosthène capable de prouver à trois mille auditeurs qui visitent chaque jour tous les hôpitaux de la capitale, qu'il est plus avantageux de laisser marcher une maladie aiguë que de l'arrêter le premier jour ; de perdre neuf malades sur dix, que de les sauver tous en leur épargnant de longues souffrances ? Chacun n'a-t-il pas fait l'expérience sur soi-même et sur ses amis ? Non, monsieur, non, jamais les vaines subtilités d'un rhéteur médecin n'arrêteront les progrès de la doctrine physiologique.

LE SAVANT.

Vos adversaires trouveront toujours quelques fanatiques admirateurs.

LE JEUNE MÉDECIN.

Sans doute, monsieur, les professeurs ennemis de nos principes auront des complaisants,
des flatteurs, des jeunes gens qui, dans la crainte
de leur déplaire, s'abstiendront de fréquenter
l'école physiologique et soutiendront leurs thèses dans l'esprit des anciens systèmes ; mais,
rendus à eux-mêmes dans le commerce de la société, ces jeunes gens changeront de conduite: il
leur arrivera ce qui m'est arrivé; tout leur orgueil,
toute leur présomption, ne les empêcheront pas
de s'avouer à eux-mêmes que leur pratique ne
vaut pas celle de nos condisciples. S'ils n'ont pas
le courage de se remettre sur les bancs, ils s'in-
struiront ou se feront instruire en secret, et fi-
niront par se conformer à la méthode de traitement la seule raisonnable, la seule admis-
sible ; s'ils s'y refusent, les malades ou leurs
familles les y forceront, et l'époque n'est pas
éloignée où les préceptes erronés que pourront
débiter en chaire les professeurs des vieilles
doctrines ne seront appuyés par aucun exemple.
Les professeurs eux-mêmes agiront contradic-
toirement aux principes qu'ils auront publiquement enseignés. Quelle confiance pensez-vous
qu'ils pourront alors inspirer ?

LE SAVANT.

Mais tout cela n'est-il pas purement spéculatif?

LE JEUNE MÉDECIN.

Non, monsieur; tout cela est en grande partie réalisé. Les professeurs qui tiennent aux anciens systèmes n'ont déjà presque plus d'auditeurs dans leurs leçons théoriques. A la vérité, on suit toujours leur visite dans les hôpitaux, parcequ'il y a là des faits à observer, des préceptes à vérifier; mais on tire de leur pratique des conclusions opposées à celles qu'ils veulent en déduire. Les jeunes gens qui les entourent leur font voir leurs erreurs, et les invitent respectueusement à tenter la nouvelle méthode. Le malade a-t-il succombé, on oblige le professeur à reconnaître les traces de la maladie qu'il a méconnue sur le vivant. S'il s'y refuse, on proteste tacitement, entre soi, contre son opiniâtreté; on compare ses résultats avec ceux d'un praticien physiologiste, et l'on s'instruit par les revers autant que par les succès.

LE SAVANT.

Vous m'apprenez là, docteur, des choses

bien extraordinaires : nous autres gens du monde, nous étions loin de nous douter de tout ce qui se passe dans vos écoles de médecine et dans vos salles de clinique [1]. Notre respect pour les corps savants est si grand, que nous ne pouvons leur supposer des motifs peu honorables. On nous parle d'une doctrine nouvelle : nous demandons si elle a obtenu l'assentiment des savants renommés, que nous regardons comme seuls juges compétents en pareille matière. On nous répond négativement : nous nous contentons de cela, et nous continuons à placer au premier rang les hommes que leur âge, leurs titres, leurs places, la confiance des grands, la voix publique enfin, nous désignent. Pouvons-nous, je vous le demande, agir différemment?

[1] La clinique est l'enseignement de la médecine au lit des malades dans les hôpitaux. Le professeur caractérise la maladie, établit les indications pour motiver son traitement, et la guérison ou la mort font apprécier sa conduite à ses auditeurs. C'est bien le cours de médecine par excellence; c'est à ce creuset que la doctrine physiologique a été épurée: elle lui doit les immenses progrès qu'elle a faits depuis dix ans; elle lui devra un jour son triomphe.

LE JEUNE MÉDECIN.

Non, monsieur; mais tout change sur le théâtre du monde : pendant que vous encensez les vieilles réputations, il s'en élève de nouvelles; et lorsqu'elles seront arrivées à un certain éclat, votre attention se dirigera naturellement vers elles.

LE SAVANT.

Oh! ce bouleversement n'est pas encore si prochain que vous paraissez le croire : tant que les médecins en crédit vivront, ils conserveront la confiance des hommes puissants, et leur crédit comprimera long-temps l'essor de votre nouvelle doctrine.

LE JEUNE MÉDECIN.

Ne vous y trompez pas , monsieur; les vieux médecins en crédit sont entourés des élèves de la nouvelle doctrine : ces jeunes rivaux les observent et ne laissent échapper aucune de leurs actions , aucun de leurs mouvements : si le docteur à l'antique commet une faute , le docteur à la moderne la signale à tous les yeux ; s'il s'avise d'adopter la pratique nouvelle , son argus ne manque pas de faire remarquer qu'il

ne doit ses succès qu'à la doctrine physiologique,
à cette doctrine que naguère il ne connaissait
pas, et qu'il a souvent blâmée ou tournée en
ridicule. Les témoins de la scène ne peuvent
en disconvenir : ils s'habituent peu à peu à
transporter sur le jeune médecin la confiance
illimitée qu'ils accordaient au vieux docteur ;
et certes rien de plus naturel, car, puisque d'a-
près l'aveu tacite de ce dernier, la nouvelle
doctrine mérite la préférence, il vaut mieux la
chercher chez les médecins qui en sont les disciples, qui l'ont étudiée et approfondie, que de
la demander à ceux qui se sont bornés à en saisir à la dérobée quelques fragments qu'ils amal-
gament avec les vieilles pratiques de la routine.

LE SAVANT.

Ah ! vous me rappelez là un propos de mon
médecin que j'avais perdu de vue. Il convient
aujourd'hui qu'il y a quelque chose d'utile dans
votre doctrine ; mais il soutient qu'il s'y mêle
beaucoup d'erreurs, et qu'un sage médecin
doit s'exercer à rejeter le mauvais et à choisir le
bon, pour se former, en l'ajoutant à celui des
anciens systèmes, une doctrine parfaite en
tout point. C'est, je crois, ce qu'il appelle
être éclectique.

LE JEUNE MÉDECIN.

Oui, monsieur: l'éclectisme consiste à ne
s'assujettir à aucune doctrine, et à choisir
dans toutes ce qui paraît conforme à la raison
et à l'expérience; mais c'est un pis aller bien
déplorable, puisqu'il fournit la preuve la plus
complète de l'imperfection des doctrines médicales; en un mot, c'est l'anarchie de la science.
Que penser, en effet, d'une science dans laquelle on confesse que le parti le plus prudent
est de ne rien croire? d'une science qui ne porte
point en elle-même le caractère de la vérité,
contre laquelle il faut être toujours en garde
pour éviter l'erreur et le délit? Les pères de
l'éclectisme osent recommander à leurs disciples de se former chacun une doctrine particulière en étudiant les systèmes innombrables
qui tour à tour ont défiguré la médecine; ils
leur supposent donc, au début de leur carrière, un jugement plus solide que ne le fut
celui de tous les fondateurs des systèmes de
médecine. Dire à ces jeunes gens, « Formez-
» vous une doctrine aux dépens de tous les au-
» teurs, sans vous attacher à aucun d'entre
» eux, » c'est leur dire : « La médecine n'est
» point une science, c'est un amas de pré-

» ceptes plus ou moins bons, de pratiques plus
» ou moins mauvaises ; accommodez-vous-en le
» mieux que vous pourrez, et tâchez d'être un
» jour ce que nous n'avons pu devenir nous-
» mêmes, c'est-à-dire de vrais médecins. » Telle
était en effet la médecine avant l'apparition de
la doctrine physiologique. C'est en vain qu'on
avait essayé d'en faire une science, on n'y avait
point réussi. Voilà pourquoi l'éclectisme avait
acquis tant de vogue, pourquoi tous les systèmes étaient proscrits dès leur naissance :
le mépris qu'ils inspiraient était porté à tel
point, que la plus grande injure que l'on pût
adresser à un enfant d'Esculape était de lui
donner le titre de systématique. L'éclectisme
n'était donc qu'un état d'attente, et comme
tel il devait disparaître aussitôt que l'on possé-
derait un système fondé sur l'observation
exacte des faits, et digne enfin de constituer
une véritable science.

LE SAVANT.

Il est vrai que le mot système était décrédité parmi les médecins ; tous les savants s'en
étonnaient, car ce mot n'exprime autre chose
qu'un arrangement régulier des faits, destiné
à en faciliter l'étude en soulageant la mémoire ;

et certes il ne faut pas un grand effort d'esprit pour concevoir que l'ordre est préférable au chaos. Mais puisque enfin le *système* irrite vos confrères, je conseille très fort aux médecins physiologistes de ne jamais faire retentir ce mot à leurs oreilles.

LE JEUNE MÉDECIN.

Aussi préférons-nous employer celui de *doctrine:* il est en effet préférable, puisqu'une bonne doctrine suppose un bon système; mais il ne serait pas difficile de vous prouver que les médecins qui se flattent le plus de rejeter tous les systèmes ne peuvent se dispenser d'en suivre un, quel qu'il soit; je n'en excepte pas ceux qui se disent empiriques.

LE SAVANT.

Je vous avoue, docteur, que ma surprise fut extrême lorsque je lus, dans quelques uns de vos auteurs, qu'une foule de médecins célèbres se glorifiaient d'être empiriques. Vous savez que ce mot est toujours pris en mauvaise part parmi les gens du monde, qui ne l'appliquent qu'aux charlatans et aux jongleurs. Quoique j'aie cru comprendre le sens que l'on y attache parmi vous, je ne serais pas fâché que vous voulussiez bien m'en donner l'explication.

LE JEUNE MÉDECIN.

Les empiriques, monsieur, sont des médecins qui ont beaucoup de rapport avec les éclectiques. Ils rejettent tous les systèmes, toutes les explications tirées de l'état physiologique des organes ; ils ne veulent voir que le symptôme et le remède qui lui convient, et se flattent de n'agir que d'après l'expérience. Soit, par exemple, une péripneumonie, que l'on connaît vulgairement sous le nom de fluxion de poitrine, les empiriques feignent d'ignorer que le poumon est enflammé; ils vous disent : « Vous avez une douleur au côté, de la fièvre; » vous crachez du sang et vous respirez difficile- » ment : eh bien! peu nous importe d'où le » désordre puisse provenir; il nous suffit de » savoir que la saignée est le remède de ces » symptômes. »

LE SAVANT.

Voilà de plaisants médecins! ainsi, lorsque je serai malade par la faim, ils me diront de manger, sans convenir que mon mal vient du défaut d'aliments?

LE JEUNE MÉDECIN.

Pour être conséquents ils devront raisonner ainsi ; et si votre face se couvre d'un violent érysipèle, ils seront obligés, pour ne pas se départir de leurs principes, d'y mettre de l'eau de guimauve et des sangsues, en assurant qu'ils ignorent si votre peau est enflammée.

LE SAVANT.

Et si je me casse la jambe, me diront-ils, en rajustant les os, qu'ils ne savent pas s'ils ont été rompus et dérangés?

LE JEUNE MÉDECIN.

Non, monsieur ; ils conviendront que vous avez une fracture, de même qu'ils avoueront l'existence de votre inflammation érysipélateuse.

LE SAVANT.

Et pourquoi donc ne veulent-ils pas confesser que le poumon est enflammé dans la péripneumonie, et que c'est pour le rafraîchir, en le débarrassant du sang qui l'opprime, qu'ils ordonnent de pratiquer la saignée ?

LE JEUNE MÉDECIN.

Ils le confesseront , monsieur , n'en doutez
pas ; et lorsque je vous les ai représentés disposés à le nier, c'était afin de vous faire mieux
sentir le ridicule de leurs prétentions. Les empiriques donnent toujours l'explication des maladies qu'ils connaissent, aussi bien à l'intérieur
qu'à l'extérieur du corps ; mais, comme il en
existe une immense quantité qu'ils ne connaissent pas (ce qui n'est pas étonnant, puisque
avant la doctrine physiologique une foule de
maladies étaient méconnues , telles que les
fièvres, la plupart des névroses , etc.), ils ont
imaginé , pour dissimuler leur ignorance , de
professer qu'aucune maladie n'est parfaitement
connue , que toutes peuvent être traitées sans
qu'on se mette en peine de déterminer leur
nature , et qu'il y a toujours de la témérité
et même du danger à la rechercher.

LE SAVANT.

Vos empiriques , je le vois , ressemblent au
renard qui a perdu sa queue.

LE JEUNE MÉDECIN.

Précisément , monsieur ; ce qu'ils ne savent

pas, ils soutiennent que tout le monde doit l'ignorer. L'empirisme dut être la première médecine du genre humain, car l'homme chercha les moyens de se soulager long-temps avant de connaître la nature de ses maladies; mais à mesure que l'anatomie, la physiologie et l'observation des influences exétrieures ont fait des progrès, l'empirisme a dû perdre de son crédit, et tout fait espérer qu'il finira par disparaître avec l'éclectisme.

LE SAVANT.

D'après ce que j'entends, je suis tenté de croire qu'il serait mieux placé chez les charlatans et chez les commères que parmi les médecins.

LE JEUNE MÉDECIN.

Je le crois comme vous; cependant il se présente quelquefois des maladies dont la cause prochaine, ou la modification physiologique, n'est pas bien connue : en attendant qu'elle le devienne, on se trouve obligé d'agir en tâtonnant, ou d'après l'analogie qui rapproche le cas dont il s'agit de quelques autres. Plusieurs personnes appellent cette conduite de l'empirisme ; on peut leur passer cette expression :

mais toujours est-il vrai que cette espèce d'empirisme ne constitue point un système et ne saurait avoir une secte; il se compose de certains cas extraordinaires qui ne sont pas obscurs pour tous les médecins, et dont le nombre se restreint de jour en jour davantage, grâce aux progrès de la doctrine physiologique.

LE SAVANT.

Si je ne me trompe, les éclectiques et les empiriques doivent être des gens redoutables pour les malades; pour mon compte, je vous avoue qu'ils ne m'inspireraient aucune confiance. Je crois que la paresse ou l'ignorance doivent être leurs caractères distinctifs.

LE JEUNE MÉDECIN.

Vous ne vous trompez pas, monsieur. Les éclectiques d'aujourd'hui sont des gens qui, pour concilier des autorités tout opposées, détruisent d'une main le bien qu'ils ont fait de l'autre. Par exemple, aussitôt qu'ils ont saigné dans l'intention de combattre l'inflammation, ils donnent des stimulants pour remédier à la faiblesse qu'ils ont produite, sans savoir qu'elle doit être le remède de la phlegmasie; ou bien ils purgent, afin d'évacuer l'*humeur peccante*

qu'ils supposent former une dangereuse complication. Ils croient ainsi prendre l'essence des physiologistes, des browniens et des humoristes ;
mais cette pratique n'aboutit qu'à la prolongation du mal, et prépare souvent la perte de celui
qui en est affecté. La pratique des empiriques
est exactement la même dans son application et
dans ses résultats, quoique partant de principes
un peu différents : en effet, ils ne savent attaquer que les symptômes ; ce qu'ils donnent
pour détruire l'un étant presque toujours con-
tradictoire à ce qu'ils ont voulu opposer à
l'autre, ils exaspèrent le mal ; et lorsque le
patient ne succombe pas à l'état aigu, il manque rarement de devenir la proie d'une affection
chronique. Mais si ces praticiens sont redoutables, comme vous l'avez fort bien dit , pour
les malades , ils ne le sont pas beaucoup pour
les médecins physiologistes ; car leurs revers
font ressortir nos succès, et ne peuvent servir
qu'à hâter les progrès de notre doctrine.

LE SAVANT.

Vous avez, je le sais, de nombreux partisans
dans la capitale ; mais en comptez-vous autant
dans les provinces et chez l'étranger ?

LE JEUNE MÉDECIN.

Beaucoup, monsieur, je vous l'assure. Plusieurs de nos grandes villes ont reconnu les bienfaits de notre doctrine : elle prédomine manifestement à Lyon ; Bordeaux commence à la voir fleurir dans son enceinte ; malgré les déclamations furibondes et grossières d'un ignorant, la presque totalité des médecins de Versailles ont déjà su lui rendre justice ; Toulouse à la vérité la connaît à peine, mais l'école de Montpellier possède un professeur qui l'a déjà fait goûter à la plupart des élèves ; celle de Strasbourg se voit forcée à la recevoir de quelques uns des siens, et l'hôpital militaire d'instruction de cette ville la fait briller du plus vif éclat ; elle triomphe à Nancy et dans les murs de Metz, surtout par les succès des professeurs de l'hôpital militaire d'instruction, qui l'ont adoptée ; Brest, Toulon et tous nos ports de mer ont donné les premiers en France l'exemple de cette salutaire adoption ; on n'y professe d'autres principes que les nôtres ; Marseille commence aussi à les connaître ; la ville de Nantes et celle de Rennes ont long-temps résisté, mais désormais nous y comptons un certain nombre de nos condisciples des plus distingués, dont les succès ont déjà fixé l'attention publique ; une foule de petites villes se sont rendues depuis long-temps à l'évidence qui caractérise notre précieuse doctrine , et les campagnes commencent à ressentir ses bienfaits. La Belgique s'est distinguée, d'une manière toute particulière, par l'attention vive et soutenue qu'elle a donnée , dès le principe , aux dogmes que nous professons , et par l'application qu'elle en a faite aux cas particuliers ; il n'est aucune de nos propositions qui ne soit incessamment méditée et commentée par les professeurs les plus renommés des universités de ce royaume, surtout dans la partie où l'on parle la langue française. Un jeune professeur a transplanté cette doctrine dans l'université de Gottingue, et l'on peut espérer qu'elle ne tardera pas à s'y naturaliser ; les autres écoles d'Allemagne et celles de l'Angleterre n'en ont encore qu'une idée confuse ; mais l'Espagne en jouit déjà depuis plusieurs années , par les soins du docteur Hurtado , qui l'a rendue triomphante dans la ville même de Madrid. L'Italie est sur le point de changer son brownisme pour la médecine physiologique : quelques unes des vérités qui font la base de notre pratique sont appréciées par le célèbre Tommasini de Bologne , et nous avons dans la ville de Milan un médecin qui entreprend de développer nos principes à ses compatriotes. On ne saurait douter du succès qui l'attend dans un pays qui, comme l'Espagne, doit sentir vivement le besoin d'une doctrine qui le délivre des ravages de la médecine incitative et contre-stimulante.

Plusieurs élèves très remarquables de notre professeur ont éclairé quelques points des États-Unis d'Amérique, et les médecins formés dans nos écoles de marine ont répandu notre doctrine, qui est aujourd'hui la leur, dans la plupart des Antilles, au Sénégal, à Pondichéri, à Calcuta, et dans presque tous les établissements de l'Inde. Partout on se félicite de cette heureuse acquisition; partout les jeunes apôtres de nos principes l'emportent sur les partisans des routines surannées. L'armée d'Espagne vient d'en faire l'épreuve la plus heureuse : notre doctrine a également triomphé dans les hôpitaux remplis de fièvres et de dysenteries résultant des fatigues et de l'influence des chaleurs, et dans les lazarets où nos condisciples ont lutté contre la fièvre jaune. Les preuves de ces succès ont été consignées dans les *Annales de la médecine physiologique*. On a vu les chefs des corps, les généraux, rendre un témoignage authentique aux bons effets de la médecine antiphlogistique; et lorsque par hasard un médecin brownien s'est vu chargé de remplacer un des nôtres dans quelque hôpital, l'accroissement de la mortalité a été si prompt et si évident, que tous les yeux en ont été frappés.

Jugez par là, monsieur, si vos craintes sur les obstacles qu'on nous oppose sont bien fondées. Croyez que les plus puissants se trouvent à Paris même, à cause de la résistance des corps savants, à cause des rivalités de toute espèce; et pourtant vous convenez que nous y avons fait d'étonnants progrès. Mais qu'importe l'opposition des noms célèbres : ils n'empêcheront pas la vérité d'être connue, de se répandre de toute part, et ceux qui la rejettent avec tant d'opiniâtreté se trouveront bientôt seuls au milieu d'une nouvelle génération de médecins plus éclairés, plus fermes et surtout plus ardents qu'eux.

LE SAVANT.

Si tout ce que vous me dites est vrai, comme je suis porté à le croire, votre triomphe sera moins éloigné que je ne l'avais d'abord pensé ; mais expliquez-moi donc, je vous en conjure, pourquoi des adversaires aussi acharnés que les vôtres n'ont pas joint à leurs autres moyens d'opposition celui d'une réfutation, où du moins d'une attaque en forme par la voie de l'impression, car je n'entends parler de rien de semblable?

LE JEUNE MÉDECIN.

Établissons ici une distinction importante : les professeurs de l'école, les membres de l'académie des sciences, ceux de l'académie de médecine, n'ont point publié d'ouvrages contre la doctrine physiologique ; ils auraient craint de se compromettre ; seulement on a vu paraître, à plusieurs reprises, des livres contre l'auteur de cette doctrine, composés presque tous par des jeunes gens qui pensaient faire leur cour à la faculté. Mais, par une fatalité bien remarquable, tous ces écrits étaient faibles, et même fort au-dessous du médiocre. Les auteurs n'entendaient pas la question ; ils se livraient à des personnalités injurieuses, ou débitaient des mensonges grossiers : aussi n'ont-ils inspiré que le mépris. Tous ces livres sont tombés dans l'oubli au bout de quelques jours, et sont restés dans les magasins des libraires. Les attaques dirigées contre notre doctrine ont toujours porté malheur à ceux qui les ont tentées.

LE SAVANT.

Est-ce que votre chef n'a point réfuté ces ouvrages?

LE JEUNE MÉDECIN.

Non, monsieur; il a laissé ce soin à ses élèves, et ils s'en sont acquittés avec honneur. Il s'est contenté de résoudre, dans ses cours, les objections assez spécieuses pour imposer aux personnes peu instruites; et il a poursuivi le développement de sa doctrine dans les différents ouvrages qu'il a publiés.

LE SAVANT.

Ses ouvrages ont-ils été bien accueillis du public?

LE JEUNE MÉDECIN.

A tel point que les éditions ne cessent de s'en multiplier, et que, pour obtenir la faveur du public, les auteurs des ouvrages nouveaux ont été obligés de les commenter ou de les copier. Ainsi les rédacteurs du grand *Dictionnaire des sciences médicales,* qui était commencé avant notre doctrine, se sont vus forcés d'en prendre la couleur pour éviter une chute complète. Mais comme le début de cette encyclopédie médicale ne correspondait point à la fin, on a jugé à propos de la refondre. Il paraît maintenant deux nouveaux dictionnaires de médecine, composés plus ou moins dans l'esprit de la doctrine physiologique ; et les souscripteurs de l'ancien ont été obligés de s'y abonner, afin de se tenir au courant de l'état actuel de la science. Mais, indépendamment de cela, nous voyons tous les jours paraître des ouvrages sur les différentes parties de la médecine, composés par les élèves de la nouvelle doctrine, qui, pour se faire un nom, n'ont trouvé d'autre moyen que de piller les cours de leur professeur et de le devancer dans la publication de son traité didactique. Les ouvrages qui portent l'empreinte de ces sortes de vols, auxquels pourtant certains auteurs ont eu l'avantage d'ajouter quelques développements qui leur étaient propres, sont à peu près les seuls qui jouissent aujourd'hui de quelque crédit ; car on ne fait nulle attention à ceux qui ne présentent que les anciennes théories. On sent que toutes les branches des sciences médicales ont besoin d'être envisagées sous un nouveau point de vue, et chacun s'empresse de concourir à la réforme ; celle de la médecine est déjà fort avancée. Il n'en est pas ainsi de la chirurgie ; les ouvrages classiques de cette partie de l'art de guérir sont déjà surannés. Nous ne possédons encore que quelques aperçus qui font sentir l'importance d'une refonte générale ; mais il est impossible que nous l'attendions long-temps, si l'on en juge par l'impulsion qui anime aujourd'hui la nouvelle génération médicale.

LE SAVANT.

Comment ! monsieur, votre doctrine embrasse aussi la chirurgie ? Je croyais cette science parvenue au plus haut degré de perfection. De toute part on célèbre la clarté dont elle brille ; on répète qu'elle est satisfaisante en tout point, qu'elle a sur la médecine l'avantage de ne rien offrir de vague et d'hypothétique ; et l'on prétend surtout que celle de la France l'emporte sur toutes les autres. Quelle réforme voulez-vous donc introduire dans des procédés opératoires fondés sur l'anatomie, et qui déjà ont pu être portés à un degré d'exactitude géométrique? Est-ce que vous auriez changé la structure du corps humain ?... Votre chef s'occupe-t-il aussi des opérations ?

LE JEUNE MÉDECIN.

Non, monsieur, il ne s'en mêle pas : la
médecine absorbe assez tous ses instants, et
nous n'affichons point la ridicule prétention
de réformer les procédés opératoires de la chirurgie. Mais ils ne constituent qu'une petite
partie de cette branche de l'art de guérir. Le
chirurgien n'est pas toujours occupé à couper
et à disséquer le corps vivant : si toute sa
science se réduisait à cela, il ne serait qu'un
misérable manœuvre, et ne mériterait point de
figurer dans le sein des corps savants. Il faut
qu'il soit aussi médecin : il doit l'être d'abord
pour constater la nécessité de l'opération ; il
n'est pas toujours question de réduire une
luxation, une fracture, d'extraire une balle ou
d'amputer un membre fracassé par un boulet
de canon ; souvent, et très souvent, il se manifeste à l'extérieur du corps des altérations qui
procèdent d'une cause interne. Presque toujours c'est l'inflammation qui les produit, et,
quand elles n'en dépendent pas, l'inflammation s'y développe consécutivement. Or, dans
l'ancienne chirurgie on voyait tous les jours
porter le fer et le feu sur des lésions extérieures que l'on dissipe aujourd'hui par les se-

cours de la médecine. Je dirai plus : il est une foule de plaies, produites par les causes violentes, auxquelles on appliquait jadis des opérations que les moyens de la médecine physiologique rendent inutiles. N'est-ce donc rien que d'épargner à un malheureux la douleur et la difformité inséparables des opérations? Or, c'est à la doctrine physiologique que l'humanité sera redevable d'un tel bienfait. Il est donc nécessaire au chirurgien de la connaître afin de ne pas opérer sans nécessité; et cela doit vous prouver que la chirurgie était loin d'être exacte et satisfaisante en tout point.

C'est surtout après que les opérations sont terminées que le chirurgien a le plus grand besoin d'être médecin physiologiste, et qu'il acquiert la certitude que son art était bien éloigné de la perfection. L'inflammation qui se développe dans les plaies que ses instruments ont dû faire est semblable à toutes celles qui font l'objet des études de la médecine : s'il l'irrite quand il devrait la calmer, il doit s'attendre à une guérison très difficile, à des difformités considérables, et souvent à voir son malade estropié. Or, la médecine physiologique lui offre, pour prévenir tous ces malheurs, des procédés qui n'étaient point connus, ou qui étaient mal appréciés par les vieux auteurs.

Mais ce n'est pas encore tout, il s'en faut bien : l'inflammation qui s'est formée dans la plaie résultant de l'opération, ne saurait s'élever à un certain degré d'intensité sans aller se répéter dans les principaux viscères; il se formera donc des inflammations dans la tête, la poitrine, l'estomac et le bas-ventre. Ces inflammations ne diffèrent en rien de celles qui sont produites par d'autres causes, et sur lesquelles vous savez que la doctrine physiologique a fait briller un nouveau jour. Dans les temps où les médecins traitaient ces maladies d'une manière inconvenante, les chirurgiens, qui ne pouvaient que leur emprunter des moyens, devaient aussi les combattre par une méthode inappropriée. De là ces fièvres putrides, malignes, ces convulsions, ces transports de la matière purulente, qui enlevaient inopinément une foule de malades à la suite des opérations qui avaient fait le plus briller la dextérité du chirurgien; de là ces épidémies, ces fièvres prétendues contagieuses qui dépeuplaient les hôpitaux des armées, et laissaient à peine survivre un petit nombre de blessés, après les grandes batailles. Or c'est à la médecine physiologique qu'il était réservé de remédier à toutes ces calamités. En apprenant aux chirurgiens à ne laisser dans les plaies que le degré d'inflammation nécessaire pour la formation de la cicatrice, elle empêche que les viscères ne participent à leur irritation, et lorsque par malheur ces organes l'ont contractée, elle leur enseigne à l'arrêter dès son début, à prévenir une catastrophe funeste, et à étouffer ainsi les germes d'infection dans les grands rassemblements de blessés. C'est en ce point surtout que la chirurgie doit faire des progrès qui supposent qu'elle n'avait pas atteint le degré de certitude qu'on s'est plu à lui attribuer.

LE SAVANT.

Ah! comme je me sais de gré de vous avoir interrogé sur la chirurgie! vous venez de m'apprendre des choses dont je n'avais nulle idée. Que m'importe en effet que mon chirurgien ait fait admirer son adresse en me coupant la jambe, si je meurs par les suites de sa dextérité? Je fais des vœux ardents pour que votre doctrine répande bientôt son heureuse influence sur la chirurgie; car, malgré toutes les précautions hygiéniques que je puis prendre pour conserver ma santé, je ne saurais répondre que ma tête ne sera pas fracassée par une tuile détachée du toit, ou ma jambe rompue par une voiture qu'un ivrogne de cocher aura fait verser en chemin.

LE JEUNE MÉDECIN.

La révolution que vous désirez, monsieur, est déjà opérée dans l'enseignement chirurgical de Paris : les professeurs qui attirent aujourd'hui la foule des élèves ne doivent ces succès qu'à l'adoption qu'ils ont faite de notre doctrine ; quelques villes de second ordre ont déjà suivi cet exemple ; mais les ouvrages classiques laissent encore beaucoup à désirer aux amis de la science et de l'humanité. Espérons que cette lacune sera bientôt remplie. Nous formons le même vœu pour la médecine vétérinaire.

LE SAVANT.

Quoi ! la médecine vétérinaire aussi... Vous vous connaissez donc dans les maladies des animaux ?

LE JEUNE MÉDECIN.

L'organisation des animaux ressemble à la

nôtre : leurs maladies doivent donc être semblables à celles que nous éprouvons. Il s'agit
particulièrement des bêtes qui vivent familiè-
rement avec nous , qui participent de notre
tempérament, que nous avons assujetties à nos
caprices, que nous excédons de travaux, et auxquelles nous faisons adopter plusieurs de nos
usages. De tous temps nous leur avons appliqué
nos remèdes lorsqu'elles tombaient malades.
La médecine vétérinaire ayant constamment
suivi les pas de la médecine humaine, il est
indispensable qu'elle subisse aujourd'hui la
révolution qui vient de rectifier cette dernière.
Déjà quelques habiles vétérinaires et des éco-
nomistes très distingués ont donné le branle ,
et rien ne peut empêcher qu'il ne produise
tout son effet. Nous verrons si les savants que
cette médecine compte au rang de nos acadé-
miciens se montreront aussi entêtés que nos
anciens docteurs. S'ils résistent, tant pis pour
eux; leurs élèves, qui sont devenus les nôtres ,
auront toute la gloire de cette utile révolution.

LE SAVANT.

Puisque la doctrine physiologique est devenue si nécessaire au bonheur de la société ,
d'où vient que son auteur n'a pas encore pu-

blié un traité complet de médecine? Pourquoi tant différer, et laisser à ses élèves le loisir de se parer de ses dépouilles ? A quoi s'occupe-t-il donc? Lui convient-il de donner à sa pratique particulière un temps qu'il devrait consacrer au bien public?

LE JEUNE MÉDECIN.

Le fondateur de la doctrine physiologique est incapable de sacrifier l'intérêt du public à son propre intérêt. Il ne cesse de professer, et chaque année son cours devient plus méthodique et plus complet. Il faut qu'il ne l'ait pas encore jugé digne du public, puisqu'il ne l'a pas mis au jour ; nous pensons toutefois qu'il ne saurait différer bien long-temps, car il le présente, cette année, d'une manière qui nous paraît offrir plus d'intérêt que par le passé. Nous pensons qu'il dresse aujourd'hui le cadre qu'il doit remplir incessamment. Cependant le public n'a aucun reproche à lui faire : dans son second *Examen,* publié en 1821, il a passé en revue tous les systèmes de médecine, en comparant chacun d'eux avec la doctrine qu'il professe ; et toute la substance de cette doctrine a été renfermée dans quatre cent soixante-huit propositions dont l'intelligence est facilitée par le reste de l'ouvrage. En outre, il publie, depuis deux ans accomplis, un journal mensuel, dans lequel il fait passer successivement sous les yeux de ses lecteurs toutes les maladies connues, extraites de sa pratique et de celle de ses nombreux correspondants; en ajoutant, sur chacune en particulier, des dissertations qui tendent à les rallier aux principes de la doctrine physiologique. Il s'attache à comparer les traitements des différentes sectes de médecine, afin que l'on apprécie avec plus de facilité celui qui a été suivi dans l'observation soumise à la discussion. Il fait ainsi une clinique publique qui supplée, pour les médecins éloignés, à celle qui a lieu journellement dans son hôpital. Il accueille toutes les objections qu'on lui fait, et y répond en écartant toute aigreur et toute personnalité. Il annonce les ouvrages nouveaux, et donne son opinion sur leur mérite, afin de faire connaître à ses lecteurs jusqu'à quel point ils lui semblent dignes de leur confiance. A ce journal, qui porte le titre d'*Annales de la médecine physiologique*, et qui offre en effet l'histoire des progrès de cette doctrine, des obstacles et des secours qui peuvent influer sur sa marche, il a joint un *Traité de physiologie appliquée à la médecine ;* ouvrage

dont le but est d'éclairer les causes et le mécanisme des maladies. Ce traité touche maintenant à sa fin.

C'est ainsi que M. B.... a cru devoir se préparer à composer le traité complet de médecine
que ses confrères attendent de lui, et dont il
n'a différé la publication que pour répondre
de son mieux à la faveur qu'ont reçue tous les
ouvrages qui sont sortis de sa plume. Ce qu'il
redoute le plus, c'est de ne pas justifier l'idée
que des élèves reconnaissants ont donnée de
lui.

LE SAVANT.

Quel ordre faut-il suivre dans la lecture des
ouvrages de M. Broussais? Je vous serais obligé
de me le faire connaître, afin que je puisse tracer à mon docteur, qui se décidera, je crois, à
s'en occuper, la marche qu'il doit tenir pour
devenir médecin physiologiste. C'est un brave
homme, que j'estime ; c'est un homme d'esprit, dont je tiendrais à perfectionner le talent,
tant pour son intérêt que pour celui de ses
malades, au nombre desquels je désire pouvoir toujours me compter ainsi que toute ma
famille.

30

LE JEUNE MÉDECIN.

Conseillez-lui donc, monsieur, de débuter par l'*Examen des doctrines médicales*, en deux volumes in-8° ; de prendre ensuite l'*Histoire des phlegmasies chroniques*, trois volumes in-8°, troisième édition ; et de finir par les *Annales de la médecine physiologique*, qui ont commencé à paraître en janvier 1822. Mais il est important qu'il lise à part le *Traité de physiologie appliquée à la médecine*. S'il prend la peine d'étudier tous ces ouvrages, je ne doute pas qu'il n'y trouve des documents suffisants pour devenir médecin physiologiste. Si tous nos adversaires avaient suivi cette marche, ils n'auraient pas perdu leur temps à nous faire des objections ridicules, et qui sont depuis long-temps réfutées de la manière la plus victorieuse.

Si M. votre médecin veut profiter de tout ce qui a été écrit de meilleur dans l'esprit de notre doctrine, je lui conseille d'ajouter à la lecture des livres que je viens de citer, celle des *Lettres* du professeur Lallemand. de Montpellier, *sur les maladies de l'encéphale*, ouvrage plein de faits nouveaux et exempt de tout reproche ; le *Traité des irritations intermittentes*, de M. Mongellaz ; et la *Réfutation du Mémoire* du docteur Chomel *sur les fièvres essentielles,* par le docteur Roche. Il pourra également consulter le *Traité de physiologie* de M. Bégin, qui roule sur la même matière que celui de M. Broussais, et qui est, en grande partie, extrait des leçons de ce médecin, ainsi que l'*Application de la doctrine physiologique à la chirurgie,* par le même Bégin. Je ne lui recommande pas la *Physiologie* du professeur Adelon ; car je ne puis douter qu'il ne connaisse déjà cet excellent ouvrage. S'il y trouve des assertions contraires à notre doctrine, il pourra les juger après avoir médité les ouvrages que je viens de vous indiquer ; mais je puis vous affirmer qu'il en rencontrera un plus grand nombre entièrement d'accord avec nos principes. Cet ouvrage vient de paraître tout récemment.

Il y aurait encore une foule de bonnes thèses à lui indiquer, mais je me borne aux ouvrages sortis des mains des médecins auxquels l'expérience a donné le droit de composer des ouvrages de longue haleine.

LE SAVANT.

Je vous suis obligé, mon cher docteur, de la peine que vous avez prise en me donnant une idée de la nouvelle doctrine. Je vous promets de la répandre dans le monde, autant que mes facultés et mes relations pourront le permettre. Je vous rends désormais aux vœux de votre famille, de vos amis, de vos concitoyens; et j'aurai, je vous jure, la plus vive satisfaction en apprenant les succès qui vous attendent dans la pratique.

FIN.